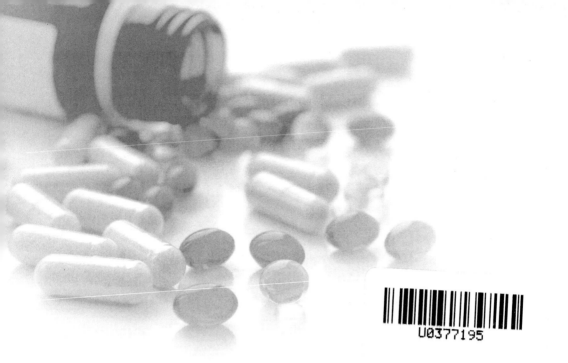

药品检验
方法与实践

刘哲鹏　聂丽蓉·编著

复旦大學出版社

前　言

　　药品检验是评价药品质量的关键内容，涉及药品法律法规、各类行政规范、药品质量标准、药物分析方法、分析技术、实验技能等，是药学领域一门具有很高实践要求的综合性课程。

　　本书第一章主要介绍了药品检验的性质、任务、各类规范（法律）以及世界主要国家的药典；与药物性质相关的物理化学特性（如相对密度、熔点、黏度、折光率等）在第二章节中加以讨论；第三章节重点介绍了药品鉴别的方法与方法学验证；第四至第七章节讨论了各项技术（滴定、光谱、色谱、生物技术）在药品检测中的应用，特别是一些新的技术方法，其发展对推动药品检测技术的进步起着越来越重要的作用；第八章着重讨论了药品检查的重点关注内容——药品杂质检查，对保证药品的安全性至关重要；第九章介绍了药品含量测定的方法以及方法学验证的相关内容；第十至第十二章系统介绍了固体制剂、液体制剂和半固体制剂检验内容和方法；在此基础上，第十四章讨论了药物制剂稳定性考察的原理和方法。

　　本书系统性地论述了与药品检验相关的法律法规、检验项目、检验方法、原理等内容，旨在使学生掌握与药品检验相关的药学理论与实验技能，了解药品检验的法律法规，树立药品安全观念，并在此基础上建立质量源于设计的理念，具有非常强的可操作性，为学生学习相关职业技能、提高综合素质、增强职业变化的适应能力和继续学习能力打下基础。

　　本书可作为食品、药品相关专业本科生的专业课程教学教材以及相关专业研究生的参考书，也可为从事分析研究的技术人员提供参考。

　　限于时间和水平，本书难免有不妥之处，敬请读者批评指正。

刘哲鹏

2022 年 5 月

目 录

第一章
概　述

药物（drugs）是指用于预防、治疗、诊断人的疾病，有目的地调节人的生理功能并规定有适应证或者功能主治、用法和用量的物质。

药品（medicinal products）是指由药物经一定的处方和工艺制备而成的制剂产品，是可供临床使用的商品。《中华人民共和国药品管理法》规定的药品包括中药材、中药饮片、中成药、化学原料药及其制剂、抗生素、放射性药品、血清、疫苗、血液制品和诊断药品等。

第一节　药品检验的性质和任务

药品是用于治病救人、保护健康的特殊商品，药品的特殊性表现在以下方面。

（1）药品具有与人的生命相关性。不同药品有不同的适应证、用法和用量。患者只有通过医生检查诊断，并在医生指导下合理用药，才能达到防治疾病、保护健康的目的。不依照适应证用药或者用法用量不当，均会影响人的健康，严重的甚至会威胁生命。

（2）药品具有严格的质量要求。为保证药品质量，针对药品安全性、有效性和质量可控制定各种检查项目和限度指标，并对检查和测定方法等作出明确规定，这种技术性规定称为药品标准。《中华人民共和国药品管理法》规定药品必须符合国家药品标准，现行《中华人民共和国药典》2015年版收载国家药品标准。药品质量标准对其外观性状、鉴别、检查项目、含量限度等作了明确规定，并对影响其稳定性的储藏条件有明确要求，能够判定真伪、控制纯度和确定品质限度，保障临床使用的安全和有效。

（3）药品具有社会公共福利性。药品的研究开发成本很高，有些药品的需求量却有限，导致药品的高成本。由于药品是用于防治疾病、维护人类健康的商品，具有社会公共福利性质，特别是应对公共健康威胁的药品不能实施高定价。在我国，国家对基本医疗保险药品目录中的药品实行政府定价。

（4）药品检验。就是通过药物分析方法，对药品的性状、杂质、药物含量等质量指标进行考察，确保药品质量符合规定要求。同时，药品的质量与其研究控制、生产过程控制

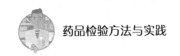

直接相关,与药品检验相关的药品质量控制应深入到药品生命周期的全过程,不仅要对终产品进行质量检验,对药品的研发、生产过程、经营和使用都应有相应的质量控制措施。

一、 药品检验在药物研发中的应用

创新药物的研发是一项复杂的高科技系统工程,从先导化合物的发现到创新药物的临床试验和上市,涉及药学、化学、生物学、临床医学、统计学和行政管理等多个领域。药品检验工作是这项系统工程中各个单元互相衔接、关联及紧密合作的重要纽带,对创新药物的结构分析鉴定、有关物质研究、稳定性研究及体内样品的分析研究为新药的发现提供技术保障,为新药的开发提供质量控制手段,确保新药的有效性和安全性。药品检验是药物研究的工具和眼睛。

二、 药品检验在药品生产过程中的应用

对药品的生产过程进行全程的质量控制和管理:药品生产所需的原料、辅料必须符合药用要求;必须按照报批的生产工艺路线、工艺参数生产药品;需要对入库的原辅料就开展质量监控;对药品生产过程中的中间体进行必要的质量分析和控制;对成品按质量标准进行全面检验,不符合质量标准的产品不得出厂。

三、 药品检验在药品经营中的应用

药品在流通过程中,受温度、相对湿度和光照等外界因素的影响,往往会发生降解,引起质量变化。为了保证药品的有效性和安全性,药品在流通和经营过程中必须严格按照规定的条件进行运输和储藏,定期对药品进行必要的分析检验,考察其质量变化,并在规定的有效期内销售和使用。

四、 药品检验在药品使用中的应用

药品质量合格是临床使用安全有效的首要保障。患者的生理因素、病理状态影响药物在患者体内的药效和药物代谢,开展临床治疗药物的分析监测,研究药物进入体内后的动态行为,指导医生合理用药和个体化用药,是保障临床用药安全、有效的重要措施。

五、 药品检验在药品监督管理中的应用

药品是保护人类健康的特殊商品,药品质量关系到用药人群的健康,各国政府都加强药品监管,保证药品质量,保障人体用药安全,设立专门机构对药品的研制、生产、经营

和使用进行质量与安全的指导、监督和管理工作。对药品生产、经营和进口均应实行行政许可制度。

综上所述,药品检验是药学研究的技术手段,发挥着"眼睛"的重要作用。药品检验的任务就是建立合理有效的药品质量控制方法和手段,按照药品质量标准对药品质量开展研究,保障药品质量,确保药品使用的有效、安全和合理。学生通过药品检验方法与实践这门课程的学习,可掌握药品检验的方法和技能,培养牢固的药品质量观念,胜任药品检验工作。

第二节 药品质量与管理规范

药品质量的保障和使用的安全有效性,不仅要求对药品按质量标准进行检验,而且要求药物的研究、开发、生产、经营、使用和监管多方面、多学科的密切协作。各国政府都加强了药品的监督管理,对药物实行全过程的质量跟踪和管理,保障人体用药安全。

一、中国药品管理法规

为了加强药品监督管理,保证药品质量,保障人体用药安全,我国政府制定了《中华人民共和国药品管理法》,这是一部专门规范药品研制、生产、经营、使用和监督管理的法律。

国务院依据该法制定了相关的管理规范,具体包括《药品非临床研究质量管理规范》(GLP)、《药品临床试验质量管理规范》(GCP)、《药品生产质量管理规范》(GMP)、《药品经营质量管理规范》(GSP)、《中药材生产质量管理规范(试行)》(GAP)等。这些法规文件对药物的研制、生产、经营、使用和监督管理起到了良好的推动作用。

(一)《药品非临床研究质量管理规范》(GLP)

非临床研究是指在实验室条件下,用实验系统进行的各种毒性试验,包括单次给药的毒性试验、反复给药的毒性试验、生殖毒性试验、遗传毒性试验、致癌试验、局部毒性试验、免疫原性试验、依赖性试验、毒代动力学试验以及与评价药物安全性有关的其他试验。

GLP适用于为申请药品注册而进行的非临床研究,药物非临床安全性评价研究机构必须遵循该规范。

GLP是对药物非临床安全性评价研究机构的组织管理体系、人员、实验设施、仪器设备和实验材料、操作规程、研究工作的实施与管理而制定的法规性文件,涉及非临床安全性评价实验室工作的所有方面,对药物非临床安全性评价试验研究从计划、实验、监督、记录实验报告等一系列工作明确了管理要求;目的是严格控制药物安全性评价试验的各个环节,严格控制可能影响实验结果准确性的各种主客观因素,降低实验误差,确保实验的真实性、完整性和可靠性。

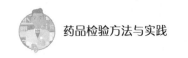

（二）《药品临床试验质量管理规范》（GCP）

临床试验是指任何在人体（患者或健康志愿者）上进行的药物系统性研究，以证实或揭示试验药物的作用、不良反应和试验药物的吸收、分布、代谢和排泄，目的是确定试验药物的安全性和有效性。

GCP 是临床试验全过程的标准规定，包括方案设计、组织、实施、监查、稽查、记录、分析总结和报告。凡药品进行各期临床试验，包括人体生物利用度或生物等效性试验，均须按此规定执行。所有以人为对象的研究必须符合世界医学大会《赫尔辛基宣言》，临床试验方案需经伦理委员会审议同意并签署批准意见后方可实施，试验方案的任何修改均须经伦理委员会批准。临床试验过程中如发生严重不良反应，研究者应立即对受试者采取适当的治疗措施，同时报告药品监督管理部门、卫生行政部门、申办者和伦理委员会。

（三）《药品生产质量管理规范》（GMP）

GMP 的制定是为了规范药品生产质量管理而制定的管理规范，是药品生产管理和质量控制的基本要求。GMP 要求企业建立药品质量管理体系，确保持续稳定地生产出适用于预定用途、符合注册批准或规定要求和质量标准的药品，并最大限度地减少药品生产过程中污染、交叉污染以及混淆、差错的风险。

GMP 要求企业建立并实施符合质量管理体系要求的质量目标，将药品注册中有关安全、有效和质量可控的所有要求，系统贯彻到药品生产、控制及产品放行、发运的全过程，确保所生产的药品适用于预定的用途，符合注册批准或规定要求和质量标准。企业必须建立质量保证系统，并应以完整的文件形式明确规定，并监控其有效性。企业应建立独立于其他部门的质量管理部门，履行质量保证和质量控制的职责。质量管理部门应参与所有与质量有关的活动和事务，负责审核所有与 GMP 有关的文件，确保原辅料、包装材料、中间产品、待包装产品和成品符合注册批准的要求和质量标准。

（四）《药品经营质量管理规范》（GSP）

GSP 的制定是为了加强药品经营质量管理，要求药品经营企业应在药品的购进、储运和销售环节实行质量管理，建立包括组织构架、职责制度、过程管理和设施设备等方面的质量体系，并使之有效运行。GSP 是药品经营质量管理的基本准则，适用于中华人民共和国境内经营药品的专营和兼营企业。

GSP 明确规定了药品经营和零售企业的管理职责，并对人员与培训、设施与设备、药品的购进、验收与检验、储运/储存、销售与服务等环节的质量管理提出了明确的要求。

（五）《中药材生产质量管理规范（试行）》（GAP）

中药材指药用植物、动物的药用部分采收后经初加工形成的原料药材。GAP 是为了规范中药材生产，保证中药材质量，促进中药材标准化、现代化而制定的。

GAP 对中药材生产的产地生态环境、种质和繁殖材料、栽培与养殖管理、采收与初加工、包装运输与储藏、人员和设备等提出了明确的质量管理要求。

二、人用药品注册技术要求国际协调会（ICH）

为了药品研发、审批和上市制定统一的国际性技术指导原则，更好地利用资源，避免重复，减少浪费，加快新药在世界范围内的开发使用，使新药尽快用于患者，欧盟、美国和日本三方的药品注册管理当局和制药企业协会在 1990 年发起了"人用药品注册技术要求国际协调会"，即 ICH（International Conference on Harmonization of Technical Requirements for Registration of Pharmaceuticals for Human Use）。

ICH 的技术要求制定经过专家工作组起草、指导委员会审核、药品注册管理当局协商修订、指导委员会确认和建议实施 5 个阶段。经过多年的协调统一，ICH 制定出有关药品的质量、安全性、有效性和综合要求 4 类技术要求，并在三方的药品注册审评中得到实施，其中有关药品质量的技术要求有 11 种，包括稳定性试验、分析方法验证、杂质研究、药典方法、生物技术产品质量和安全、质量标准、原料药 GMP、药品研发、质量风险管理和药品质量体系等；有关药品安全性技术要求有 10 种，包括药物的致癌性试验、遗传毒性试验、毒代和药代动力学试验、长期毒性试验、生殖毒性试验、生物制品的临床前安全性试验、安全性药理试验、免疫毒性试验、抗癌药物的非临床试验及药物的光安全性试验等；有关药品有效性的技术要求有 16 种，包括临床安全性的评价、数据管理、安全警戒、临床试验研究的设计、剂量和药效、种族影响因素数据分析、特殊人群试验、注意事项、数据统计、报告要求和 GCP 等；有关药品综合技术要求有 8 种，包括药品注册申请技术文件的统一格式要求、药物非临床安全性试验、药物词典的内容和格式要求等，世界卫生组织（WHO）建议各国在药品注册中采用 ICH 注册要求。

第三节　药品质量标准

药品是特殊商品，其质量的优劣是直接关系到人民健康与生命安危的大事。药品的质量标准是国家对药品质量、规格及检验方法所作的技术规定，是药品生产、供应、使用、检验和药政管理部门共同遵循的法定依据。因此，药品质量标准是保证人民用药安全有效，维护人民健康，促进药品生产发展的一项重要措施。

一个完整的、科学的药品质量标准的制定，应是药品各项研究工作的综合，需要各方面的协作和配合。在制定过程中，还要结合我国实际情况，制定出一个既符合中国国情，又有较高水平的药品质量标准。

一、药品质量标准的制定与修订原则

（1）必须坚持质量第一，充分体现"安全有效、技术先进、经济合理"的原则，并要尽可

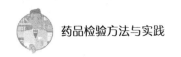
能采用先进标准，使其能起到推动提高质量、保证择优发展和促进对外贸易的作用。

（2）要从生产、流通、使用的各个环节去考察影响药品质量的因素，有针对性地规定检测项目，切实加强对药品内在质量的控制。

（3）检验方法的选择应根据"准确、灵敏、简便、快速"的原则，要强调方法的适用性，并注意吸收国内科研和国外先进经验；既要考虑当前国内实际条件，又要反映新技术的应用和发展，进一步完善和提高检测水平。对于某些抗生素、生化药品等必须采用生物测定的品种，在不断改进生物测定法的同时，也可采用化学和仪器分析的方法控制其纯度。

（4）标准中限度的规定应密切结合实际，要保证药品生产、储存、销售和使用过程中的质量，并能全面符合规定。

二、 药品质量标准分类

药品标准是用以检验药品质量是否达到用药要求并衡量其质量是否稳定均一的技术规定。药品从研发到生产上市、使用，在整个过程中，药品标准的制定也经过了研究起草、复核和注册过程。药品标准可分为国家药品标准和企业药品标准两种类型。

（一）国家药品标准

国家食品药品监督管理局于 2007 年 6 月审议通过并施行的《药品注册管理办法》明确：国家药品标准，是指国家食品药品监督管理局颁布的《中华人民共和国药典》（以下简称《中国药典》）、药品注册标准和其他药品标准，其内容包括质量指标、检验方法以及生产工艺等技术要求。

1. 药品注册标准　是指国家食品药品监督管理局批准给申请人特定药品的标准、生产该药品的药品生产企业必须执行该注册标准。药品注册标准不低于《中国药典》的规定，其项目和检验方法的设定应符合《中国药典》基本要求、国家食品药品监督管理局发布的技术指导原则以及国家药品标准编写原则。

2. 临床试验用药品标准　研制新药必须按照国务院药品监督管理部门的规定如实报送研制方法、质量指标、药理毒理试验结果等有关资料和样品，在向药品监督管理部门申报批准后，才可以进行临床试验。临床试验用药应在符合《药品生产质量管理规范》的车间制备，制备过程严格执行《药品生产质量管理规范》要求，申请人对临床试验用药物的质量负责。申请人可以按照其拟定的临床试验用药品标准自行检验临床试验用药物，也可以委托药品检验所进行检验，检验合格后方可用于临床试验。临床试验用药品标准仅在临床试验期内有效，并且仅供研制单位与临床试验单位使用。

3. 监测期药品标准　国家食品药品监督管理局从保护公众健康要求出发，为批准生产的新药品种设立监测期。监测期自新药批准生产之日起计算，最长不超过 5 年。监测期内的新药，国家食品药品监督管理局不批准其他企业生产、改变剂型和进口。

（二）企业药品标准

由药品生产企业研究制定并用于其药品质量控制的标准称为企业药品标准或企业内部标准。它在本企业内部的药品生产质量中发挥作用，是非法定质量标准。企业药品标准大多高于法定标准的要求，在企业提高药品质量、增加产品竞争力、优质产品自身保护以及严防假冒等方面发挥着重要作用。很多医药企业在药品生产和管理中均有企业药品标准，并对外保密。

三、各种药品质量标准的收载范围

1. 《中国药典》的收载范围

（1）收载防病治病所必需的、疗效肯定、不良反应小并有标准能控制或检定质量的品种。

（2）工艺成熟、质量稳定，或成批工业化生产的药品。

（3）医疗常用、品种来源清楚、有鉴别真伪和必要的质量规定的中药材及使用面广、处方合理、工艺成熟的中成药。

（4）临床必需的验方、制剂择优选收。医疗常用的敷料、基质等也适当收载。

（5）药用辅料。

2. 国家药品标准收载范围

（1）国家食品药品监督管理局批准的新药。

（2）上版《中国药典》收载而现行版药典未列入、疗效肯定并国内仍在生产使用，需要统一标准的品种。

（3）新药转正后标准。

3. 保证药品安全与有效原则　药品的质量主要表现为安全、有效。制订药品质量标准时，首先要树立质量第一的观念，对药品做全面统一的考虑，使它能确保药品质量；同时还应考虑药品的生理作用和作用方法。一般对注射用药和麻醉用药质量要求最高，内服药次之，而对外用药品要求可以稍宽，但对眼用液体制剂其质量要求与注射液相同。

第四节　《中华人民共和国药典》2015 年版简介

《中华人民共和国药典》（简称《中国药典》）2015 年版为第十版药典。2015 年 2 月 4 日，第十届药典委员会执行委员会全体会议审议通过了本版药典，2015 年 6 月 5 日由国家食品药品监督管理总局批准颁布，自 2015 年 12 月 1 日起实施。

《中国药典》2015 年版由一部、二部、三部和四部构成，收载品种总计 5 608 种，其中新增 1 082 种。一部收载药材和饮片、植物油脂和提取物、成方制剂和单味制剂等，品种共计 2 598 种；其中新增 440 种、修订 517 种，不收载 7 种。二部收载化学药品、抗生素、生化药品以及放射性药品等，品种共计 2 603 种；其中新增 492 种、修订 415 种，不收载 28

种。三部收载生物制品 137 种；其中新增 13 种、修订 105 种，不收载 6 种。为了解决长期以来各部药典检测方法重复收录，方法间不协调、不统一、不规范的问题，本版药典对各部药典共性附录进行整合，将原附录更名为通则，包括制剂通则、检定方法、标准物质、试剂试药和指导原则。重新建立规范的编码体系，并首次将通则、药用辅料单独作为《中国药典》四部。四部收载通则总计 317 个；其中制剂通则 38 个、检验方法 240 个、指导原则 30 个、标准物质和试液试药相关通则 9 个。收载药用辅料 270 种；其中新增 137 种、修订 97 种，不收载 2 种。

本版药典内容正文包括凡例、正文品种、通则三大部分。凡例是解释和正确使用本版药典进行质量检定的基本原则，并把与正文品种、通则及质量检定有关的共性问题加以规定，避免在全书中重复说明。凡例中的有关规定具有法定的约束力。凡例和附录中采用"除另有规定外"这一用语，表示存在与凡例或通则有关规定不一致的情况时，则在正文品种中另作规定，并按此规定执行；通则中收载的指导原则，是为执行药典、考察药品质量、起草与复核药品标准所制定的指导性规定。

第五节　国外药典概况

一、《美国药典》

《美国药典》(*The United States Pharmacopoeia*，USP)，由美国药典委员会编制出版，和《美国国家处方集》(*The National Formulary*，NF)合并出版，缩写为 USP - NF。USP - NF 颁布出版的宗旨是：通过公共药品标准的设立和相关的监督管理，确保药品的质量、安全与有效，为全球的健康服务。

USP 于 1820 年 12 月 15 日出版第 1 版，随着时代的发展，其从用药处方汇编逐渐转变成为了药品标准及其配套标准物质的法典。USP 从 1820 年到 1942 年每 10 年修订出版一次，从 1942 年到 2000 年每 5 年修订出版一次，自 2002 年起每年修订出版一次，并同时发行光盘版。1888 年，美国药学会编著出版了首部《美国国家非法定处方集》，收载药用辅料及标准物质的标准，自 1906 年第 4 版起更改为《美国国家处方集》。USP 和 NF 所收载的大多数标准为美国食品药品管理局(FDA)授权的符合联邦《食品、药品和化妆品法案》的法定标准。由于 USP 和 NF 在内容上经常需要交叉引用，为了减少重复，1975 年将 USP 和 NF 合并，由美国药典委员会统一编制出版。

2020 年现行的 USP - NF 为 USP43 - NF38(2020 年 5 月 1 日实施)，内容包括凡例(General Notices)、通则(General Chapters)、试剂、指示液和溶液(Reagents，Indicators，and Solutions)、试剂规格(Reagent Specifications)、测试溶液(Test Solutions)、色谱柱(Chromatographic Columns)、参考图表(Reference Tables)、USP 正文(USP Monograph)、食品补充剂(Dietary Supplements)、赋形剂(Excipients)及 NF 正文(NF

Monographs)等。

1. **凡例** 凡例是为解释使用 USP 所提供的简要基本指导,避免在全书中重复说明。当凡例中使用了"除非另有规定"(unless otherwise specified)这一修饰语,表明正文与凡例规定不一致,应优先考虑该正文的规定。凡例与药典的正文和通则一样具有法定约束力。USP 中凡例的内容包括"法定品种"(Official and Official Articles)、通则、药品论坛(Pharmacopeial Forum)、USP 对照品(USP Reference Standards)、制剂成分和工艺(Ingre-dients and Processes)、检查和含量测定(Tests and Assays)、保存、包装、储藏与标签(Preservation,Packaging,Storage and Labeling)、植物药和动物药(Vegetable and Animal Substances)等。

2. **正文** 正文品种按字母顺序排列,收藏了约 4000 个品种,包括原料药和制剂。每个品种项下首先是名称,即 USAN(United States Adopted Name),在通则项下有名称的制定原则。名称后面为结构式、分子式、分子量、化学名和 CA 登记号。其后为含量规定,说明物质的含量限度。限度依据含量测定方法的精密度和生产高纯物质的能力来确定。制剂的限度用占标示量的百分含量来表示,是根据制剂生产过程的精密度来制定的。关于包装与储存,可以在凡例中"保存、包装、储藏和标签"项下找到。包装和储藏条件应根据药品或制剂长期稳定性试验结果制定。对照品部分指明了该品种使用的法定对照品,在 USP 对照品中有进一步的信息。鉴别、检查、含量测定等项目因品种不同而不同。例如,阿司匹林就包括以下的项目:名称、结构式、分子式、分子量、化学名、CA 登记号、含量规定、包装与储藏(packaging and storage)、USP 对照品、鉴别(identification)、干燥失重(loss on drying)、易碳化物(readily carbonizable substances)、炽灼残渣(residue on ignition)、碳酸钠试液中不溶物(substances insoluble in sodium carbonate TS)、氯化物(chloride)、硫酸盐(sulfate)、重金属(heavy metals)、游离水杨酸限度(limit of free salicylic acid)、有机挥发性杂质(organic volatile impurities)和含量测定(assay)。

3. **通则** 通则收载了约 170 种检测方法,主要包括两部分:一般试验和含量测定(general tests and assays)及一般信息(general information)。

一般试验和含量测定包括检查和含量测定方法的一般要求、试验和测定用设备、微生物试验、生物检查和效价测定、化学试验和含量测定(包括鉴别试验、限量检查)、物理试验和测定六大类。其中有关色谱学的方法、系统适用性、色谱试剂的描述放在了"物理试验和测定"中。

凡例中提及的 USP 对照品在该章中的"USP 对照品"中列出。目前共有约 1000 多种 USP 对照品用于鉴别、纯度检查和含量测定。

4. **食品补充剂** USP 将食品补充剂单列为两章,分为食品补充剂正文和通则两部分。食品补充剂正文包括了约 250 个品种,主要包括了维生素类、氨基酸类、营养补充物(钙、锌、铁等)和植物药。植物药收载有银杏、人参、甘草、生姜、大蒜、缬草、美洲蒲葵、荨麻及红苜蓿等约 20 种植物。每一种植物药的质量标准规定也很详细,包括名称、含量限度、包装与储藏、标签、植物学特征、鉴别、含量测定、干燥失重、总灰分、酸不溶性灰分及农药残留等。

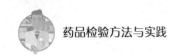

食品补充剂通则中有通用检测法 6 个,主要是关于微生物学的试验,即微生物计数试验、无菌检查法、重量差异及生产规范。

5. **试剂** 本节首先列出了试剂、试药及其有关信息,如分子式、分子量、性状、溶解性、熔点及相对密度等物理性质。某些还给出了简单的质量标准,如含量测定、干燥失重。本节还给出了氧化物、硫酸盐、砷盐及重金属等一般检查中试剂的配置方法和要求。

其次是指示剂和试纸。给出了指示剂的分子式、分子量、熔点等物理性质。试纸可以用滤纸条浸入一定的溶液中,再干燥而得。本节给出了这些溶液的配置方法。

最后为溶液,包括了缓冲液、比色溶液、指示液、试液及滴定液。本节给出了常用溶液的配制方法。

6. **参考图表** 小节给出了 USP - NF 中部分药物和辅料的溶解性表、原子量表、放射性原子的相对原子量和半衰期表、不同浓度乙醇的相对密度表、黏度表及温度等价表。

为了避免重复,除了名称(title)、"法定的"和"法定品种"、非特殊条件的储藏(storage under nonspecific conditions)以外,都按 USP 的凡例执行,通则、试剂、参考图表也都按 USP 的相应内容执行。

NF 正文收载了 400 多个品种,内容主要是药用辅料以及部分试剂,如淀粉、羊毛脂、卡波姆、甘露醇及乙酸等。其中一些品种与 USP 是重复的。

二、《英国药典》

《英国药典》(*British Pharmacopoeia*,BP)由英国药品与医疗保健产品监管局(MHRA)英国药典委员会秘书处制定出版。它是英国药品制剂和药用物质的官方标准文集,包括出口到英国的产品。

《英国药典》2019 年版由 6 卷组成,其中收录了约 4 000 份专论,囊括药用物质与医药产品专论、兽药专论以及欧洲药典中所有专论。Ⅰ和Ⅱ卷包括序言、药用物质和通则;Ⅲ卷为制剂专论;Ⅳ卷包括草药及草药制剂、血液制品、免疫制品、放射制剂及外科材料;Ⅴ卷包括红外光谱、附录及补充章节;Ⅵ卷为兽药典。

三、《欧洲药典》

《欧洲药典》(*European Pharmacopoeia*,EP)为欧洲药品质量检测的唯一指导文献。所有药品和药用底物的生产厂家在欧洲范围内推销和使用的过程中,必须遵循《欧洲药典》的质量标准。

《欧洲药典》第 10 版在 2020 年 1 月 1 日正式生效,由 3 卷组成,收录 2 420 份专论、374 项一般分析方法以及 2 780 个试剂说明。在未来 3 年将更新 8 个增补本。

《欧洲药典》的基本组成为凡例、通用分析方法(包括一般鉴别实验,一般检查方法,常用物理、化学测定法,常用含量测定法,生物检查和生物分析,生药学方法)、容器和材料、试剂、正文和索引等。

《欧洲药典》正文品种的内容包括品名、分子结构式、CA 登记号、化学名称及含量限度、性状、鉴别、检查、含量测定、储藏、可能的杂质结构等。

四、《日本药局方》

《日本药局方》(*The Japanese Pharmacopoeia*，JP)即为《日本药典》，最早版本于 1986 年出版，现已更新到 2016 年出版的第 17 版。JP 分为两部：第一部收载原料药及其基础制剂；第二部主要收载生药、家庭药制剂和制剂原料。

第六节 药品检验中常用的术语、符号及计量单位

一、误差

1. **误差的定义和分类** 由于任何测量都是利用被测组分的某种理化性质，使用各种仪器和试剂对部分样品进行测量来获得数据，客观上存在着难以避免的误差。也就是说，任何测量都不能绝对准确。在一定条件下，测量结果只能接近真实值，而不能达到真实值。因而我们在实际工作中就必须对实验结果的可靠性做出合理的判断并予以正确表达。

(1) 真实值：真实值是个可以接近而不可达到的理论值。在实际工作中，常把纯化学试剂的理论含量作为真实值，而实际上并无绝对纯的试剂。所谓的真实值，实际上是利用有经验的人使用的最可靠的方法，对试样进行多次测定所得的平均值。

(2) 测量误差：测量值和真实值之差称为测量误差。可用两种方法表示，即绝对误差和相对误差。绝对误差是测量值与真实值之差。相对误差是以真实值的大小为基础表示误差所占的比例，没有单位。

误差可分为系统误差和偶然误差两大类。系统误差也叫可定误差，它是由于某种确定的原因引起的，一般有固定的方向和大小，重复测定时重复出现。偶然误差也称不可定误差或随机误差，它是由偶然的原因引起的，如实验室的温度变化所造成的误差，其大小和正负都不固定，但可以通过增加平行测定的次数，减免测定结果中的偶然误差；也可通过统计学方法估计出偶然误差值，并在测定结果中予以正确表达。

根据系统误差的来源，可将其分为方法误差、仪器误差、试剂误差及操作误差 4 种。

1) 方法误差：是分析方法本身不完善或选用不当所造成的，如重量分析中的沉淀溶解、共沉淀等因素造成的误差。为了知道某些分析方法的误差，可用标准品作对照试验，以求得方法误差的大小。

2) 仪器误差：即仪器不够准确所造成的误差，如天平的灵敏度较低带来的称量误差。可以将这些仪器先加以校正，并求出其校正值以克服这些误差，或是测定中始终使用同一仪器，以抵消仪器误差。

3）试剂误差：即试剂不纯所造成的误差，可以通过更换试剂来克服，或用空白试验的方法测知误差的大小加以校正。

4）操作误差：即分析者操作不符合要求所造成的误差，如分析者对滴定终点颜色改变的判断不当，习惯偏深或偏浅，便会产生这种误差，可以通过做对照试验或者经过有经验的分析人员校正来避免。在操作误差中有一部分属于偶然误差的范畴。

2. 准确度　准确度是指测量值与真实值接近的程度。它表示该法测量的准确性，系用回收试验来衡量。测量值与真实值越接近越准确。准确度的大小用误差表示。误差越大，准确度越低。例如，某物体的真实质量是 1.000 1 g，某人称为 1.000 8 g，另一人称成 1.000 2 g，前者的绝对误差为 0.000 7 g，后者的绝对误差为 0.000 1 g，所以后者比前者更准确。

3. 精密度　精密度是指测得的一组测量值彼此符合的程度。它们越接近就越精密。

由于真实值通常是不知道的，在实际工作中经常用多次分析结果的算术平均值作为衡量标准，与各个测得的数值进行比较，之间的差值称为偏差，有绝对偏差与相对偏差之分。偏差表示分析测定的再现性。

（1）偏差：偏差是指测量值与平均值之差。偏差越大，精密度越低。若令 $\bar{x}$ 代表一组平行测定值的平均值，则单个测量值 x_i 偏差 d 为：

$$d = x_i - \bar{x} \tag{1-1}$$

式中，d 值有正有负。

（2）平均偏差：各单个偏差绝对值的平均，称为平均偏差，即

$$\bar{d} = \frac{\sum_{i=1}^{n} |x_i - \bar{x}|}{n} \tag{1-2}$$

式中，n 表示测量次数。应当注意，平均偏差没有负值。

（3）相对平均偏差：平均偏差与平均值之比的百分数称为相对平均偏差。

$$相对平均偏差 = \frac{\bar{d}}{\bar{x}} \times 100\% \tag{1-3}$$

（4）标准偏差：标准偏差是反映一组供试品测量值的离散程度的统计指标，简写为 sd（或 SD）。为了突出较大偏差存在的影响，常用标准偏差表示精密度。

$$s = \sqrt{\frac{\sum_{i=1}^{n} (x_i - \bar{x})^2}{n-1}} \tag{1-4}$$

（5）相对标准偏差：又称变异系数（CV），由于测量数值有大小不同，只用标准偏差不足以说明测定的精密情况，可以用相对标准偏差（rsd 或 RSD）来说明精密度，公式如下：

$$RSD = \frac{s}{\bar{x}} \times 100\% \tag{1-5}$$

示例:某标准溶液的 5 次标定结果分别为 0.102 2、0.102 9、0.102 5、0.102 0、0.102 7(单位 mol/L),计算测定的平均值、平均偏差、相对平均偏差、标准偏差及相对标准偏差。

$$平均值\ \overline{x} = \frac{0.102\,2 + 0.102\,9 + 0.102\,5 + 0.102\,0 + 0.102\,7}{5} = 0.102\,5(mol/L)$$

$$平均偏差\ \overline{d} = \frac{0.000\,3 + 0.000\,4 + 0.000\,0 + 0.000\,5 + 0.000\,2}{5} = 0.000\,3(mol/L)$$

$$相对平均偏差\ \frac{\overline{d}}{\overline{x}} \times 100\% = \frac{0.000\,3}{0.102\,5} \times 100\% = 0.29\%$$

$$标\,准\,差 = \sqrt{\frac{(0.000\,3)^2 + (0.000\,4)^2 + (0.000\,0)^2 + (0.000\,5)^2 + (0.000\,2)^2}{5-1}} = 0.000\,4(mol/L)$$

$$相对标准差\ rsd = \frac{0.000\,4}{0.102\,5} \times 100\% = 0.39\%$$

二、 有效数字及运算法则

1. **有效数字的定义** 在科学实验中,对于任一物理量的测定,其准确度都有一定的限度。测量值的记录必须与测量的准确度相符合。在分析工作中,实际能测量到的数字就称为有效数字。在记录有效数字时,规定只允许数的末位欠准,而且只能上下差 1。因为有效数字需反映测量准确到什么程度,所以记录测量值时,一般只保留一位可疑值,不可夸大。记录的位数超过恰当的有效数字的位数再多,也不能提高测量值的实际可靠性,反而给运算带来许多麻烦。

从 0 到 9 这十个数字中,只有 0 既可以是有效数字,又可以是只作定位用的无效数字(在 1 到 9 这九个数后面的 0 都是有效数字),其余都是有效数字。例如,在数据 0.080 40 g 中,8 后面的两个 0 都是有效数字,而 8 前面的两个 0 都不是。

很小的数或很大的数,不便用 0 定位,可以用 10 的次方表示。如 0.080 40 g 可写成 8.040×10^{-2} g,仍然是四位有效数字;2 400 L,若有三位有效数字,则写成 2.40×10^3 L。

变换单位时,有效数字的位数不变。

首位为 8 或 9 的数据,有效数字可多计一位。例如,98 可以认为是三位有效数字。

pH、logk 等对数数值,其有效数字的位数仅取于小数部分数字的位数,因为整数部分只代表原值的次方。例如,pH＝7.06 的有效数字应为两位。

2. **有效数字的修约规则** 按运算法则确定有效位数后,舍弃多余的尾数,称为数的修约。其基本原则如下:

(1) 四舍六入五成双(或尾留双)规则规定:测量值中被修约的那个数等于或小于 4 时舍弃;等于或大于 6 时进位;等于 5 时,分两种情况,5 后面无数,若进位后量值的末位数成偶数,则进位,若进位后成奇数,则舍弃;5 后面还有数,说明修约数比 5 大,宜进位。

(2) 只允许对原测量值一次修约至所需位数,不能分次修约。例如,将 3.254 64 修约

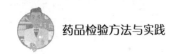

为 3 位数,不能先修约成 3.255 再修成 3.26,只能为 3.25。

(3) 运算过程中,为了减少舍入误差,可多保留 1 位有效数字(不修约),在算出结果后,再按运算法则,将结果修约至应有的有效数学位数。

(4) 在修约标准偏差值或其他表示不确定度时,修约的结果应使准确度的估计值变得更差一些。例如 $s=0.313$,若取两位有效数字,宜修约为 0.32,取位为 0.4。

3. **运算法则**　在计算分析结果时,每个测量值的误差都要传递到结果中去。必须根据误差传递规律,按照有效数字运算法则,合理取舍,才不至于影响结果准确度的表达。

做数学运算时,对有效数字的处理,加减法与乘除法不同。

做加减法是各数值绝对误差的传递,所以结果的绝对误差必须与各数中绝对误差最大的那个相当。通常为了便于计算,可按照小数点后位数最少的那个数保留其他各数的位数,然后再相乘除。例如,在 0.12×9.678234 的运算中,可先写成 0.12×9.7,然后相乘。正确的结果是 1.2,不是 1.164。

4. **可疑数据的取舍**　在测量中有时会出现过高或过低的测量值,这叫可疑数据或逸出值,需要进行舍弃,但要有根据。在准备舍弃某测量值之前,首先应检查该数据是否记错,核对计算有无错误,回想实验过程中是否有不正常现象发生等。如果找到了原因,就有了舍弃这个数据的明确理由。若不能找到确实原因,就要用统计学检验的方法确定可疑数值是否来源于同一总体,以决定取舍。具体的统计学方法本书不再一一介绍。

三、 溶解度、温度及储藏条件

1. **溶解度**　溶解度是药品的一种物理性质,指药品在溶剂中的溶解能力。药典中的溶解度是指在各品种项下选用的溶剂的溶解性能。

药品的溶解度以下列名词表示:①极易溶解,系指 1 g 或 1 ml 溶质能在不到 1 ml 的溶剂中溶解;②易溶,系指 1 g 或 1 ml 溶质能在 1～10 ml(不包含 10 ml)的溶剂中溶解;③溶解,系指 1 g 或 1 ml 溶质能在 10～30 ml(不包含 30 ml)的溶剂中溶解;④略溶,系指 1 g 或 1 ml 溶质能在 30～100 ml(不包含 100 ml)的溶剂中溶解;⑤微溶,系指 1 g 或 1 ml 溶质能在 100～1 000 ml(不包含 1 000 ml)的溶剂中溶解;⑥极微溶解,系指 1 g 或 1 ml 溶质能在 1000～10 000 ml(不包含 10 000 ml)的溶剂中溶解;⑦几乎不溶或不溶,系指 1 g 或 1 ml 溶质不能在 10 000 ml 的溶剂中完全溶解。

2. **温度**　温度以"℃"(摄氏度)表示。水浴温度,除另有规定外,均指 98～100 ℃;热水,系指 70～80 ℃;微温或温水,系指 40～50 ℃;室温,系指 10～30 ℃;冷水,系指 2～10 ℃;冰浴,系指约 0 ℃;放冷,系指放冷至室温。

3. **储藏条件**　遮光,系指用不透光的容器包装,如棕色容器或黑纸包裹的无色透明、半透明容器;避光,系指避免日光直射;密闭,系指将容器密闭,以防止尘土及异物进入;密封,系指将容器密封以防止风化、吸潮、挥发或异物进入;熔封或严封,系指将容器密封或用适宜的材料严封,以防止空气与水分的侵入并防止污染;阴凉处,系指不超过 20 ℃;凉暗处,系指避光并不超过 20 ℃;冷处,系指 2～10 ℃;常温,系指 10～30 ℃。除另有规定外,储藏项下未规定储藏温度的一般系指常温。

四、 滴定液和溶液的浓度

通常滴定液和溶液的浓度以 mol/L[摩(尔)/升]表示。精密标定的滴定液用"×××滴定液(××× mol/L)"表示,如氢氧化钠滴定液(0.1 mol/L)。不需要精密标定的溶液用"××× mol/L×××溶液"表示,如 0.1 mol/L 氢氧化钠溶液。

五、 百分比、"1→N"等符号、液体的滴

1. 关于百分比(%)
(1) 固体的%:系指重量的比例。
(2) 溶液的%:除另有规定外,系指溶液 100 ml 中含有溶质若干克。
(3) 乙醇的%:系指在 20 ℃时容量的比例。
(4) 除上述规定外,根据需要,还可采用下列符号:①%(g/g),表示溶液 100 g 中含有溶质若干克;②%(ml/ml),表示溶液 100 ml 中含有溶质若干毫升;③%(ml/g),表示溶液 100 g 中含有溶质若干毫升;④%(g/ml),表示溶液 100 ml 中含有溶质若干克。
2. 溶液后记示的"1→N"等符号 "1→N"系指固体溶质 1.0 g 或液体溶质 1.0 ml 加溶剂使成 N ml 的溶液;未指明用何种溶剂时,均系指水溶液;两种或两种以上液体的混合物,名称间用半字线"-"隔开,其后括号内所示的":"符号,系指各液体混合时的体积(重量)比例,如甲醇-水(70∶30)。
3. 液体的滴 系指在 20 ℃时,以 1.0 ml 水为 20 滴进行换算。

六、 药筛与筛目数的对照、药品粉末粗细的分类

1. 药筛与筛目数的对照 《中国药典》2015 年版所用药筛,选用国家标准的 R40/3 系列,分等见表 1-1。

表 1-1 药筛及筛目数对照

筛号	筛孔内经(平均值)/μm	目号/目	筛号	筛孔内经(平均值)/μm	目号/目
一号筛	(2 000±70)	10	六号筛	(150±6.6)	100
二号筛	(850±29)	24	七号筛	(125±5.8)	120
三号筛	(355±13)	50	八号筛	(90±4.6)	150
四号筛	(250±9.9)	65	九号筛	(75±4.1)	200
五号筛	(180±7.6)	80			

2. 药品粉末粗细的分类　粉末的分等如下：①最粗粉，指能全部通过一号筛，但混有不超过20％的能通过三号筛的粉末；②粗粉，指能全部通过二号筛，但混有不超过40％的能通过四号筛的粉末；③中粉，指能全部通过四号筛，但混有不超过6％的能通过五号筛的粉末；④细粉，指能全部通过五号筛，并含不少于95％的能通过六号筛的粉末；⑤最细粉，指能全部通过六号筛，并含不少于95％的能通过七号筛的粉末；⑥极细粉，指能全部通过八号筛，并含不少于95％的能通过九号筛的粉末。

七、 检测限、定量限、选择性及耐用性

1. 检测限　检测限是一种限度试验的参数，用以表示测量方法在所述条件下对样品中供试物的最低检出浓度，无须定量测定，只需指出高于或低于该规定浓度即可。常用百分数、mg/kg 或 μg/kg 表示。

根据采用的方法来确定检测限度。当用仪器分析方法时，可用已知浓度的样品与空白试验对照，以信噪比为2∶1或3∶1来确定检测限的最低水平。也可通过多次空白试验，求得其背景响应的标准差，再乘以2或3，作为检测限的估计值，然后根据估计值制备相应检测限浓度的样品，反复测试来进行确定。如用非仪器分析方法时，则通过已知浓度的样品分析来确定可检出的最低水平，作为检测限。

2. 定量限　定量限是指在样品介质中可定量测得的某一化合物的最低水平的参数。例如，原料药中的杂质或成药中的降解产物等。它与上述检测限的不同在于，定量限规定的最低测得浓度应该符合一定的精密度和准确度的要求。定量限也往往用百分数 mg/kg 或 μg/kg 表示。

3. 选择性　选择性也可称为专属性，是指在样品介质中有其他组分共存时，对供试物准确而专属的测定能力。选择性常用来表示含有添加杂质、降解产物、相关化合物或其他组分的样品与未曾添加的样品所得分析结果的偏离程度。这种偏离表现为两组样品的含量测定结果不同。因此，选择性是指该法用于复杂样品分析时相互干扰程度的度量。

4. 耐用性　分析方法的耐用性是指利用该法在各种各样正常试验条件下对同一样品进行分析所得结果的重现程度。所谓各种各样条件，包括不同实验室、不同分析人员、不同仪器装置、不同批号试剂试药、不同测试耗用时间、不同温度、不同日期等。耐用性表示工作者与环境的变化对分析方法没有多大影响，它是衡量实验室和工作人员之间在正常情况下试验结果重现性的尺度。

八、 线性与线性范围

分析方法的线性是其在给定范围内获得与样品中供试物浓度成直线关系的试验结果的能力，也就是供试物浓度（或质量）的变化与实验结果（或测得的响应信号）呈线性关系。通常，线性是用最小二乘方法处理数据求得回归方程的相关系数来表示。回归方程

的相关系数越接近 1.00,表明越呈线性。

所谓线性范围是指利用算法取得精密度、准确度均符合要求的实验结果,而且呈线性的供试物浓度的变化范围,是其最大量与最小量之间的间隔。

九、 相关与回归

相关与回归是研究同一组观测对象两种(或多种)观测指标之间数量关系的统计方法。

1. 相关 两个变量指标之间有的有确定关系,有的没有确定关系。即使有确定关系,在实践中有时也会出现不确定的情况。例如,溶液的浓度和它的吸光度两者之间本有正比关系,但由于不可避免的测量误差等原因,在测量已知浓度溶液的吸光度时,就会发现个别吸光度数据与理论值并不相符。

在研究两个变量指标之间的关系时,最常用的直观方法是把它们画在直角坐标纸上,两个变量指标各占两个坐标,每一对数据在图上都是一个点。如果各点的排布接近一条直线,表明两个变量的线性关系较好;如果各点的排布接近一条曲线,表明两者的关系虽然不好,但可能存在某种非线性关系;如果各点的排布杂乱无章,表明相关性极小。

2. 回归 若要了解两种指标相互依存的数量关系,从自变量(X)推算因变量(Y)的估计值,可用回归分析法求出相应的回归方程。例如,以巯基乙酸法进行亚铁离子的分光光度法测定。用试剂处理样品溶液稀释至一定体积,在 605 nm 测定标准溶液的吸光度 A,得下列数据:

X(Fe μg/100 ml)	0	10	20	30	40	50
$Y(A)$	0.009	0.035	0.061	0.083	0.109	0.133

通过计算,求得回归方程为:$Y = 0.010 + 0.0024X$,具体计算方法本书不作介绍。

十、 标准品、对照品与试药的区别及选用

标准品、对照品系指用于鉴别、检查、含量测定的标准物质。标准品与对照品(不包括色谱用的内标物质)均由中国药品监督管理部门指定的单位制备、标定和供应。标准品系指用于生物检定、抗生素或生化药品中含量或效价测定的标准物质,以效价单位(或μg)计,用国际标准品进行标定;对照品除另有规定外,均按干燥品(或无水物)进行计算后使用。

标准品与对照品的建立或变更其原有活性成分和含量,应与原标准品、对照品或国际标准品进行对比,并经过协作标定和一定的工作程序进行技术审定。

标准品与对照品均应附有使用说明书、质量要求(包括水分等)、使用效期和装量等。

试药系指除另有规定外,均应根据药典附录试药项下的规定,选用不同等级并符合

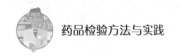

国家标准或国务院有关行政主管部门规定的试剂标准。

十一、 与检验有关的规定

1. 空白试验　系指在不加供试品或以等量溶剂替代供试液的情况下，按同法操作所得的结果；含量测定中的"并将滴定的结果用空白试验校正"，系指按供试品所耗滴定液的量(ml)与空白试验中所耗滴定液的量(ml)之差进行计算。

2. 温度　未注明者，系指在室温下进行；温度高低对试验结果有显著影响者，除另有规定外，应以(25±2)℃为准。

3. 试验用水　除另有规定外，均指纯化水。酸碱度检查所用的水，均指新沸并放冷至室温的水。

4. 酸碱性试验　进行酸碱性试验时，如未指明用何种指示剂，均指石蕊试纸。

5. 乙醇浓度　在未指明乙醇浓度时，均指95％(V/V)的乙醇。

6. 除另有规定外　药典凡例和附录中采用的"除另有规定外"这一修饰语，表示存在与凡例或附录有关规定不一致的情况时，在正文品种中另作规定。

第七节　药品检验方法与实践课程的学习要求

药品检验方法与实践课程的教学目标是使学生掌握药品检测的方法和技能，具备强烈的药品质量全面控制观念，能够胜任药品研究、生产、供应、临床使用及监督管理过程中的药品检验工作，并具备创新研究和解决药品质量问题的思维和能力。

通过本课程的学习和实践锻炼，学生应掌握下列方面的专业知识和技能：

(1) 药品质量研究的内容及质量标准制定方法。

(2) 药典在药品检验中的应用。

(3) 药品的鉴别、检查、含量测定的方法。

(4) 典型剂型检验的内容和方法。

(5) 药品检验中的现代分析技术。

学生在学习过程中，既要重视理论知识的积累，又要加强实践动手能力的训练和培养，在勤于思考、不断实践中，提高创新能力。独立分析和解决问题能力的锻炼，能够使其胜任各种药物分析工作。

参考文献

[1] 杭太俊.药物分析［M］.8版.北京：人民卫生出版社，2016.

[2] 国家药典委员会.中华人民共和国药典（2015年版）［M］.北京：中国医药科技出版社，2015.

[3] 凌沛学.药品检测技术［M］.北京：中国轻工业出版社，2007.

第二章
物理常数的测定

第一节　相对密度

一、原理

　　相对密度系指在相同的温度、压力条件下,某物质的密度与水的密度之比。除另有规定外,温度为 20 ℃。

　　纯物质的相对密度在特定的条件下为不变的常数。但如果物质的纯度不够,则其相对密度的测定值会随着纯度的变化而改变。因此,测定药品的相对密度可用以检查药品的纯度。

二、测定法

　　相对密度测定法有两种,即比重瓶法和韦氏比重秤法。液体药品的相对密度一般用比重瓶法测定;易挥发液体的相对密度宜采用韦氏比重秤法测定。

　　1. **仪器与用具**　比重瓶(5 ml、10 ml、25 ml 或 50 ml)、恒温水浴、滤纸及分析天平。

　　2. **试药和试液**　纯化水应为新沸过的冷水。

　　3. **操作方法**

　　(1) 比重瓶重量的称定:将比重瓶洗净并干燥,称定其重量,准确至毫克。

　　(2) 供试品重量的测定:取上述已称定重量的比重瓶,装满供试品(温度应低于 20 ℃或各品种项下规定的温度)后,插入中心有毛细孔的瓶塞,用滤纸将塞孔溢出的液体擦干,置于 20 ℃(或各品种项下规定的温度)的恒温水浴中,放置若干分钟,随着供试液温度的上升,过多的液体不断从塞孔溢出,随时用滤纸将瓶塞顶端擦干,待液体不再由塞孔溢出(此现象意味着温度已平衡),迅速将比重瓶自水浴中取出,再用滤纸擦干瓶壁外的水,迅速称定重量,准确至毫克,减去比重瓶的重量,即得供试品重量。

(3)水重量的测定:按上述要求得供试品重量后,将比重瓶中的供试品倾去,洗净比重瓶,装满新沸过的冷水,再照供试品重量的测定法测定同一温度时水的重量。

(4)带温度计的比重瓶测定:应在装满供试品(温度低于 20 ℃ 或各品种项下规定的温度)后插入温度计,瓶中应无气泡,置于 20 ℃(或各品种项下规定的温度)的恒温水浴中,放置若干分钟,使供试品的温度达到 20 ℃(或各品种项下规定的温度),用滤纸擦去溢出侧管的液体,待液体不再由侧管溢出,立即盖上罩。将比重瓶自水浴中取出,用滤纸擦干瓶壁外的水,迅速称定重量准确至毫克,减去比重瓶的重量,即得供试品重量。

4. 注意事项

(1)比重瓶必须洁净干燥(所附温度计不能采用加热干燥),操作顺序为先称量空比重瓶重,再装供试品称重,最后装水称重。

(2)装过供试品的比重瓶必须冲洗干净,如供试品为油剂,测定后应尽量倾去,连同瓶塞可先用石油醚或三氯甲烷冲洗数次,使油完全洗去,再以乙醇、水冲洗干净,依法测定水重。

(3)供试品及水装瓶时,应小心沿壁倒入比重瓶内,避免产生气泡,如有气泡,应稍放置待气泡消失后再调温称重。供试品如为糖浆剂、甘油等黏稠液体,装瓶时更应缓慢沿壁倒入,因为黏稠度大而产生的气泡很难逸去,会影响测定结果。

(4)将比重瓶从水浴中取出时,用手指拿住瓶颈,而不能拿瓶肚,以免液体因手温影响体积膨胀外溢。

(5)测定有腐蚀性供试品时,为避免腐蚀天平盘,可在称量时将表面皿放置天平盘上,再放比重瓶称量。

(6)当室温高于 20 ℃(或各品种项下规定的温度)时,必须设法调节环境温度至略低于规定温度,否则易造成经规定温度下平衡的比重瓶内的液体在称重过程中因环境温度高于规定温度而膨胀外溢,从而导致误差。

5. 记录与计算　对于比重瓶法的记录与计算,应记录测定用比重瓶类型、天平型号、测定温度、室温及各项称量数据等。其计算公式为:

$$供试品重量供试品的相对密度＝供试品重量／水重量 \qquad (2-1)$$

6. 应用示例　以苯甲醇相对密度的测定为例。

天平,Mettler AE - 200;附温度计比重瓶(10 ml);测定温度(t)20 ℃,室温 19 ℃。

比重瓶重量＋供试品重量	31.999(g)
比重瓶重量　　　　　－	21.597(g)
供试品重量	10.402(g)
比重瓶重量＋水重量	31.530(g)
比重瓶重量　　　　　－	21.597(g)
水重量	9.933(g)

计算:苯甲醇的相对密度＝10.402/9.933＝1.047

判断:符合规定(规定应为 1.043～1.050)。

第二节 熔点

一、原理

熔点系指一种物质按照规定的方法测定由固相融化成液相时的温度,是物质的一项物理常数。依法测定熔点,可以鉴别或检查药品的纯度。

二、测定法

依照待测物质的性质不同,测定法分为 3 种。第一法用于测定易粉碎的固体药品;第二法用于测定不易粉碎的固体药品,如脂肪、脂肪酸、石蜡及羊毛脂等;第三法用于测定凡士林及其类似物质。各品种项下明确规定应选用的方法,在品种项下未注明方法时,均系采用第一法。在第一法中,又因熔融时是否同时伴有分解现象而规定有不同的升温速度和观测方法。测定方法、受热条件和判断标准的不同常导致测得的结果有明显的差异。因此,在测定时,必须根据《中华人民共和国药典》各品种项下的规定选用方法,并严格遵照该方法中规定的操作条件和判定标准进行测定,才能获得准确的结果。

1. 第一法——测定易粉碎的固体药品

(1) 传温液加热法。取供试品适量,研成细粉,除另有规定外,应按照各药品项下干燥失重的条件进行干燥。若该药品为不检查干燥失重熔点范围低限在 135 ℃以上、受热不分解的供试品,可采用 105 ℃干燥;熔点在 135 ℃以下或受热分解的供试品,可在五氧化二磷干燥器中干燥过夜或用其他适宜的干燥方法干燥,如恒温减压干燥。

取供试品适量,置熔点测定用毛细管(由中性硬质玻璃管制成,长 9 cm 以上,内径 0.9～1.1 mm,壁厚 0.10～0.15 mm,一端熔封;当所用温度计浸入传温液在 6 cm 以上时,管长应适当增加,使露出液面 3 cm 以上)中,轻击管壁或借助长短适宜的洁净玻璃管,垂直放在表面皿或其他适宜的硬质物体上,将毛细管自上口放入使自由落下,反复数次,使粉末紧密集结在毛细管的熔封端。装入供试品的高度为 3 mm。另将温度计(分浸型,具有 0.5 ℃刻度,经熔点测定用对照品校正)放入盛装传温液(熔点在 80 ℃以下者,用水;熔点在 80 ℃以上者,用硅油或液状石蜡)的容器中,使温度计汞球部的底端与容器的底部距离 2.5 cm 以上(用内加热的容器,温度计汞球与加热器上表面距离 2.5 cm 以上);加入传温液以使传温液受热后的液面恰在温度计的分浸线处。将传温液加热,待温度上升至较规定的熔点低限约低 10 ℃时,将装有供试品的毛细管浸入传温液,贴附在温度计上(可用橡皮圈或毛细管夹固定),位置须使毛细管的内容物部分恰在温度计汞球中部;继续加热,调节升温速率为 1.0～1.5 ℃/min,加热时须不断搅拌使传温液温度保持均匀,记录

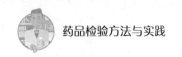

供试品在初熔至全熔时的温度,重复测定 3 次,取其平均值,即得。

"初熔"系指供试品在毛细管内开始局部液化出现明显液滴时的温度。"全熔"系指供试品全部液化时的温度。测定熔融同时分解的供试品时,方法如上述,但调节升温速率为 2.5～3.0 ℃/min,供试品开始局部液化时(或开始产生气泡时)的温度为初熔温度;供试品固相消失全部液化时的温度为全熔温度。遇有固相消失不明显时,应以供试品分解物开始膨胀上升时的温度作为全熔温度。某些药品无法分辨其初熔、全熔时,可将其发生突变时的温度作为熔点。

(2)电热块空气加热法。该法采用自动熔点仪的熔点测定法。自动熔点仪有两种测光方式:一种是透射光方式,一种是反射光方式;某些仪器兼具两种测光方式。大部分自动熔点仪可置多根毛细管同时测定。

分取经干燥处理(同传温液加热法)的供试品适量,置熔点测定用毛细管(同传温液加热法)中;在自动熔点仪加热块加热至较规定的熔点低限约低 10 ℃时,将装有供试品的毛细管插入加热块中,继续加热,调节升温速率为每分钟上升 1.0～1.5 ℃,重复测定 3 次,取其平均值,即得。

测定熔融同时分解的供试品时,方法如上述,但调节升温速率是每分钟上升 2.5～3.0 ℃。

遇有色粉末、熔融同时分解、固相消失不明显且生成分解物导致体积膨胀或含结晶水(或结晶溶剂)的供试品时,可适当调整仪器参数,提高判断熔点变化的准确性。当透射和反射测光方式受干扰明显时,可允许目视观察熔点变化;通过摄像系统记录熔化过程并进行追溯评估,必要时,测定结果的准确性需经传温液加热法验证。

自动熔点仪的温度示值要定期采用熔点标准品进行校正。必要时,供试品测定应采用标准品校正。

若对电热块空气加热法测定结果持有异议,应以传温液加热法测定结果为准。

2. 第二法——测定不易粉碎的固体药品(如脂肪、脂肪酸、石蜡、羊毛脂等) 取供试品适量,注意用尽可能低的温度熔融后,吸入两端开口的毛细管(同第一法,但管端不熔封)中,使高达约 10 mm。在 10 ℃或 10 ℃以下的冷处静置 24 h,或置冰上放冷不少于 2 h,凝固后用橡皮圈将毛细管紧缚在温度计上(同第一法),使毛细管的内容物部分恰在温度计汞球中部。照第一法将毛细管连同温度计浸入传温液中,供试品的上端应恰在传温液液面下约 10 mm 处;小心加热,待温度上升至较规定的熔点低限低约 5 ℃时,调节升温速率不超过 0.5 ℃/min,至供试品在毛细管中开始上升时,检读温度计上显示的温度,即得。

3. 第三法——测定凡士林或其他类似物质 取供试品适量,缓缓搅拌并加热至温度达 90～92 ℃时,放入一平底耐热容器中,使供试品厚度达到(12±1)mm,放冷至较规定的熔点上限高 8～10 ℃;取刻度为 0.2 ℃、水银球长 18～28 mm,直径 5～6 mm 的温度计(其上部预先套上软木塞,在塞子边缘开一小槽),使之冷至 5 ℃后,擦干并小心地将温度计汞球部垂直插入上述熔融的供试品中,直至碰到容器的底部(浸没 12 mm),随即取出,直立悬置,待黏附在温度计汞球部的供试品表面浑浊,将温度计浸入 16 ℃以下的水中

5 min，取出，再将温度计插入一外径约 25 mm、长 150 mm 的试管中，塞紧，使温度计悬于其中，并使温度计汞球部的底端距试管底部约 15 mm；将试管浸入约 16 ℃ 的水浴中，调节试管的高度使温度计上分浸线同水面相平；加热使水浴温度以 2 ℃/min 的速率升至 38 ℃，再以 1 ℃/min 的速率升温至供试品的第 1 滴脱离温度计为止；检读温度计上显示的温度，即可作为供试品的近似熔点。再取供试品，照前法反复测定数次；如前后 3 次测得的熔点相差不超过 1 ℃，可取 3 次的平均值作为供试品的熔点；如 3 次测得的熔点相差超过 1 ℃，可再测定 2 次，并取 5 次的平均值作为供试品的熔点。

三、 温度计的校正

温度计除应符合国家质量技术监督局的规定外，还应经常采用中国药品生物制品检定所分发的熔点标准品进行校正。因为其规定的允差较大，且在较长期的使用后，其标值因经受多次反复受热、冷却而产生误差。通常可在测定供试品时同时进行。

（1）按表 2-1 选定由中国药品生物制品检定所分发的专供测定熔点时校正温度计用的标准品。

表 2-1　熔点标准品

标准品	熔点/℃	干燥处理方法
偶氮苯	69	五氧化二磷干燥器干燥
香草醛	83	五氧化二磷干燥器干燥
乙酰苯胺	116	五氧化二磷干燥器干燥
非那西丁	136	105 ℃干燥
磺胺	166	105 ℃干燥
磺胺二甲嘧啶	200	105 ℃干燥
双氰胺	210.5	105 ℃干燥
糖精	229	105 ℃干燥
咖啡因	237	105 ℃干燥
酚酞	263	105 ℃干燥

（2）将熔点标准品装入毛细管中。所用的毛细管内径应尽量接近 1.0 mm，内容物的高度应准确为 3 mm。

（3）用待校正的温度计，以 1.5 ℃/min 的升温速率检读熔点标准品达到全熔（固相刚刚全部消失）时的温度，重复测定 2 次，并要求 2 次之差不得大于 0.3 ℃。以其均值与该标准品标示的温度相比较，得出待校正的温度计在该点（或其附近）的校正值（200 ℃以下的校正值不得大于 0.5 ℃，200 ℃以上的校正值不得大于 0.8 ℃）。

（4）通常采用与被测供试品熔点相近的上下两个熔点标准品进行测定，得出此两点的校正值，并按供试品熔点在两点之间的位置，计算出该点的校正值。

（5）温度计的校正值应大体上呈现有规律的变化，如果发现多个部位的校正值忽高

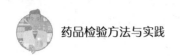

忽低、不呈现有规律的变化时,则该支温度计应当停用。

四、 应用示例

(1) 布洛芬按照第一法的规定测定熔点应为 74.5～77.5 ℃。

(2) 羊毛脂按照第二法的规定测定熔点应为 36～42 ℃。

(3) 黄凡士林按照第三法的规定测定熔点应为 45～60 ℃。

第三节　黏度

一、 原理

黏度系指流体对流动的阻抗能力,以运动黏度、动力黏度或特性黏数表示。测定供试品黏度可用于纯度检查。

黏度的测定用黏度计。黏度计有多种类型,本书采用毛细管式和旋转式两类黏度计。

液体以 1 cm/s 的速度流动时,在 1 cm² 平面上所需剪应力的大小,称为动力黏度,以帕斯卡秒(Pa·s)为单位。在相同温度下,液体的动力黏度与其密度的比值,再乘 10^{-6},即得该液体的运动黏度,常用 mm²/s 为单位。采用在规定条件下测定供试品在平氏黏度计中的流出时间(单位 s),与该黏度计用已知黏度的标准液测得的黏度计常数(单位 mm²/s²)相乘,即得供试品的运动黏度。

溶剂的黏度 η_0 常因高聚物的溶入而增大,溶液的黏度 η 与溶剂的黏度 η_0 的比值(η/η_0)称为相对黏度(η_r),通常用乌氏黏度计中溶液与溶剂流出时间的比值(T/T_0)表示;当高聚物溶液的浓度较稀时,其相对黏度的对数值与高聚物溶液的浓度的比值,即为该高聚物的特性黏数[η]。根据高聚物的特性黏数可以计算其平均分子量。

二、 仪器与用具

黏度测定所用的仪器与用具包括:①恒温水浴,可选用直径 30 cm 以上、高 40 cm 以上的玻璃缸或有机玻璃缸,附有电动搅拌器与电热装置,除另有规定外,在(20±0.1)℃测定运动黏度或动力黏度;②温度计,分度为 0.1 ℃;③秒表,分度为 0.2 s;④平氏黏度计(图 2-1),可根据需要分别选用毛细管内径为(0.8±0.05)mm、(1.0±0.05)mm、(1.2±0.05)mm、(1.5±0.1)mm 或(2.0±0.1)mm 的平氏黏度计;⑤旋转式黏度计;⑥乌氏黏度计(见图 2-2),除另有规定外,毛细管 E 内径为(0.5±0.05)mm,长(140±5)mm;⑦测定球 A 的容量为(3.5±0.5)ml(选用流出时间在 120～180 s 之间为宜)。

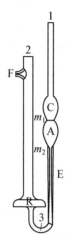

1—主管；2—宽管；3—弯管；A—测定球；
B—储器；C—缓冲球；E—毛细管；F—支管；
m_1，m_2—环形测定线。

图 2-1　平氏黏度计

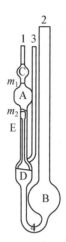

1—主管；2—宽管；3—测管；4—弯管；A—测定球；
B—储器；C—缓冲球；D—悬挂水平储器；
E—毛细管；m_1，m_2—环形测定线。

图 2-2　乌氏黏度计

三、　测定法

1. 用平氏黏度计测定运动黏度

（1）黏度计的清洗和干燥：取黏度计，置铬酸洗液中浸泡 2 h 以上（沾有油渍者，应依次先用三氯甲烷或汽油、乙醇、自来水洗涤晾干后，再用铬酸洗液浸泡 6 h 以上），自来水冲洗至内壁不挂水珠，再用水洗 3 次，120 ℃干燥，备用。

（2）调温：按规定调整恒温水浴温度。

（3）黏度：测定照各品种项下的规定，取毛细管内径符合要求的平氏黏度计 1 支，在支管 F 上连接一橡皮管，用手指堵住管口 2，倒置黏度计，将管口 1 插入供试品（或供试溶液，下同）中，自橡皮管的另一端抽气，使供试品充满球 C 与 A 并达到测定线 m_2 处，提出黏度计并迅速倒转，抹去黏附于管外的供试品，取下橡皮管使之连接于管口 1 上，将黏度计垂直固定于恒温水浴中，并使水浴的液面高于球 C 的中部，放置 15 min 后，自橡皮管的另一端抽气，使供试品充满球 A 并超过测定线 m_1，开放橡皮管口，供试品在管内自然下落，用秒表准确记录液面自测定线 m_1 下降至测定线 m_2 处的流出时间。依法重复测定 3 次以上，每次测定值与平均值的差值不得超过平均值的±5%。另取一份供试品同样操作，并重复测定 3 次以上。以先后两次取样测得的总平均值按下式计算，即为供试品的运动黏度或供试液的动力黏度。

$$运动黏度（\gamma）＝Kt \qquad (2-2)$$

$$动力黏度（\eta）＝10^{-6}Kt\rho \qquad (2-3)$$

式中，K 为用已知黏度的标准液测得的黏度计常数，单位 mm^2/s^2；t 为测得的平均流出时间,单位 s;ρ 为供试液在规定温度下的密度,单位 g/cm^3。除另有规定外,测定温度应为 $(20\pm0.1)\,℃$,此时 $\rho=d_{20}^{20}=0.9982$,d_{20}^{20} 为供试品在温度 20℃时的相对密度。

(4)注意事项:①实验室温度与黏度测定温度相差不应太大,当室温高于测定温度时,应注意降低室温。②在抽气吸取供试溶液时,不得产生断流或气泡。③黏度计应垂直固定于恒温水浴中,不得倾斜,以免影响流出时间。

(5)应用示例:以二甲硅油的运动黏度测定为例。①黏度计:平氏黏度计(内径为 2 mm,$K=1.025$ mm^2/s^2)。②温度:25℃。③流出时间(s):见表 2-2。④计算:运动黏度 $=1.025$ mm^2/s$^2\times613$,符合规定(规定为 500~1 000 mm^2/s)。

表 2-2　二甲硅油的流出时间

流出时间	样品(1)	样品(2)	流出时间	样品(1)	样品(2)
第一次 t 值	612.3	614.2	三次平均值	612.9	614.2
第二次 t 值	612.8	615.1	两份样品的平均值	613.6	
第三次 t 值	613.5	613.4			

2. 用旋转式黏度计测定动力黏度

(1)简述:用于测定液体动力黏度的旋转黏度计通常都是根据在旋转过程中作用于液体介质中的剪应力大小来完成测定的,并以下式计算供试品的动力黏度。

$$\eta=K*T/\omega(\text{Pa}\cdot\text{s}) \tag{2-4}$$

式中,K 为用已知黏度的标准液测得的旋转式黏度计常数;T 为扭力矩;ω 为角速度。

(2)常用的旋转式黏度计:包括同轴双筒黏度计、单筒转动黏度计、锥板型黏度计及转子型旋转黏度计。

1)同轴双筒黏度计:将供试品注入同轴的内筒和外筒之间,并各自转动当一个筒以指定的角速度或扭力矩转动时,测定对另一个圆筒上产生的扭力矩或角速度,由此可计算出供试品的黏度。

2)单筒转动黏度计:在单筒类型的黏度计中,将单筒浸入供试品溶液中并以一定的角速度转动,测量作用在圆筒表面上的扭力矩来计算黏度。

3)锥板型黏度计:在锥板型黏度计中,供试品注入锥体和平板之间,锥体和平板可同轴转动,测量作用在锥体或平板上的扭力矩或角速度来计算黏度。

4)转子型旋转黏度计:按各品种项下的规定选择合适的转子浸入供试品溶液中,使转子以一定的角速度旋转,测量作用在转子上的扭力矩来计算黏度。

常用的旋转式黏度计有多种类型,可根据供试品的实际情况和黏度范围适当选用。按照各药品项下所规定的旋转式黏度计类型,按说明书操作,测定供试品的动力黏度。

(3)应用示例:以羟丙甲纤维素为例,以 NDJ-1 转子型旋转黏度计测定动力黏度。

1)样品制备:取本品适量,按干燥品计算,加 90℃的水制成 2.0%(w/w)的溶液,充分搅拌约 10 min,置冰浴中冷却,冷却过程中继续搅匀,逐去气泡并调节重量,作为供试液;将被测液体置于直径不小于 70 mm 的烧杯或直筒形容器中,准确地控制被测液的温度在(20±0.1)℃。

2) 测定:将保护架装在仪器上,将选配好的 1 号转子旋入连接螺杆。旋转升降钮,使仪器缓慢地下降,转子逐渐浸入被测液体中,直至转子液面标志和液面相平为止,调整仪器水平。按下指针控制杆,开启电机开关,转动变速旋钮,使所需转速数(60 r/min)向上,对准速度指示点,放松指针控制杆,使转子在液体中旋转,经过多次旋转(一般不超过20～30 s),待指针趋于稳定(或按规定时间进行读数),按下指针控制杆(注意:不得用力过猛;转速慢时可不利用控制杆,直接读数)使读数固定下来,再关闭电机,使指针停在读数窗口,读取读数。

3) 读数:在(20±0.1)℃时测定,以上样品的刻盘上指针所指读数为 50.2,根据系数表上的特定系数 1 号转子,60 r/min 时为 1 mPa·s,按下式计算:

$$\eta = K\alpha \qquad\qquad (2-5)$$

式中,η 为动力黏度,单位为 Pa·s;K 为系数;α 为指针所指读数(偏转角度)。

4) 结果:所测定的动力黏度为 50.2 mPa·s,即 0.050 2 Pa·s,符合规定(黏度应为0.005～0.075 Pa·s)。

(4) 注意事项:

1) 当指针所指的数值过高或过低时,可变换转子和转速,使读数在 30～90 格之间为佳。当估计不出被测液体的大致黏度时,应先试用由小到大的转子和由慢到快的转速。原则是高黏度的液体使用小的转子、慢的转速;低黏度的液体使用大的转子、快的转速。

2) 不同转子和转速测定的结果会有不同,并非仪器测定不准。在测定时注明转子和转速。

3) 精确控制被测液体的温度,并使转子以足够长的时间浸于被测液体,使其能和被测液体的温度一致。

4) 测定时尽可能地将转子置于容器中心,并防止转子浸入液体时有气泡附于转子下面。

5) 使用保护架测定,并保持转子清洁。

3. 用乌氏黏度计测定特性黏数

(1) 方法:取供试品,照各品种项下的规定制备供试液,用 3 号垂熔玻璃漏斗滤过,弃去初滤液(约 1 ml),取续滤液(不得少于 7 ml)沿洁净、干燥乌氏黏度计的管 2 内壁注入 B中,将乌氏黏度计垂直固定于恒温水浴[水浴温度除另有规定外,应为(25±0.05)℃]中,并使水浴的液面高于球 C,放置 15 min 后,将管口 1、3 各接一乳胶管,夹住管口 3 的胶管,自管口 1 处抽气,使供试液的液面缓缓升高至球 C 的中部,先开放管口 3,再开放管口1,使供试液在管内自然下落,用秒表准确记录液面自测定线 m_1 下降至测定线 m_2 处的流出时间,重复测定 2 次,两次测定值相差不得超过 0.1 s,取 2 次的平均值为供试液的流

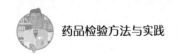

出时间(t)。取经 3 号垂熔玻璃漏斗过滤的溶剂同法操作,重复测定 2 次,两次测定值应相同,为溶剂的流出时间(t_0)。按下式计算特性黏数:

$$[\eta] = \ln \eta_r / c \tag{2-6}$$

式中,η_r 为 t/t_0;c 为供试液的浓度,单位 g/ml。

（2）应用示例:玻璃酸钠特性黏数的测定。

1）供试液制备:精密称定供试品 30 mg(以干品计)至 100 ml 量瓶中,加磷酸盐缓冲液(pH 值＝7.3)溶解并稀释至刻度,再稀释至一定浓度作为供试液(使其流出时间在 120～180 s 之间)。

2）测定温度:调整恒温水浴的温度为(37±0.05)℃。

3）时间测定:供试液流出时间(t)的测定按特性黏数测定方法要求计算。

另取 1 份供试品,同法测定。

溶剂流出时间(t_0)按特性黏数测定方法要求测定。

4）记录格式:

称取样品 1 号 0.034 1 g→100 ml pH7.3 磷酸盐缓冲液

$\downarrow$

取 10.0 ml→100 ml

t_0(s):154.50　154.50　干燥失重:6.24%

t_1(s):174.88　174.87　c_1:3.197 2×10^{-5} g/ml

由公式:$[\eta]_1 = \dfrac{1}{c_1} \ln \dfrac{t_1}{t_0}$

计算得:$[\eta]_1 = 3\,874.6$ ml/g

同法称取样品 2 号 0.033 9 g→100 ml pH7.3 磷酸盐缓冲液

$\downarrow$

取 10.0 ml→100 ml

t_0(s):154.50　154.50

t_2(s):174.60　174.60　c_2:3.178 5×10^{-5} g/ml

由公式:$[\eta]_2 = \dfrac{1}{c_2} \ln \dfrac{t_2}{t_0}$

计算得:$[\eta]_2 = 3\,849.6$ ml/g

平均值:$[\eta] = \dfrac{[\eta]_1 + [\eta]_2}{2} = 3\,862$ ml/g

5）结果判断:两份供试品的测定值与平均值的差值未超过平均值的±1%时,取平均值$[\eta]$,即得供试品的特性黏数为 3 862 ml/g,符合规定(产品标准要求:按干燥品计算,特性黏数应不低于 1 600)。若超过±1%,应另取 2 份复试。

第四节 折光率

一、 原理

光线自一种透明介质进入另一种透明介质的时候,由于两种介质的密度不同,光的进行速度发生变化,即发生折射现象。一般折光率系指光线在空气中的速度与在供试品中进行速度的比值。根据折射定律,折光率是光线入射角的正弦与折射角的正弦的比值,即:

$$n = \frac{\sin i}{\sin \gamma} \qquad (2-7)$$

式中,n 为折光率;$\sin i$ 为光线的入射角的正弦;$\sin \gamma$ 为折射角的正弦。

物质的折光率,因温度或光线波长的不同而改变:透光物质的温度升高,折光率变小;光线的波长越短,折光率越大。折光率以 n_D^t 表示,D 为钠光谱的 D 线,t 为测定时的温度。

本书用的是钠光谱的 D 线(589.3 nm)测定供试品相对于空气的折光率(如用阿培折光计,可用白光光源),除另有规定外,供试品温度为 20 ℃。测定折光率可以区别不同的油类或检查某些药品的纯度。

测定用的折光计需能读数至 0.000 1,测量范围 1.3～1.7,如用阿培折光计或与其相当的仪器,测定时应调节温度至(20±0.5)℃(或各药品项下规定的温度),测量后再重复读数 2 次,3 次读数的平均值即为供试品的折光率。

二、 应用示例

以下是用 WZS 折光计测定供注射用大豆油折光率的例子。

1. 操作方法

(1) 将折光计置于有充分光线照射的平台上(不可受日光直射),并装上温度计,仪器至少在室温下放置 0.5 h。

(2) 如需在规定的温度下测定,可将棱镜的恒温水接口连接规定的恒温水浴,循环时间 0.5 h 以上。

(3) 使上棱镜的透光处和仪器下部的反射镜朝向光源,将镜筒靠近操作者,使成一适当的观察角度,打开读数镜筒的读数窗,读数镜筒应在操作者的左边。

(4) 旋开上下棱镜,用擦镜纸蘸取少许乙醚擦净上下棱镜,然后滴加 1～2 滴水于下棱镜上(下棱镜为粗糙面),将上下棱镜关闭,并旋紧棱镜扳手。

(5) 转动仪器左下部的刻度尺调节钮,使读数在 1.330 附近。调整仪器下部的反光

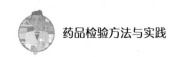

镜角度或棱镜透光处的光亮强度,同时旋转右边视野镜筒旁边的色散补偿旋钮,使视野内虹彩消失,成为明暗清晰的分界线。再转动刻度标尺的调节钮,使视野内明暗分界线恰位于十字交叉点处,读取刻度标尺读数。测量后要求再转动标尺旋钮,重复读数 2 次。取 2 次读数的平均值,即为水在该温度下的折光率(水的折光率在 20 ℃时为 1.330,温度每上升或下降 1 ℃折光率降低或升高 0.000 1)。计算出仪器应校正的误差,或按规定调整视野筒上面的校正螺丝,使视野恰好为规定的读数。

(6) 将上下棱镜拉开,用镜头纸擦去水,晾干后,滴加 1～2 滴大豆油于下棱镜上,将上下棱镜关闭,并旋紧棱镜扳手,按操作步骤(5)测定水的方法测定。读数加减校正值即为大豆油的折光率,测定的折光率应为 1.472～1.476。

(7) 测定结束后,用水或乙醇、乙醚清洁上下棱镜,以备下次使用。

2. 注意事项

(1) 仪器必须置于充足光线和干燥的房间,不可在有酸碱气或潮湿的实验室中使用,更不可放置仪器于高温炉和水槽旁。

(2) 大多数供试品的折光率受温度影响较大,不同物质升高或降低的值也不同,故测定时温度至少恒定 0.5 h。

(3) 上下棱镜必须清洁,不可用粗糙的纸或酸性乙醚擦拭棱镜,强酸、强碱等腐蚀性的供试品不可用折光计测定。

(4) 滴加供试品的滴管尖不能触及棱镜,防止造成棱镜划痕。加入量要适中,在棱镜上生成一均匀薄层即可。

(5) 读数时视野中的黑白交叉线必须明显,且位于十字交叉线上,除调节色散补偿旋钮外,还应调整下部反射镜或上棱镜透光处的光亮强度。

(6) 测定挥发性液体时,可将上下棱镜关闭,将测定液沿棱镜进样孔流入,要随加随读,测定固体样品或用标准玻片校正仪器时,只能将供试品或标准玻片置于棱镜上,而不能关闭上下棱镜。

第五节　旋光度

一、原理

平面偏振光通过含有某些光学活性化合物的液体或溶液时,能引起旋光现象,使偏振光的平面向左或向右旋转。旋转的度数称为旋光度。这种特征是由于物质分子中含有不对称元素(通常为不对称碳原子)所致。偏振光透过长 1 dm、含有 1 g/ml 的溶液的测定管,在一定波长与温度下测得的旋光度称为比旋度,以 $[\alpha]_\lambda^t$ 表示。t 为测定时的温度,λ 为测定波长。通常测定温度为 20 ℃,使用钠光谱的 D 线(589.3 nm),表示为 $[\alpha]_D^{20}$。比旋度为物质的物理常数,测定比旋度(或旋光度)可以区别或检查某些药品的纯度,也可用以测定含量。

二、测定法

1. **旋光仪校正** 旋光仪准确度可用标准石英旋光管（＋5°与－1°2 支）进行校准，在规定的温度下，重复测定 6 次，2 支标准石英旋光管的平均测定结果均不得超出示值±0.01°。测定管旋转不同角度与方向测定，结果均不得超出示值±0.04°。

2. **测定** 纯液体样品测定时以干燥的空白测定管校正仪器零点，溶液样品则用空白溶剂校正仪器零点。供试液与空白溶剂用同一测定管，每次测定应保持测定管方向、位置不变。旋光度读数应重复 3 次，取其平均值，按规定公式计算结果。

3. **计算** 供试品的比旋度按下列公式计算：

对液体供试品：

$$[\alpha]_\lambda^t = \frac{\alpha}{ld} \tag{2-8}$$

对固体供试品：

$$[\alpha]_\lambda^t = \frac{100\alpha}{lc} \tag{2-9}$$

式中：$[\alpha]$ 为比旋度；λ 为使用光源的波长，如使用钠光灯的 D 线可用 D 代替，单位 nm；t 为测定时的温度，单位℃；l 为测定管长度，单位 dm；α 为测得的旋光度；d 为液体的相对密度，单位 g/ml；c 为每 100 ml 溶液中含有被测物质的重量，单位 g（按干燥品或无水物计算）。

4. **注意事项**

(1) 每次测定前应以溶剂作空白校正，测定后，再校正 1 次，以确定在测定时零点有无变动；如第 2 次校正时发现零点有变动，则应重新测定旋光度。

(2) 配制溶液及测定时，均应调节温度至（20±0.5）℃（或各品种项下规定的温度）。

(3) 供试液或固体物质的溶液应不显浑浊或含有混悬的小粒。如有上述情形时，应预先过滤，并弃去初滤液。

(4) 物质的比旋度与测定光源、测定波长、溶剂、浓度和温度等因素有关。因此，表示物质的比旋度时应注明测定条件。

(5) 测定管不可置干燥箱中加热干燥，用后可晾干或用乙醇等有机溶剂处理后晾干。使用酸碱溶剂或有机溶剂后，必须立刻洗涤晾干，以免造成金属腐蚀或使螺帽内的橡胶圈老化、变黏。仪器不用时，样品室内可放置硅胶以保持干燥。

(6) 钠光灯泡使用一次不可过久（约 2 h），关熄钠光灯后，如需再使用，应等到钠光灯泡冷却后再开，否则，会影响灯泡寿命。

5. **应用示例** 用 WZZ-2A 型自动旋光仪测定葡萄糖比旋度。

(1) 供试液制备精密称取葡萄糖（分子量为 198.17）10 g，置于 100 ml 量瓶中，加水适量

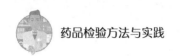

与氨试液 0.2 ml,溶解后,用水稀释至刻度,摇匀,在 25 ℃恒温水浴中放置 10 min。

(2) 测定打开电源开关,旋光仪预热后,开启光源及测量开关。将测量管一端螺帽放上皮垫和盖玻片(盖玻片应紧靠测量管)拧紧。从另一端注入水,洗涤测量管后注满。将另一盖玻片盖上,放上皮垫,拧紧螺帽,将两端通光面玻片用擦镜纸擦干,如有气泡,可摇动测量管使气泡浮入凸颈内。用盛水的测量管调零后即可测量。在同一测量管内注入供试液,旋光仪检测读数,即为供试液的旋光度。重复测 3 次,取平均值,用固体供试品公式计算比旋度。

(3) 结果与判断:通过固体供试品公式计算,其比旋度为+52.80°,符合规定(比旋度应为+52.5°~+53.0°)。

第六节　pH 值测定法

一、简述

pH 值测定法是测定水溶液中氢离子活度的一种方法。pH 值即水溶液中氢离子活度(以 100 mol 中摩尔数计算)的对数。实际测定中不能测得单个氢离子的活度,只能是一个近似的数值。检测得到的 pH 数值则是以实验为基础换算而来的,其公式为:

$$pH = pH_s + \frac{E - E_S}{k} \tag{2-10}$$

式中,E、E_s 分别为电池中含有供试液与标准液时测得的电动势;pH_s 为标准液的已知 pH 值;k 为每改变 1 个 pH 单位时的电位变化值。

测定 pH 值时需选择适宜的对氢离子敏感的电极与参比电极组成电池。常用的对氢离子敏感的电极(简称指示电极)有 pH 玻璃电极、氢电极、醌-氢醌电极与锑电极等;参比电极有甘汞电极、银-氯化银电极等。最常用的电极为玻璃电极与饱和甘汞电极。现已广泛使用将指示电极与参比电极组合为一体的复合电极。

pH 值测定法在各国药典均有被收载。除另有规定外,水溶液的 pH 值应以玻璃电极为指示电极、饱和甘汞电极为参比电极的不低于 0.01 级的酸度计进行测定。

二、仪器与性能测试

酸度计是专为应用玻璃电极测定 pH 值而设计的一种电子电位计,基于由溶液与电极组成的电池的电动势与 pH 值的关系,即在 25 ℃时,电池电动势每变化 0.059 V 相当于 pH 值变化 1 个单位。酸度计主要由 pH 测量电池(由一对电极与溶液组成)

和 pH 指示器(电位计)两部分组成。玻璃电极的电位随溶液中的氢离子活度变化而发生变化,称为指示电极;甘汞电极为参比电极,具有稳定的已知电位,作为测定时的标准。

根据《中华人民共和国国家计量规程》(JJG19-1984)"实验室 pH(酸度)计检定规程",酸度计属于实行强制检定的工作计量器具,应每年进行检定。该规程收载有 0.2、0.1、0.02、0.01、0.001 共 5 个级别的 pH 计检定项目、检定要求和方法、标准缓冲液的配制、保存及其规定的 pH 值等内容。检定项目除示值准确度和重复性、用规定的 3~5 种标准缓冲液反复测定以外,其他项目如指示器刻度正确性、温度补偿刻度正确性、输入阻抗误差等的检定均用标准电位计测定。

三、 测定法

由于各酸度计的精度与操作方法有所不同,应严格按各仪器说明书与注意事项进行操作。测定之前,按各品种项下的规定,选择两种标准缓冲液(pH 值相差约 3 个单位),使供试液的 pH 值处于两者之间。

开机通电预热数分钟,调节零点与温度补偿(有的可能不需调节),选择与供试液 pH 值较接近的标准缓冲液进行校正定位,使仪器读数与标示 pH 值一致;再用另一种标准缓冲液进行核对,误差应不大于±0.02 个 pH 单位。如大于此偏差,则应仔细检查电极,如已损坏,应更换,否则,微调使仪器读数与第 2 种标准缓冲液的标示 pH 值相符合。重复上述定位与核对操作,直至不需调节仪器,读数与两标准缓冲液的标示 pH 值相差不大于0.02 个 pH 单位。按规定取样或制备供试液,置小烧杯中,用供试液淋洗电极数次,将电极浸入供试液中,轻摇供试液平衡稳定后,进行读数。对弱缓冲液(如水)的测定要特别注意,先用邻苯二甲酸氢钾标准缓冲液校正仪器后,更换供试液进行测定,并重新取供试液再测,直至 pH 值的读数在 1 min 内改变不超过±0.05 个单位为止;然后再用硼砂标准缓冲液校正仪器,再如上法测定;2 次 pH 值的读数相差应不超过 0.1,取 2 次 pH 值读数的平均值为其 pH 值。

当 pH 值不需很精确时,可使用 pH 试纸或指示剂进行粗略比较。

四、 注意事项

(1) 供试液的 pH 值大于 9 时,应注意碱误差问题,必要时应选用适宜的玻璃电极进行测定。有些电极反应速度较慢,尤其是测定某些弱电解质(如水)时必须将供试液轻摇均匀,平衡稳定后再进行读数。

(2) 仪器读数开关、玻璃电极的导线插头与电极架均应保持干燥,潮湿易引起漏电,接触不良易使读数不稳。

(3) 注意操作环境温度。温度对电极电位影响较大,温度补偿调节钮的紧固螺丝是经过校准的,切勿使其松动,否则应重新校准。

（4）新玻璃电极应在水中浸泡 24 h 后再使用，以稳定其不对称电位，降低电阻，平时浸泡在水中，下次使用时可以很快平衡使用。玻璃电极球泡中的缓冲液不应有气泡，应与内参比电极接触。在电极架上应高于甘汞电极，以免触及容器。甘汞电极中应充满饱和氯化钾溶液，不得有气泡隔断溶液，盐桥中应保持有少量氯化钾晶体，但不可结块堵塞陶瓷渗出孔。

（5）玻璃电板的球膜极易被破损，切勿使其触及硬物。有时破损后从外观辨别不出来，可用放大镜仔细观察，或用不同的缓冲液核对其电极响应。有时虽未破但玻璃球膜内的溶液会发生浑浊，电极响应值不符合要求，不可再用。

（6）如用标准缓冲液校准时用定位钮不能调节至规定值，应考虑电极污染、损坏或与仪器不匹配的可能，可更换新电极再进行测定。

五、 仪器校正用标准缓冲液的配制

测定前，应采用下列标准缓冲液校正仪器，也可用国家标准物质管理部门发放的标示 pH 值准确至 0.01 个 pH 单位的各标准缓冲液校正仪器，不同温度时标准缓冲液的 pH 值见表 2-3。

表 2-3　不同温度时标准缓冲液的 pH 值

温度/℃	草酸盐标准缓冲液	苯二甲酸盐标准缓冲液	磷酸盐标准缓冲液	硼砂标准缓冲液	氢氧化钙标准缓冲液
0	1.67	4.01	6.98	9.64	13.43
5	1.67	4.00	6.95	9.40	13.21
10	1.67	4.00	6.92	9.33	13.00
15	1.67	4.00	6.90	9.28	12.81
20	1.68	4.00	6.88	9.23	12.63
25	1.68	4.01	6.86	9.18	12.45
30	1.68	4.02	6.85	9.14	12.29
35	1.69	4.02	6.84	9.10	12.13
40	1.69	4.04	6.84	9.07	11.98
45	1.70	4.05	6.83	9.04	11.84
50	1.71	4.06	6.83	9.01	11.71
55	1.72	4.08	6.83	8.99	11.57
60	1.72	4.09	6.84	8.96	11.45

1. 仪器校正用的标准缓冲液配制方法

（1）草酸盐标准缓冲液：精密称取在(54±3)℃干燥 4～5 h 的草酸三氢钾 12.71 g，加水使溶解并稀释至 100 ml。

（2）苯二甲酸盐标准缓冲液：精密称取在(115±5)℃干燥 2～3 h 的邻苯二甲酸氢钾 10.21 g，加水使溶解并稀释至 100 ml。

（3）磷酸盐标准缓冲液：精密称取在（115±5）℃干燥 2～3 h 的无水磷酸氢二钠 3.533 8 与磷酸二氢钾 3.40 g，加水使溶解并稀释至 1 000 ml。

（4）硼砂标准缓冲液：精密称取硼砂 3.81 g（注意避免风化），加水使溶解并稀释至 100 ml，置聚乙烯塑料瓶中，密塞，避免空气中 CO_2 进入。

（5）氢氧化钙标准缓冲液：于 25 ℃，用无 CO_2 的水制备氢氧化钙的饱和溶液，取上清液使用。存放时应防止空气中 CO_2 进入，一旦出现浑浊，应弃去重配。

2. 标准缓冲液使用注意事项

（1）每次更换标准缓冲液或供试液前，应用纯化水充分洗涤电极，然后将水吸尽，也可用所换的标准缓冲液或供试液洗涤。

（2）配制标准缓冲液与溶解供试品的水，应是新沸过的冷蒸馏水或纯化水，其 pH 值应为 5.5～7.0。

（3）标准缓冲液一般可保存 2～3 个月，但发现有浑浊、发霉或沉淀等现象时，不能继续使用。

第七节　渗透压摩尔浓度测定法

一、简述

溶剂通过半透膜由低浓度溶液向高浓度溶液扩散的现象称为渗透，阻止渗透所需施加的压力，称为渗透压。生物膜，例如人体的细胞膜或毛细血管壁，一般具有半透膜的性质。在制备注射剂、滴眼剂等药物制剂时，必须考虑其渗透压。对静脉输液、营养液、电解质或渗透利尿药（如甘露醇注射液），应在标签上注明溶液的渗透压摩尔浓度，供临床医生参考。渗透压摩尔浓度通常以每 1 000 g 溶剂中溶质的毫渗透压摩尔来表示（单位 mOsmol/kg），可按下列公式计算毫渗透压摩尔浓度：

$$毫渗透压摩尔浓度 = \frac{每 1\,000\,g\ 溶剂中溶解溶质的克数}{分子量} \times n \times 1\,000 \quad （2-11）$$

式中，n 为一个溶质分子溶解时形成的粒子数。

在很稀的溶液中，其渗透压摩尔浓度与理想状态下的计算值偏差较小；随着溶液浓度的增加，与理想值比较，实际渗透压摩尔浓度下降。例如，0.9% 氯化钠注射液，理想毫渗透压摩尔浓度是 $2 \times 1\,000 \times 9/58.4 = 308\ mOsmol/kg$，而实际上在此浓度时氯化钠溶液的 n 稍小于 2，其实际测得值是 286 mOsmol/kg；复杂混合物，如水解蛋白注射液的理论渗透压摩尔浓度不容易计算。因此，通常采用实际测定值表示。

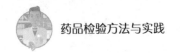

二、 测定原理

由于直接测量渗透压比较困难,而冰点测量比较方便,故通常采用测量溶液的冰点下降来间接测定其渗透压摩尔浓度。在理想的稀溶液中,冰点下降符合 $\Delta T_f = Kr \cdot m$ 的关系,式中 ΔT_f 为冰点下降,K_f 为冰点下降常数(当水为溶剂时为 1.86),m 为重量摩尔浓度。而渗透压符合 $P_0 = K_0 \cdot m$ 的关系,式中 P_0 为渗透压,K_0 为渗透压常数,m 为溶液的重量摩尔浓度。由于两式中的浓度等同,故可以用冰点下降法测定溶液的渗透压摩尔浓度。

常用的渗透压计即是采用冰点下降的原理设计的。采用冰点下降原理设计的渗透压摩尔浓度测定仪器通常由制冷系统、热敏探头和振荡器(或金属探针)组成。测定时将热敏探头浸入测定管的供试液中心,并将测定管降至仪器的冷却槽中。启动仪器的制冷部分,由程序控制温度,既可使测定溶液的温度下降,又可防止过冷。当测定溶液的温度降至凝固点以下后,仪器采用振荡器(或金属探针)诱导其结冰,供试液在结冰时释放出热量并使温度升高至冰点(凝固点)。仪器自动将被测得的冰点转换为电信号并显示出测定值。显示的测定值可以是冰点下降的温度(与水的冰点 0 ℃比较),也可以直接以毫渗透压摩尔浓度表示。

三、 测定法

用一定体积(按仪器说明书规定)新鲜制备的水调节仪器零点,然后再用两个不同浓度的标准溶液校正仪器。它们的毫渗透压摩尔浓度应跨于供试液预计值的两侧,然后再测定供试液的毫渗透压摩尔浓度(或冰点下降值)。当供试液的毫渗透压摩尔浓度太大或大于仪器的测定范围时,用适宜的溶剂稀释至可测定的毫渗透压摩尔浓度范围内;供试品若为固体,先溶解于适宜的溶剂中,再进行测定。

1. 渗透压计校正用标准溶液的制备　按照表 2-4 所列数据,精密称取经 500～650 ℃干燥 40～50 min 并置干燥器(硅胶)中放冷至室温的氯化钠(基准试剂)适量,加水 1 kg 溶解并稀释至刻度,摇匀,备用。

表 2-4　渗透压计校正用标准溶液

1 kg 水中氯化钠的重量/g	毫渗透压摩尔浓度/(mOsmol/kg)	冰点下降/℃
3.087	100	0.186
6.260	200	0.372
9.463	300	0.558
12.684	400	0.744
15.916	500	0.930
19.147	600	1.116
22.380	700	1.302

2. 渗透压摩尔浓度比的测定 供试品与 0.9%（g/ml）氯化钠溶液的毫渗透压摩尔浓度比率称为毫渗透压摩尔浓度比。用渗透压计分别测得供试品与标准溶液的毫渗透压摩尔浓度 O_T 与 O_S，并用下列公式计算毫渗透压摩尔浓度比：

$$毫渗透压摩尔浓度 = \frac{O_T}{O_S} \qquad (2-12)$$

3. 毫渗透压摩尔浓度比测定用标准溶液的制备 精密称取经 500～650℃ 干燥 40～50 mn 并置干燥器（硅胶）中放冷至室温的氯化钠（基准试剂）0.900 g，置 100 ml 量瓶中，加水溶解并稀释至刻度，摇匀。

注射剂、滴眼剂等制剂处方中的氯化钠，其作用若主要为调节制剂的渗透压，则可通过渗透压摩尔浓度的测定取代氯化钠的定量测定。

四、注意事项

（1）为了使测定结果准确并有良好的重现性，应避免测定溶液中存有气泡；在每次测定后应用纯化水清洗热敏探头并用软纸将其擦干。

（2）如重复测定一份样品，需重新取样至另一干净的测定管中，因为结冰后融化的过程中，溶质可能已不是均匀分布于固相和液相中，从而导致过早结晶，影响测定结果的重现性。

五、应用示例

以下是天津 STY-1 型渗透压测定仪如何使用的例子。

1. 开机 打开仪器及打印机电源。屏幕显示"仪器正在自检"大约 5 min 后，仪器自检完毕，自动进入主菜单界面。主菜单界面显示校准仪器、测量摩尔浓度、测量渗透压比、打印测量结果四大主要功能。

2. 校准仪器 在主菜单界面，按动面板上"确认"键进入仪器校准子界面，按"△"或"▽"键使光标移至"校准零点"。

（1）校准零点：精密量取纯化水 150 μl，注入洁净干燥的样品管中，将样品管固定在测量头上，按"确定"键，测量头自动下移插入冷凝管内进行零点校准。零点校准完毕后按照界面提示进行操作。

（2）校准量程：按"确认"键进入"量程选择"，按"△"或"▽"键依次出现 100 mOsmol/kg、300 mOsmol/kg、400 mOsmol/kg、500 mOsmol/kg、900 mOsmol/kg、1 000 mOsmol/kg 及 2 000 mOsmol/kg 7 个校正点，选择与待测溶液相近的点，并精密量取相应的摩尔浓度标准液 150 μl，注入洁净干燥的样品管中，进行量程校准。

3. 测定供试品渗透压摩尔浓度 在主菜单界面按"▽"键，将光标移至"测定摩尔浓度"，精密量取被测样品溶液 150 μl，注入洁净干燥的样品管中，并固定在测量头上，按"确

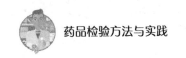

认"键进行渗透压摩尔浓度测定,大约 3 min 后测量结束,界面显示被测样品溶液的渗透压摩尔浓度值。供试品重复测定求 2 次平均值。

需要注意,测定不同浓度样品需换用新的取样头,两次测量之间用滤纸小心擦拭取样头。

4. 测定供试品渗透压比

(1)进入界面:在主菜单界面按"▽"键,将光标移至"测量渗透压比",按"确认"键进入测量标准溶液子界面。

(2)标准溶液测定:精密量取渗透压比测定用标准溶液 150 μl,注入洁净干燥的样品管中,并固定在测量头上,按"确认"键,对渗透压比测定用标准溶液进行测定。

(3)供试样测定:用(2)的方法,精密量取供试液 150 μl,注入洁净干燥的样品管中,并固定在测量头上,按"确认"键,对溶液进行测定,测定结束界面显示供试品渗透压比值。

5. 结果打印 任何测定结束后,都可在主菜单界面按"V"键,将光标移至"打印测量结果",按"确认"键打印测量结果。

6. 关机 仪器使用完毕,用纯化水清洗测量头,并用滤纸吸干测量头及冷凝管的水分,最后取一空样品管固定在测量头上,关机,关闭电源,填写使用记录。

参考文献

[1] 国家药典委员会. 中华人民共和国药典(2015 年版)-四部 [M]. 北京:中国医药科技出版社,2015.

[2] 中国药品生物制品检定所. 中国药品检验标准操作规范 [M]. 北京:中国医药科技出版社,2019.

[3] 中国药品生物制品检定所. 药品检验仪器操作规程 [M]. 北京:中国医药科技出版社,2019.

第三章
药品的鉴别

药品的鉴别试验是根据药品的组成、分子结构和理化性质,采用化学、物理化学或生物学方法来判断药品的真伪。《中国药典》和世界各国药典所收载的药品项下的鉴别试验方法,均为用来证实储藏在有标签容器中的药品是否为其所标示的药品,而不是对未知物进行定性分析。它是药品质量检验中的首项工作,只有在药品鉴别无误的情况下,进行药品的杂质检查、含量测定等分析才有意义。这些试验方法虽有一定的专属性,但不足以确证其化学结构,因此不能赖以鉴别未知物。化学药物的结构确证不同于药物鉴别试验,其主要任务是确认所制备的原料药结构是否正确,适用于未知化合物的鉴别或目标对象的结构确认。

一、 药品鉴别的特点

药品鉴别的特点:药品鉴别是已知药品的确证试验;药品鉴别是个项分析,它仅是系统试验的一部分;鉴别制剂时,需考虑赋形剂和其他有效成分之间的相互干扰;对某一药品须综合分析实验结果,方可做出判断。

二、 药品鉴别的内容

药品的鉴别试验通常包括性状和鉴别两方面的内容。药品的性状通常反映药品特有的物理性质。一般的鉴别试验均是以某些类别药品的共同化学结构和其理化性质为依据,通过化学反应来鉴别其药品的真伪,以区别不同类别的药品。专属鉴别试验是确证某一药物的依据,是在一般鉴别试验的基础上,利用各种药品的化学结构的差异来鉴别药品,以区别同类药品或具有相同化学结构部分的各个药品单体,达到最终确证药品

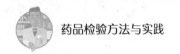

真伪的目的。

三、 鉴别试验的灵敏度

鉴别试验的灵敏度是指在一定的条件下，在尽可能稀的溶液中检测出最少量的供试品。此反应对这一要求所能满足的程度称为反应的灵敏度。如果鉴别试验的灵敏度越高，则所需要的药品量就越少。

需要指出的是，反应的灵敏度与分析方法、观察方式、反应条件及操作人员的技能等因素有关。

在药品分析工作中，通常可采取以下措施来提高反应的灵敏度：①降低沉淀的溶解度；②使反应产生的颜色易于识别；③改进观测方法。

第二节　鉴别试验的项目

鉴别试验项下规定的检测方法，仅适用于鉴别药品的真伪，一般分为性状、一般鉴别试验和专属鉴别试验。

一、 性状

药品的性状反映了药品特有的物理性质，一般包括外观、溶解度和物理常数等。

1. **外观**　外观指药品的外表感官和色泽，包括聚集状态、晶型、色泽以及臭、味、等性质，如《中国药典》2015 年版二部对硝酸甘油溶液的性状描述为："本品为无色的澄清溶液；有乙醇的特臭。"对甲磺酸酚妥拉明的描述为："本品为白色或类白色的结晶性粉末；无臭。本品在水或乙醇中易溶，在三氯甲烷中微溶。本品的熔点为 176～181 ℃，熔融时同时分解。"

2. **溶解度**　溶解度是药品的一种物理性质。在一定程度上反映了药品的纯度、晶型或粒度。《中国药典》采用极易溶解、易溶、溶解、略溶、微溶、极微溶解、几乎不溶或不溶等来描述药品在不同溶剂中的溶解性能，并可作为药品精制或制备溶液时的参考依据，如《中国药典》2015 年版二部对兰索拉唑的描述为："本品在 N,N-二甲基甲酰胺中易溶，在甲醇中溶解，在乙醇中略溶，在水中几乎不溶。"对头孢丙烯的描述为："本品在水中微溶；在甲醇或 N,N-二甲基甲酰胺中易溶；在丙酮或乙醚中几乎不溶。"

3. **物理常数**　物理常数是评价药品质量的重要指标。其测定结果不仅对药品具有鉴别意义，同时也反映了药品的纯度。《中国药典》收载的物理常数包括相对密度、馏程、熔点、凝点、比旋度、折光率、黏度、吸收系数、碘值、皂化值及酸值等。

（1）相对密度：纯物质的相对密度在特定的条件下为不变的常数，但如物质的纯度不够，则其相对密度的测定值会随着纯度的变化而改变。因此，测定药品的相对密度可用于检查药品的纯度。《中国药典》2015 年版四部附录收载有比重瓶和韦氏比重秤两种测定方法,其中最常用的为比重瓶法,如三乙醇胺项下所述:"本品的相对密度,在 20 ℃时为 1.120~1.130。"

(2) 熔点:熔点是多数固体有机药品的重要物理常数。《中国药典》2015 年版二部附录收载有 3 种测定方法,其中最常用的为测定易粉碎固体药品的"第一法",即"传温液加热法"。此外,还有少数品种采用第二法和第三法,一般未注明者均指"第一法"。要求报告初熔和终熔,如尼莫地平项下所述为"本品的熔点为 124~128 ℃",尼美舒利项下所述为"本品的熔点为 148~151 ℃"。

(3) 比旋度:比旋度是反映手性物质特性及其纯度的主要指标,可用以区别或检查药品的纯度,也可用于测定含量,如《中国药典》2015 年版二部尼尔雌醇项下所述:"取本品,精密称定,加无水乙醇溶解并定量稀释制成每 1 ml 中约含 10 mg 的溶液,依法测定,比旋度为+2°~+10°。"

(4) 吸收系数:系指在规定的波长、溶剂和温度等条件下,吸光物质在单位浓度、单位液层厚度时的吸光度称为吸收系数。有两种表示方式:摩尔吸收系数和百分吸收系数。后者为《中国药典》2015 年版二部收载的各有关品种检测时采用的方法。它是指在一定波长下,溶液浓度为 $1\%(w/v)$,厚度为 1 cm 时的吸光度,用吸收系数($E_{1cm}^{1\%}$)表示。它是吸光物质的重要物理常数,不仅用于考查原料药的质量,同时可作为该药品应用分光光度法测定含量时的依据,如司莫司汀的吸收系数测定方法为:"避光操作,取本品,精密称定,加环己烷制成每 1 ml 中约含 20 μg 的溶液,按照紫可见分光光度法,在 232 mm 的波长处测定吸光度,按 $C_{10}H_{18}ClN_3O_2$ 的吸收系数($E_{1cm}^{1\%}$)为 254 计算,即得。"

(5) 黏度:黏度测定法用动力黏度、运动黏度或特性黏数 3 种方式来表示。测定供试品黏度可用于纯度检查等。《中国药典》2015 年版四部附录收载了两种黏度计用于测定,即用平氏黏度计(毛细管式)测定运动黏度或动力黏度(第一法),用旋转式黏度计测定动力黏度(第二法),如轻质液状石蜡项下所述:"本品的运动黏度[第一法,毛细管内径(1.0±0.05)mm]在 40 ℃时不得小于 12 m^2/s。"

二、 一般鉴别试验

一般鉴别试验是依据某一类药品的化学结构或理化性质的特征,通过化学反应来鉴别药品的真伪。对无机药品主要是做阴阳离子的鉴别,对有机药品主要是做其典型官能团的鉴别。因此,一般鉴别试验只能证实是某一类药品,而不能证实是哪一种药品。

通常一般鉴别试验仅供确认药品质量标准中单一的化学药物,若为数种化学药品的混合物或有干扰物质存在,除另有规定外,一般是不适用的。《中国药典》2015 年版四部附录项下的一般鉴别试验所包括的项目有:水杨酸盐、丙二酰脲类、有机氟化物类、亚硫酸盐或亚硫酸氢盐、亚锡盐、托烷生物碱类、汞盐、芳香第一胺类、苯甲酸盐、乳酸盐、枸橼酸盐、钙盐、钠盐、钡盐、酒石酸盐、铋盐、钾盐、铁盐、铵盐、银盐、铜盐、锂盐、硫酸盐、硝酸盐、锌盐、锑盐、铝盐、氯化物、溴化物、碘化物、硼酸盐、碳酸盐与碳酸氢盐、镁盐、醋酸盐

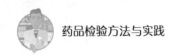

及磷酸盐。现举几个典型的无机离子及有机物官能团的鉴别试验例子。

1．无机金属盐

（1）钠盐、钾盐、钙盐、钡盐、锂盐的焰色反应：取铂丝，用盐酸湿润后，蘸取供试品，在无色火焰中燃烧，火焰即显各离子的特征颜色。钠离子火焰显黄色，钾离子火焰显紫色（如有少量钠盐混存时，需隔蓝色玻璃透视），钙离子火焰显砖红色，钡离子火焰显黄绿色，锂离子火焰显胭脂红色。

（2）银盐的鉴别试验：

1）取供试品的中性溶液，滴加铬酸钾试液，即生成砖红色沉淀；分离，沉淀能在硝酸中溶解。

2）取供试品溶液，加稀盐酸，即生成白色凝乳状沉淀；分离，沉淀能在氨试液中溶解，加稀硝酸酸化后，沉淀复生成。

（3）铁盐的鉴别试验：

1）取供试品溶液，滴加亚铁氰化钾试液，即生成深蓝色沉淀；分离，沉淀在稀盐酸中不溶，但加氢氧化钠试液，即生成棕色沉淀。

2）取供试品溶液，滴加硫氰酸铵试液，即显血红色。

（4）铵盐鉴别试验：

1）取供试品，加过量的氢氧化钠试液后，加热，即分解，发生氨臭；遇用水湿润的红色石蕊试纸，能使之变蓝色，并能使硝酸亚汞试液湿润的滤纸显黑色。

2）取供试品溶液，加碱性碘化汞钾试液1滴，即生成红棕色沉淀。

2．无机酸根

（1）氯化物鉴别试验：

1）取供试品溶液，加稀硝酸使成酸性后，滴加硝酸银试液，即生成白色凝乳状沉淀；分离，沉淀加氨试液即溶解，再加稀硝酸酸化后，沉淀复生成。如供试品为生物碱或其他有机碱的盐酸盐，须先加氨试液使成碱性，将析出的沉淀滤过除去取滤液进行试验。

2）取供试品少量，置试管中，加等量的二氧化锰，混匀，加硫酸湿润，缓缓加热，即产生氯气，能使用水湿润的碘化钾淀粉试纸显蓝色。

（2）硫酸盐鉴别试验：

1）取供试品溶液，滴加氯化钡试液，即生成白色沉淀；分离，沉淀在盐酸或硝酸中均不溶解。

2）取供试品溶液，滴加醋酸铅试液，即生成白色沉淀；分离，沉淀在醋酸铵试液和氢氧化钠试液中溶解。

3）取供试品溶液，加盐酸，不生成白色沉淀（与硫代硫酸盐区别）。

（3）硝酸盐鉴别试验：

1）取供试品溶液，置试管中，加等量的硫酸，小心混合，冷后，沿管壁加硫酸亚铁试液，使成2液层，接界面显棕色。

2）取供试品溶液，加硫酸与铜丝（或铜屑），加热，即发生红棕色的蒸气。

3）取供试品溶液，滴加高锰酸钾试液，紫色不应褪去（与亚硝酸盐区别）。

（4）醋酸盐鉴别实验：

1）取供试品，加硫酸和乙醇后，加热，即分解产生乙酸乙酯的香气。

2）取供试品的中性溶液，加三氯化铁试液1滴，溶质呈深红色，加稀无机酸，红色即褪去。

（5）磷酸盐鉴别试验：

1）取供试品的中性溶液，加硝酸银试液，即生成浅黄色沉淀；分离，沉淀在氨试液或稀硝酸中均易溶解。

2）取供试品溶液，加氯化铵镁试液，即生成白色结晶性沉淀。

3）取供试品溶液，加钼酸铵试液与硝酸后，加热即生成黄色沉淀；分离，沉淀能在氨试液中溶解。

3. 有机酸盐

（1）水杨酸盐鉴别试验：

1）取供试品的中性或弱酸性稀溶液，加三氯化铁试液1滴，即显紫色。

2）取供试品溶液，加稀盐酸，即析出白色水杨酸沉淀；分离，沉淀在醋酸铵试液中溶解。

（2）酒石酸盐鉴别试验：

1）取供试品的中性溶液，置洁净的试管中，加氨制硝酸银试液数滴，置水浴中加热，银即游离并附在试管的内壁成银镜。

2）取供试品溶液，加醋酸成酸性后，加硫酸亚铁试液1滴和过氧化氢试液1滴，等溶液褪色后，用氢氧化钠试液碱化，溶液即显紫色。

（3）枸橼酸盐鉴别试验：

1）取供试品溶液2 ml（约相当于枸橼酸10 mg），加稀硫酸数滴，加热至沸，加高锰酸钾试液数滴，振摇，紫色即消失；溶液分成2份，一份中加硫酸汞试液1滴，另一份中逐滴加入溴试液，均生成白色沉淀。

2）取供试品约5 mg，加吡啶-醋酐（3∶1）约5 ml，振摇，即生成黄色到红色或紫红色的溶液。

（4）苯甲酸盐鉴别试验：

1）取供试品的中性溶液，滴加三氯化铁试液，即生成赭色沉淀；再加稀盐酸，变成白色沉淀。

2）取供试品，置干燥试管中，加硫酸后，加热，不炭化，但析出苯甲酸，并在试管壁凝结成白色升华物。

4. 托烷生物碱类鉴别试验　取供试品约10 mg，加发烟硝酸5滴，置水浴上蒸干，得黄色的残渣，放冷，加乙醇2～3滴湿润，加固体氢氧化钾一小粒，即显深紫色。

三、专属鉴别试验

药品的专属鉴别试验是证实某一种药物的依据，它是根据每一种药物化学结构的差

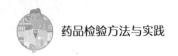

异及其所引起的物理化学特性不同,选用某些特有的灵敏的定性反应,来鉴别药物的真伪。

例如,巴比妥类药品含有丙二酰脲母核,主要的区别在于 5,5 -位取代基和 2 -位取代基的不同。苯巴比妥含有苯环,司可巴比妥钠含有双键,硫喷妥钠含有硫原子,可根据这些取代基的性质,采用各自的专属反应进行鉴别。苯巴比妥含有苯环,与甲醛-硫酸反应,生成玫瑰红色产物;司可巴比妥钠含有不饱和键,可与碘、溴或高锰酸钾作用,发生加成或氧化反应,而使碘、溴或高锰酸钾褪色;硫喷妥钠含有硫原子,在氢氧化钠试液中与铅离子反应生成白色沉淀,加热后,沉淀转变成黑色的硫化铅。此鉴别试验可用于硫代巴比妥类与其他巴比妥类药品的区别。

甾体激素类药品含有环戊烷并多氢菲母核,主要的结构差别在 A 环和 D 环的取代基不同,可利用这些结构特征进行鉴别确认。黄体酮与亚硝基铁氰化钠试液在一定反应条件下显蓝紫色,其他常用甾体激素均不显蓝紫色,而呈现淡橙色或不显色。

第三节　鉴别方法

药物鉴别方法要求专属性强、耐用性好、灵敏度高、操作简便及快速。化学药物常用鉴别方法包括化学法、光谱法、色谱法、显微鉴别和生物学法。原料药的鉴别试验常用的方法有化学反应法、色谱法和光谱法。光学异构体药物的鉴别应具有专属性。对一些特殊品种,如可采用粉末 X 射线衍射方法鉴别晶型。制剂的鉴别试验,方法要求同原料药,但应排除制剂中辅料的干扰,有些制剂主药含量非常少,必须采用灵敏度高的方法,如色谱法等。

一、化学鉴别法

化学鉴别法必须具有反应迅速、现象明显的特点才有实用价值,至于反应是否完全则不是最重要的。在研究结构相似的系列药物时,应注意与可能存在的结构相似的化合物的区别,并要进行试验验证。其包括测定生成物的熔点,在适当条件下产生颜色、荧光或使试剂褪色,发生沉淀反应或产生气体。

1. 呈色反应鉴别法　系指供试品溶液中加入适当的试剂溶液,在一定条件下进行反应,生成易于观测的有色产物。在鉴别试验中最为常用的反应类型如下。

(1) 三氯化铁呈色反应:具有此反应的药品,一般都含有酚羟基或水解后产生酚羟基。如阿司匹林溶液加三氯化铁试液,即显紫堇色;羟丁酸钠的水溶液,加三氯化铁试液 3~5 滴,即显红色。

(2) 异羟肟酸铁反应:具有此反应的药品,一般多为芳酸及其酯类、酰胺类。如氯贝丁酯碱水解后与盐酸羟胺生成异羟肟酸盐,在弱酸性条件下加三氯化铁试液即呈紫色的异羟肟酸铁;联苯双酯碱水解后与盐酸羟胺生成异羟肟酸盐,在弱酸性条件下加三氯化铁试液即呈暗紫色的异羟肟酸铁。

(3) 茚三酮呈色反应:具有此反应的药品,一般在其化学结构中含有脂肪氨基。如硫酸庆大霉素溶液加 0.1% 茚三酮的水饱和正丁醇溶液与吡啶,在水浴中加热即呈紫蓝色;羧甲司坦水溶液,加茚三酮试液数滴,加热,溶液即显紫色。

(4) 重氮化偶合显色反应:具有此反应的药品,一般都有芳伯氨基或能产生芳伯氨基。如对乙酰氨基酚在稀盐酸溶液中,与亚硝酸钠试液进行重氮化反应,生成的重氮盐与碱性 β-萘酚试液即显红色。

(5) 其他呈色反应:如盐酸氯米帕明滴加硝酸数滴,即显深蓝色;硝西泮甲醇溶液加氢氧化钠试液 2 滴,溶液即显鲜黄色;桂利嗪加 2% 甲醛硫酸溶液数滴,即显红色;联苯双酯加变色酸试液数滴,置水浴中加热片刻,即显紫色。

2. 沉淀生成反应鉴别法　系指供试品溶液中加入适当的试剂溶液,在一定条件下进行反应,生成不同颜色的沉淀,有的具有特殊的沉淀性状。常用的沉淀反应如下。

(1) 与重金属离子的沉淀反应:在一定条件下,药品和重金属离子反应,生成不同形式的沉淀。如维生素 C 取适量置试管中加水溶解,加硝酸银试液,即产生黑色银沉淀;磺胺醋酰钠取适量加水溶解,加硫酸铜试液,即生成蓝绿色的沉淀;葡萄糖水溶液,缓缓滴入微温的碱性酒石酸铜试液中,即生成氧化亚铜的红色沉淀;葡萄糖酸亚铁水溶液,加铁氰化钾试液,生成暗蓝色沉淀。

(2) 与硫氰酸铬铵的沉淀反应:这类药品多为生物碱及其盐,具有芳香环的有机碱及其盐。如盐酸尼卡地平适量加甲醇溶解,加硫氰酸铬铵试液,即生成粉红色沉淀;氯化琥珀胆碱在酸性条件下,加硫氰酸铬铵试液,生成淡红色沉淀。

(3) 其他沉淀反应:如替硝唑在酸性条件下,与三硝基苯酚试液生成黄色沉淀;牛磺酸适量加水溶解后,加二氯化汞试液,逐滴加氢氧化钡试液,即产生白色沉淀,继续加氢氧化钡试液,沉淀变为黄色;盐酸金刚烷胺在盐酸条件下,滴加硅钨酸试液,即析出白色沉淀;盐酸美西律水溶液加碘试液数滴,即生成棕红色沉淀。

3. 荧光反应鉴别法　常用的荧光发射形式有以下几种类型。

(1) 药品本身可在可见光下发射荧光。如马来酸麦角新碱的水溶液显蓝色荧光;维生素 B_2 水溶液在透射光下有强烈的黄绿色荧光。

(2) 药品溶液加硫酸使呈酸性后,在可见光下发射荧光。如甲睾酮加硫酸-乙醇溶解,即显黄色并带有黄绿色荧光。

(3) 药品和溴反应后,遇可见光可发射出荧光。

(4) 药品和间苯二酚反应,经加热可发射出荧光。如糖精钠与间苯二酚反应,显绿色荧光。

4. 气体生成反应鉴别法

(1) 大多数的胺(铵)类药品、酰脲类药品以及某些酰胺类药品,可经强碱处理后,加热,产生氨气。如天冬酰胺加 10% 氢氧化钠溶液微热至沸,产生的蒸气能使湿润的红色石蕊试纸变蓝色,并有氨臭。

(2) 化学结构中含硫的药品,可直接加热或经强酸处理后加热,产生硫化氢或二氧化

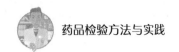

硫气体。如升华硫经燃烧时火焰为蓝色,并有二氧化硫的刺激性臭气;盐酸吡硫醇经直火缓缓加热,即产生硫化氢的臭气。

（3）含碘有机药品,经直火加热,可生成紫色碘蒸气。如泛影酸小火加热,即分解产生紫色的碘蒸气;盐酸胺碘酮在硫酸条件下,微热,即产生碘的紫色蒸气。

（4）含乙酸酯和乙酰胺类药品,经硫酸水解后,加乙醇可产生乙酸乙酯的香味。如乙酰唑胺加乙醇与硫酸,经加热,即产生乙酸乙酯的香气。

5. 测定生成物的熔点 该法操作烦琐、费时,应用较少。如苯巴比妥钠的鉴别:取本品约 0.5 g,加水 5 ml 溶解后,加稍过量的稀盐酸,即析出白色结晶性沉淀,过滤;沉淀用水洗净,在 105 ℃ 干燥后,依法测定,熔点为 174～178 ℃。

二、 光谱鉴别法

1. 紫外光谱鉴别法 多数有机药物分子中含有能吸收紫外可见光的基团而显示特征吸收光谱,可作为鉴别的依据。但吸收光谱较为简单,曲线形状变化不大,用作鉴别的专属性远不如红外光谱。具体方法如下。

（1）测定最大吸收波长,或同时测定最小吸收波长。

（2）规定一定浓度的供试液在最大吸收波长处的吸收度。

（3）规定吸收波长和吸收系数法。

（4）规定吸收波长和吸收度比值法。

（5）经化学处理后,测定其反应产物的吸收光谱特性。

以上方法可以单个应用,也可几个方法结合起来使用,以提高方法的专属性。如地蒽酚的紫外鉴别,取本品溶液,于 200～400 nm 的波长范围内测定吸光度,在 257 nm、289 nm 和 356 nm 的波长处有最大吸收。在 257 nm 与 289 nm 处的吸光度比值应为 1.06～1.10,在 356 nm 与 289 nm 处的吸光度比值应为 0.90～0.94。

2. 红外光谱鉴别法 红外光谱法是一种专属性很强、应用较广的鉴别方法。主要适用于组分单一、结构明确的原料药,特别适合于用其他方法不易区分的同类药物,如磺胺类、甾体激素类、半合成抗生素类药物。如阿莫西林红外鉴别:取本品,经干燥后用溴化钾压片法测定,所得图谱与阿莫西林对照品的图谱一致。

3. 近红外光谱法 通过测定被测物质在近红外谱区 750～2 500 nm（12 800～4 000 cm^{-1}）的特征光谱并利用适宜的化学计量学方法提取相关信息后,对被测物质进行定性、定量分析的一种分析技术。

4. 原子吸收法 利用原子蒸气可以吸收由该元素作为阴极的空心阴极灯发出的特征谱线特征,根据供试溶液在特征谱线处的最大吸收和特征谱线的强度减弱程度可以进行定性、定量分析。如氯化锌注射液的鉴别:按氯化锌注射液含量测定项下方法配制的对照液和供试液,以水为空白进行原子吸收测定,在锌的发射波长 213.8 nm 处应有最大吸收。

5. 核磁共振法 核磁共振（NMR）法是利用原子核的物理性质,结合先进电子和计算机技术,用于各种分子物理和化学结构的研究。NMR 可以检测的原子很多,最常用的是 ^1H-NMR,其光谱中的化学位移 δ、偶合常数、弛豫时间均是检定化合物结构的重要参数,峰面积和峰高可直接用于被测组分定量。基于超导强磁场的多脉冲 FT-NMR 技术,尤其是二维 NMR 技术的开发应用,显著提高了检测灵敏度,使得 ^1H-NMR 和 $^{13}C-$ NMR 谱相互关联,可获得关于分子骨架、构型及构象等直接信息,如亚硝酸戊酯可采用 NMR 法鉴别,亚硝酸戊酯是 3-甲基-1-丁醇和 2-甲基-1-丁醇的亚硝酸酯混合物。

按照含量测定项下的 NMR 定量测定法记录 NMR 谱,以四甲基硅烷的单峰化学位移值($δ$)为 $0×10^{-6}$,在 $δ$ 约为 $1×10^{-6}$ 处应显示甲基质子的双重峰,在 $δ$ 约为 $4.8×10^{-6}$ 处应显示亚硝基 α 位的亚甲基质子的多重峰。

6. 质谱法 质谱法是将被测物质离子化后,在高真空状态下按离子的质荷比(m/e)大小分离,实现物质成分和结构分析的方法。质谱图通过离子谱峰及相互关系,提供与分子结构有关的信息。质谱信息是物质的固有特征之一,可以利用质谱进行定性分析。如果一个中性分子丢失或得到一个电子,则分子离子的质荷比与该分子的质量数相同,使用高分辨率质谱可以得到离子的精确质量数,然后计算出该化合物的分子式。分子离子的各种化学键发生断裂后形成碎片离子,由此可推断其裂解方式,得到相应的结构信息。质谱可广泛用于药物的定性鉴别和定量测定。

质谱法常用的鉴别方式为用准分子离子峰确认化合物,进行二级质谱扫描,推断结构化合物断裂机制,确定碎片离子的合理性,并结合其他相关信息,推测化合物分子结构。如醋酸去氨加压素的质谱鉴别,醋酸去氨加压素是合成的八肽激素类抗尿剂,分子式为 $C_{48}H_{68}N_{14}O_{14}S_2$(无水物)或 $C_{48}H_{68}N_{14}O_{14}S_2 \cdot 3H_2O$,分子量分别为 1 129.27 和 1 183.31。

（1）稀释剂：①水-甲醇（1∶1）。②标准溶液：精密称取醋酸去氨加压素对照品，用稀释剂溶解并稀释制成 5 μg/ml 的溶液。

（2）测定法：分别将标准溶液和供试液以 5 μl/min 速度注入质谱仪（LC - MS/MS），获得质荷比为 1069 的离子的一级质谱和二级质谱图，在一级质谱图中应能观察到质荷比为 1069 的主峰，并且在二级质谱中应有其质荷比为 641、742 和 995 的碎片离子。

7. X 射线粉末衍射法 X 射线是波长为 0.01～1 nm 的电磁波。X 射线可以产生衍射。一束准直的单色 X 射线照射旋转单晶或粉末晶体时，便发生衍射现象，发生衍射条件应符合布拉格方程：$2d_{hkl}\sin\theta=n\lambda（n=1，2，3，\cdots）$；$d_{hkl}=n\lambda/\sin\theta$，式中，$d_{hkl}$ 为面间距；hkl 为晶面指数，即晶面与晶轴截距的倒数之比，也叫米勒指数（Miller indices）；θ 为掠射角。

衍射极大点（或线）间的距离及其相对强度可用于结晶物质的定性或定量分析。其中 X 射线粉末衍射用于结晶物质鉴别和纯度检查，X 射线单晶衍射主要用于分子量和晶体结构的测定。如硫酸氯吡格雷晶型的 X 射线衍射鉴别，不同厂家生产的硫酸氯吡格雷存在 A、B 两种晶型，需建立其晶型的鉴别方法。

三、 色谱鉴别法

色谱鉴别法是利用不同物质在不同色谱条件下，产生的特征色谱行为（R_f 值或保留时间）进行的鉴别试验。通常采用与对照品（或经确证的已知药品）在相同的条件下进行色谱分离，并进行比较，根据两者的保留行为和检测结果是否一致来验证药品的真伪。常用的方法有薄层色谱法、高效液相色谱法和气相色谱法。

1. 薄层色谱法 薄层色谱（TLC）鉴别法对斑点颜色、位置与大小方面做了明确规定，供试品与同浓度对照品溶液颜色（或荧光）与位置（R_f 值）应一致，斑点大小应大致相同；供试品与对照品等体积混合，应显示单一，斑点紧密，或供试品溶液的主斑点与上述混合溶液的主斑点的颜色与位置一致，大小相似；选用与供试品化学结构相似药物对照品或杂质对照品，两者的比移值应不同；上述两种溶液等体积混合，应显示两个清晰分离的斑点。如硫酸阿米卡星的薄层色谱法鉴别试验：取本品与硫酸阿米卡星标准品适量，分别加水制成每 1 ml 中约含 5 mg 的溶液，吸取上述两种溶液各 2 μl，分别点于同一硅胶 H 薄层板上，以三氯甲烷-甲醇-浓氨溶液-水（1∶4∶2∶1）为展开剂，展开，晾干，喷以 0.2% 茚三酮的水饱和正丁醇溶液，在 100 ℃加热 10 min，供试品溶液所显主斑点的颜色与位置应与标准品溶液主斑点的颜色和位置相同。

2. 高效液相色谱法和气相色谱法 一般按供试品含量测定项下的色谱条件进行试验，要求供试品与对照品色谱峰的保留时间应一致。

四、 显微鉴别法

显微鉴别法主要用于中药及其制剂的鉴别，通常采用显微镜对药材的（饮片）切片、粉末、解离组织或表面制片，以及含饮片粉末的制剂中饮片的组织、细胞或内含物等特征进行鉴别。鉴别时选择有代表性的供试品，根据各品种鉴别项的规定制片，制剂根据不同剂型适当处理后制片。

五、　生物学法

生物学法就是利用药效学和分子生物学等有关技术来鉴别药物品质的一种方法，主要用于抗生素、生化药物以及中药的鉴别。通常分为生物效应鉴别法和基因鉴别法两大类。生物学法在用于效价测定的同时亦可用于定性鉴别。如缩宫素的鉴别，可采用缩宫素生物检定法测定，应有子宫收缩反应。

第四节　鉴别试验的条件

鉴别试验的目的是判断药品的真伪，它是以所采用的化学反应或物理特性产生的明显的、易于觉察的特征变化为依据的。因此，鉴别试验必须在规定的条件下完成，否则将会影响试验结果的判断。影响鉴别反应的因素主要有被测药品浓度、溶液的温度、pH值、反应时间、试剂的用量和共存的干扰物质等。

一、　供试品的浓度和温度

在鉴别试验中加入的各种试剂一般是过量的，溶液的浓度主要是指被鉴别药品的浓度。鉴别试验一般多采用观察化学反应现象，如产生沉淀颜色变化、产生特殊气味等，或测定各种光学参数（最大吸光度、最小吸光度、吸收系数）的变化来判定结果。药品的浓度将直接影响上述参数的变化，因此必须严格规定。

温度对化学反应的影响很大，一般温度每升高 10 ℃，可使化学反应速度增加 2～4 倍。但温度的升高也可使某些生成物分解，导致颜色变浅，甚至观察不到阳性结果。

另外，试验时间也是影响结果判断的因素之一。有机化合物的化学反应与无机化合物不同，一般反应速度较慢，达到试验结果需要一定的时间。这主要是因为有机化合物是以共价键相结合，化学反应能否进行，依赖于共价键的断裂和新价键形成的难易程度，需要一定的反应时间和条件。同时在化学反应过程中，存在着许多中间阶段，有时甚至需要加入催化剂才能使反应进行。因此，要使鉴别反应完成，需要一定时间。

二、　供试品的酸碱度

许多鉴别反应都需要在一定酸碱度的条件下才能进行。溶液酸碱度的作用，在于能使各反应物有足够的浓度处于反应活化状态，使反应生成物处于稳定和易于观测的状

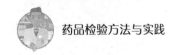

态。如果供试品的酸碱度不能满足所选用的试验条件,应规定其调整酸碱度的方法,使之符合试验要求,以获得最佳的试验结果。

另外,在鉴别试验中如有药品结构中的其他部分或药品制剂中其他组分参与反应,则会干扰鉴别试验结果的现象观测,影响对试验结果做出正确的判断。为此,也可通过调节供试品溶液的酸碱度,去除干扰成分的影响,来保证试验结果的可信度。

第五节 鉴别试验的方法学验证

鉴别的目的在于判定被分析物是目标化合物,而非其他物质。因此,用于鉴别的分析方法要求具有较强的专属性。鉴别试验一般要对方法进行专属性和耐用性验证。

一、专属性

鉴别试验的专属性是指在其他成分存在的情况下,采用的鉴别方法能否正确地鉴别出被测物质的特性。专属性试验要求证明能与可能共存的物质或结构相似化合物作区分,需确证含被分析物的供试品呈正反应,而不含被测成分的阴性对照呈负反应,结构相似或组分中的有关化合物也应呈负反应。由于每一种鉴别方法都存在一定局限性,鉴别试验一般至少采用2种以上不同类型的方法,如化学法和HPLC法。对异构体药物应有专属性更强的鉴别试验,如色谱法。

二、耐用性

鉴别试验的耐用性是指在条件发生小的变动时测定结果受到的影响程度。只有当测定条件有小的变动而不影响测定结果才行。

参考文献

[1] 国家药典委员会. 中华人民共和国药典(2015年版)-四部 [M]. 北京:中国医药科技出版社,2015.
[2] 杭太俊. 药物分析 [M]. 8版. 北京:人民卫生出版社,2016.
[3] 凌沛学. 药品检测技术 [M]. 北京:中国轻工业出版社,2007.

第四章
滴定分析法在药品检验中的应用

第一节　概述

容量分析法,又称滴定分析法(titrimetry),是化学分析中重要的分析方法之一。滴定过程中消耗滴定液的体积是定量计算的基础之一。

该方法是将一种已知准确浓度的标准溶液(称为滴定液),通过滴定管滴加到被测物质的溶液中,直到所加滴定液与待测物质按化学反应的计量关系恰好完全反应为止,然后根据加入滴定液的体积计算所消耗滴定剂的物质的量,再按照化学反应的计量关系求得被测物质的含量。滴加标准溶液的操作过程称为滴定。滴加的标准溶液与待测组分恰好反应完全的这一点,称为化学计量点。在化学计量点时,反应往往没有易被人察觉的任何外部特征,因此通常都是在待测溶液中加入指示剂,利用指示剂颜色的突变来判断,在指示剂变色时停止滴定,这一点称为滴定终点。实际分析操作中滴定终点与理论上的化学计量点往往不能恰好符合,它们之间往往存在很小的差别,由此而引起的误差称为终点误差。按照所利用的化学反应类型不同,滴定分析法一般可分酸碱滴定法、沉淀滴定法、配位滴定法和氧化还原滴定法。

(1) 直接滴定法。适用直接滴定分析法的化学反应必须具备下列条件:①反应定量地完成。即反应按一定的反应式进行,无副反应发生,而且进行得完全(≥99.9%),这是定量计算的基础。②反应速度快。对于速度慢的反应,应采取适当措施提高其反应速度。③能用比较简便的方法确定滴定的终点。

凡是能满足上述要求的反应,都可以应用于直接滴定法中,即用标准溶液直接滴定被测物质。直接滴定法是滴定分析方法中最常用、最基本的滴定方法。

如果反应不能完全符合上述要求,可以采用返滴定法、置换滴定法、间接滴定法。

(2) 返滴定法。当反应速度较慢或待测物是固体时,待测物中加入符合计量关系的标准溶液(滴定剂)后,反应常常不是立即完成的。此种情况下可于待测物中先加入一定量(过量)的试剂,待反应完成后,再用另一种标准溶液滴定剩余的前一种试剂。

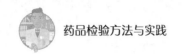

（3）置换滴定法。对于没有定量关系或伴有副反应的反应，可以先用适当的试剂与待测物反应，转换成一种能被定量滴定的物质，然后再用适当的标准溶液进行滴定。

（4）间接滴定法。对于不能与滴定剂直接起反应的物质，有时可通过另一种化学反应，以滴定法间接进行测定。间接法的应用，大大地扩展了滴定分析的应用范围。

滴定分析法主要用于含量在 1% 以上组分的常量分析。该方法简便快捷，仪器简单，不需要对照品，准确度高，在药品的研究和生产等领域的应用十分广泛。

第二节　酸碱滴定法

酸碱滴定（acid-base titration）是以酸碱反应为基础的滴定分析方法，可用于测定酸、碱和两性物质，是一种利用酸碱反应进行容量分析的方法。用酸作滴定剂可以测定碱，用碱作滴定剂可以测定酸，这是一种用途极为广泛的分析方法。滴定剂通常为强酸或强碱，如盐酸、硫酸、氢氧化钠及氢氧化钾等。酸碱滴定一般在水溶液中进行，但有时在水溶液中的滴定会受到一定的限制，则采用非水溶剂作为滴定介质，如此可扩大酸碱滴定的应用范围。本节主要介绍在水溶液中进行的酸碱滴定，非水溶液中的酸碱滴定在后面章节另行介绍。

一、指示剂

酸碱滴定过程中，常用酸碱指示剂颜色的突变来指示终点。酸碱指示剂是一类有机弱碱或弱酸，其共轭酸碱对具有不同的结构，且呈现出各不相同的颜色。当溶液的 pH 值发生变化时，指示剂得到或失去质子，结构发生变化，从而引起颜色的变化，达到指示反应终点的目的。在某些酸碱滴定中，pH 值突跃范围很窄，使用一般的指示剂难以判断终点，此时可采用混合指示剂，混合指示剂是利用颜色互补的原理使滴定终点颜色变化更敏锐。

影响指示剂变色范围的主要因素有温度、溶剂、指示剂的用量、盐类、滴定程序等。其中温度、溶剂和盐类主要影响指示剂的解离常数（K_{HIn}），从而改变指示剂的变色范围。

二、滴定液

酸碱滴定反应中，常用的滴定液有盐酸和氢氧化钠，也可以用硫酸和氢氧化钾等其他强酸、强碱。浓度一般在 $0.01 \sim 1$ mol/L 之间，最常用的浓度是 0.1 mol/L，通常采用间接法配制。常用于标定盐酸滴定液的基准物质是无水碳酸钠和硼砂。无水碳酸钠易制得纯品，价格便宜，但吸湿性强，用前应在 $270 \sim 300$ ℃至恒重；硼砂有较大的摩尔质量，可降低称量误差，无吸湿性，但在空气中易失去结晶水，应保存在相对湿度为 60% 的密闭容器中。常用于标定氢氧化钠滴定液的基准物质是邻苯二甲酸氢钾。邻苯二甲酸氢钾易获得纯品，无吸湿性，且摩尔质量大，是比较理想的基准物质。

三、 影响滴定突跃的因素

影响强酸或强碱滴定突跃范围的主要因素是酸和碱的浓度，溶液浓度越高，滴定突跃范围越宽，可供选择的指示剂也就越多。但溶液的浓度越高，消耗的试剂量也越大。实际工作中，应综合考虑对分析结果准确度的要求、可供选择的指示剂和试剂消耗量等因素确定滴定液的浓度，通常酸碱的浓度应相近。

除溶液的浓度外，弱酸、弱碱的强度也是影响滴定突跃范围的主要因素。一般认为，弱酸或弱碱的解离常数与其浓度的乘积大于 10^{-8} 时，该弱酸或弱碱才能被准确滴定。

四、 应用示例

1. 阿司匹林的含量测定　《中国药典》2015 年版二部中阿司匹林的含量测定方法为：取本品约 0.4 g，精密称定，加中性乙醇（对酚酞指示液显中性）20 ml 溶解后，加酚酞指示液 3 滴，用氢氧化钠滴定液（0.1 mol/L）滴定。每 1 ml 氢氧化钠滴定液（0.1 mol/L）相当于 18.02 mg 的 $C_9H_8O_4$。

计算公式：

$$\omega(C_9H_8O_4) = \frac{F \cdot V \cdot T_{\text{NaOH}/C_9H_8O_4}}{m} \times 100\% \qquad (4-1)$$

式中，F 为氢氧化钠滴定液的浓度校正因数；V 为消耗氢氧化钠滴定液的体积，单位 ml；$T_{\text{NaOH}/C_9H_8O_4}$ 为氢氧化钠滴定液对 $C_9H_8O_4$ 的滴定度，单位 g/ml；m 为称取样品重量，单位 g。

注意事项：

（1）实验过程中选择乙醇作溶剂，一方面可使供试品易于溶解，另一方面又可防止阿司匹林的水解。同时，为避免供试品的水解，滴定时应使温度在 20 ℃以下，并在不断搅拌下（防止局部碱放度过大）较快地滴定。

（2）阿司匹林是弱酸，用强碱滴定时，化学计量点偏碱性，故指示剂选用在碱性区变色的酚酞。

（3）乙醇久储可被空气中的氧气部分氧化为乙酸，具有微量酸性，若不经过处理直接作为溶剂，滴定时会多消耗滴定液，使测定结果偏高。因此，滴定前应先将其中和。中性乙醇的"中性"是对本实验中的指示剂而言的，配制方法为：取乙醇适量，加入酚酞指示液数滴，用氢氧化钠滴定液（0.1 mol/L）滴定至淡红色，即得。

2. 氮的含量测定　测定有机含氮化合物（如蛋白质）中氮含量的方法有多种，药品检验中常用凯氏定氮法（Kjeldahl determination）。根据样品取用量的不同，凯氏定氮法可

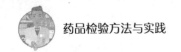

分为常量法和半微量法,实际工作中多用半微量法。

《中国药典》2015 年版二部中的微量法:取供试品适量(相当于含氮量 25～30 mg),精密称定,供试品如为固体或半固体,可用滤纸称取,并连同滤纸置干燥的 500 ml 凯氏烧瓶中;然后依次加入硫酸钾(或无水硫酸钠)10 g 和硫酸铜粉末 0.5 g,再沿瓶壁缓缓加硫酸 20 ml;在凯氏烧瓶口放一小漏斗并使凯氏烧瓶呈 45°斜置,用直火缓缓加热,使溶液的温度保持在沸点以下,等泡沸停止,强热至沸腾,待溶液成澄明的绿色后,除另有规定外,继续加热 30 min,放冷。沿瓶壁缓缓加水 250 ml,振摇使混合,放冷后,加 40%氢氧化钠溶液 75 ml,注意使沿瓶壁流至瓶底,自成一液层,加锌粒数粒,用氮气球将凯氏烧瓶与冷凝管连接;另取 2%硼酸溶液 50 ml,置 500 ml 锥形瓶中,加甲基红-溴甲酚绿混合指示液 10 滴;将冷凝管的下端插入硼酸溶液的液面下,轻轻摆动凯氏烧瓶,使溶液混合均匀,加热蒸馏,至接收液的总体积约为 250 ml 时,将冷凝管尖端提出液面,使蒸气冲洗约 1 min,用水淋洗尖端后停止蒸馏;馏出液用硫酸滴定液(0.05 mol/L)滴定至溶液由蓝绿色变为灰紫色,并将滴定的结果用空白试验校正。每 1 ml 硫酸滴定液(0.05 mol/L)相当于 1.401 mg 的 N。

《中国药典》2015 年版二部中的半微量法:蒸馏装置如图 4-1 所示;连接蒸馏装置,A 瓶中加水适量与甲基红指示液数滴,加稀硫酸使成酸性,加玻璃珠或沸石数粒,从 D 漏斗加水约 50 ml,关闭 G 夹,开放冷凝水,煮沸 A 瓶中的水,当蒸气从冷凝管尖端冷凝而出时,移去火源,关 H 夹,使 C 瓶中的水反抽到 B 瓶,开 G 夹,放出 B 瓶中的水,关 B 瓶及 G 夹,将冷凝管尖端插入约 50 ml 水中,使水自冷凝管尖端反抽至 C 瓶,再抽至 B 瓶,如上法放去。如此将仪器内部洗涤 2～3 次。

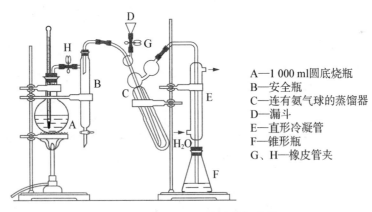

A—1 000 ml圆底烧瓶
B—安全瓶
C—连有氮气球的蒸馏器
D—漏斗
E—直形冷凝管
F—锥形瓶
G、H—橡皮管夹

图 4-1　半微量氮测定法蒸馏装置

具体方法:取供试品适量(相当于含氮量 1.0～2.0 mg),精密称定,置干燥的 30～50 ml 凯氏烧瓶中,加硫酸钾(或无水硫酸钠)0.3 g 与 30%硫酸铜溶液 5 滴,再沿瓶壁滴加硫酸 2.0 ml 在凯氏烧瓶口放一小漏斗,并使烧瓶呈 45°斜置,用小火缓缓加热使溶液保持在沸点以下,等泡沸停止,逐步加大火力,沸腾至溶液成澄明的绿色后,除另有规定外,继续加热 10 min,放冷,加水 2 ml。取 2%硼酸溶液 10 ml,置 100 ml 锥形瓶中,加甲基红-

溴甲酚绿混合指示液5滴,将冷凝管尖端插入液面下。然后,将凯氏烧瓶中内容物经由D漏斗转入C蒸馏瓶中,用水少量淋洗凯氏烧瓶及漏斗数次,再加入40%氢氧化钠溶液10 ml,用少量水再洗漏斗数次,关G夹,加热A瓶进行蒸汽蒸馏,至硼酸液开始由酒红色变为蓝绿色时起,继续蒸馏约10 min后,将冷凝管尖端提出液面,使蒸汽继续冲洗约1 min,用水淋洗尖端后停止蒸馏。馏出液用硫酸滴定液(0.005 mol/L)滴定至溶液由蓝绿色变为灰紫色,并将滴定的结果用空白(空白和供试品所得馏出液的容积应基本相同,70～75 ml)试验校正。每1 ml硫酸滴定液(0.005 mol/L)相当于0.140 1 mg的N。取用的供试品如在0.1 g以上时,应适当增加硫酸的用量,使消解作用完全,并相应地增加40%氢氧化钠溶液的用量。

上述测定方法的原理:含氮供试品与浓硫酸共热,供试品中所含的氮转化为氨,并与硫酸结合为硫酸氢铵及硫酸铵,加氢氧化钠碱化,释放出氨,随水蒸气馏出,被硼酸溶液吸收后,用硫酸滴定液滴定,并用空白试验校正实验结果。依据强酸消耗量可计算出样品的含氮量或被测药品的含量。

注意事项:本法整个操作包括消解、蒸馏、测定3个过程。

(1) 消解过程应注意的事项包括以下4点:

1) 加入硫酸盐可使硫酸的沸点提高,有利于有机物的破坏,但不可过多,否则,因温度过高可能会造成氨的损失。加硫酸铜作催化剂,可加速有机物的氧化。

2) 注意氮的存在状态,凯氏定氮法并不能将所有结构状态的氮定量转化氨。

3) 凯氏烧瓶颈部较长,有回流冷凝(防止硫酸逸失)的作用,凯氏烧瓶口放一小漏斗,也是起回流作用。

4) 瓶内应放几粒沸石或玻璃珠,以防暴沸。消解开始应缓缓加热,防止蛋白质在突然遇高温时会有大量泡沫冲出或溅于烧瓶上部难以消解完全。整个消解过程中应注意转动和摇动烧瓶,使溅于瓶壁上的供试品溶于硫酸,保证消解完全。

(2) 蒸馏过程应注意的事项包括以下5点:

1) 应将蒸馏装置冲洗干净,确保仪器各连接处严密。

2) 应沿器壁慢慢倒入碱液并使自成一层,待蒸馏装置连接完毕后再将其与消解液混合,否则可因强酸强碱中和时产生大量的热而使氨溢出损失。为防止过热产生暴沸,常加入锌粒、沸石等助沸止爆剂。

3) 将氨导入吸收液的玻璃管插入液面下不可太深,以免发生倒吸现象。

4) 大部分的氨在最初煮沸的5 min内被蒸出,蒸馏初期火力应小,以免蒸出太多的氨未及吸收而逸失,致使所测含氮量降低。

5) 定氮球起到气水分离的作用,使氨气导入冷凝管,使可能溅入的碱液留于球内,不致冲入冷凝管干扰氮的测定。

(3) 测定时将蒸出的氨吸收在硼酸溶液中,采用甲基红-溴甲酚绿混合指示液,用硫酸滴定液(0.005 mol/L或0.05 mol/L)滴定至溶液由蓝绿色变为灰紫色即得。硼酸为氨的吸收剂,其酸性极弱,不干扰滴定,其体积不必准确量取。

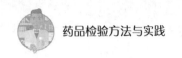

第三节　沉淀滴定法

沉淀滴定(precipitation titration)是以沉淀反应为基础的滴定分析法。能生成沉淀的反应不少,但可用于滴定分析的并不多,应用较多的主要是以硝酸银与卤离子等为基础的银量法。根据指示终点方法的不同,一般将银量法分为莫尔法(Mohr method)、福尔哈德法(Volhard method)和法扬司法(Fajans method)。在药品检验中,银量法可用于卤化物、巴比妥类药品、含卤素药品和有机碱的氢卤酸盐的测定。汞离子与硫氰酸根的反应也用来测定含汞化合物。

一、莫尔法

莫尔法是以 K_2CrO_4 为指示剂的银量法,反应在中性或弱碱性溶液中进行,只适用于直接测定 Cl^- 或 Br^-,不适于测定 I^- 或 SCN^-,因为生成的 AgI 和 AgSCN 沉淀对 I^- 和 SCN^- 具有强烈的吸附作用,使终点变化不明显。因为 NH_3 可以与 $AgNO_3$ 和 AgSCN 生成配合物而溶解,故溶液中含有氨时应预先用 HNO_3 中和,若有铵盐存在,溶液的 pH 值应控制在 $6.5\sim7.2$ 之间。凡在中性或弱碱性条件下与 Ag^+ 生成沉淀的阴离子及有色离子都会对滴定产生干扰,需预先分离或掩蔽。

二、福尔哈德法

福尔哈德法是以铁铵矾[$NH_4Fe(SO_4)_2 \cdot 12H_2O$]为指示剂的银量法,分为直接滴定法和剩余滴定法两种。直接滴定法是在酸性溶液中,用硫氰酸钾或硫氰酸铵滴定液滴定 Ag^+,溶液中首先析出白色 AgSCN 沉淀;当 Ag^+ 定量沉淀后,稍过量的则 SCN^- 即与指示剂中的 Fe^{3+} 生成红色配合物。剩余滴定法用于测定卤化物,先在待测液中加入过量的硝酸银滴定液,使卤离子定量生成银盐沉淀,然后以铁铵矾为指示剂,用硫氰酸铵滴定液滴定过量的 Ag^+。反应在硝酸酸性溶液中进行,如此既可防止作为指示剂的 Fe^{3+} 水解而生成沉淀,又可防止许多弱酸根离子与 Ag^+ 生成沉淀而干扰滴定。用直接滴定法滴定 Ag^+ 时,应充分振摇,便被吸附的 Ag^+ 解析,防止终点提前。剩余滴定法测定 Cl^- 时,须先将已生成的 AgCl 沉淀过滤掉,再用硫氰酸铵滴定液返滴,防止 AgCl 沉淀的转化。测定 I^- 时,应先加过量硝酸银滴定液后再加指示剂,以防止 I^- 被 Fe^{3+} 氧化。

三、法扬司法

法扬司法是利用吸附指示剂指示终点的银量法。吸附指示剂是一类有机染料。其阴离子在溶液中被带异电荷的胶态沉淀吸附后,由于结构变形而引起颜色变化,从而指示终点。为使终点颜色变化明显,在滴定前先加入糊精或淀粉等保护胶体,可阻止卤化银沉淀聚集,使其保持胶体状态。保持溶液在一定的酸度范围内进行滴定,以使指示剂主要以阴离子的形式存在,不同的吸附剂对酸度的要求不同。

胶体微粒对指示剂离子的吸附能力应略小于对被测离子的吸附能力,即滴定稍过化学计量点时,胶粒就立即吸附指示剂离子而变色。卤化银胶体对卤离子和几种常用吸附剂的吸附能力的大小顺序依次为:$I^- > SCN^- > Br^- >$曙红$> Cl^- >$荧光黄。所以,测定Cl^-时应选用荧光黄作指示剂而不选用曙红,滴定Br^-时宜选用曙红。此外,卤化银沉淀对光敏感,易分解析出金属银使沉淀为灰黑色,影响对终点的判断,故滴定过程中要避免强光照射。

四、滴定液

硝酸银滴定液可用基准试剂直接配制,也可间接配制。间接法配制的硝酸银滴定液常用基准物质 NaCl 标定。由于 NaCl 易吸潮,应于 110 ℃干燥至恒重后使用。配制硝酸银滴定液的蒸馏水应不含氯离子。由于硝酸银滴定液会自行分解,光对其分解有催化作用,配好的滴定液应保存在棕色瓶中置于暗处。长期储存的滴定液使用前应重新标定。

硫氰酸铵滴定液只能用间接法配制,先配制成近似浓度的溶液,然后用硝酸银滴定液以比较法进行标定。

五、应用示例

1. **氯化钠的含量测定**　氯化钠为重要的电解质补充药,又经常作为其他药物制剂的渗透压调节剂。其含量测定方法是用硝酸破坏供试品中的蛋白质后,再加入过量的硝酸银,使供试品中的氯离子与硝酸银完全反应,生成氯化银沉淀析出,过量的硝酸银用硫氰酸铵滴定液滴定,根据硫氰酸铵滴定液消耗的量,可计算出供试品中氯化钠的含量。具体方法如下:精密量取供试品 1.0 ml,精密加入 0.1 mol/L 硝酸银溶液(称取硝酸银 17.0 g,加水溶解并稀释至 1 000 ml)5 ml(若蛋白质含量较高者,加 2 ml 饱和高锰酸钾溶液),混匀,加 8.0 mol/L 硝酸溶液 10 ml,加热消化至溶液澄清,冷却,加水 50 ml、8%硫酸铁铵指示液 1 ml 用硫氰酸铵滴定液(0.05 mol/L)滴定至溶液呈淡棕红色,振摇后仍不褪色,即为终点。将滴定的结果用空白试验(可不消化)校正。按下式计算:

$$氯化钠含量(g/L) = (V_0 - V_x) \times c \times 58.45 \qquad (4-2)$$

式中,V_0 为空白试验消耗硫氰酸铵滴定液的体积,单位 ml;V_x 为供试品消耗硫氰酸铵滴定液的体积,单位 ml;c 为硫氰酸铵滴定液浓度,单位 mol/L;58.45 为氯化钠的分子量。

注意事项:实验中应采用无氯离子的纯化水,否则会影响试验结果的准确性。

2. **朱砂的含量测定**　朱砂的主要成分为硫化汞(HgS)。硫化汞的含量与朱砂的质量密切相关,是朱砂的重要控制指标。《中国药典》2015 年版一部采用硫氰酸铵滴定法测

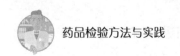

定朱砂中硫化汞的含量，具体方法如下：取本品粉末约 0.3 g，精密称定，置锥形瓶中，加硫酸与硝酸钾 1.5 g，加热使溶解，放冷，加水 50 ml，并加 1% 高锰酸钾溶液至显粉红色，再滴加 2% 硫酸亚铁溶液至红色消失后，加硫酸铁铵指示液 2 ml，用硫氰酸铵滴定液 (0.1 mol/L) 滴定。每 1 ml 硫氰酸铵滴定液 (0.1 mol/L) 相当于 11.63 mg 的硫化汞 (HgS)。

滴定反应：

$$Hg^{2+} + 2SCN^- \Longrightarrow Hg(SCN)_2 \downarrow （白色沉淀）$$

终点时：

$$Fe^{3+} + SCN^- \Longrightarrow [Fe(SCN)]^{2+} （血红色）$$

计算公式：

$$\omega(HgS) = \frac{F \cdot V \cdot T_{NH_4SCN/HgS}}{m} \times 100\% \qquad (4-3)$$

式中，F 为硫氰酸铵滴定液的浓度校正因数；V 为消耗硫氰酸铵滴定液的体积，单位 ml；$T_{NH_4SCN/HgS}$ 为硫氰酸铵滴定液对硫化汞的滴定度，单位 g/ml；m 为称取样品的重量，单位 g。

注意事项：反应过程中，部分 KNO_3 被还原为 KNO_2，在水溶液中 KNO_2 可氧化硫氰酸铵滴定液，故先加 $KMnO_4$ 除去，过量的 $KMnO_4$ 再用 2% 硫酸亚铁溶液除去。

第四节　配位滴定法

配位滴定 (coordination titration) 是以配位反应为基础的滴定分析方法。配位反应种类繁多，但能适用于分析滴定的却有限，在药品检验中应用的配位滴定剂为乙二胺四乙酸二钠 (EDTA-2Na)，主要用于测定含金属离子的药物。

一、EDTA-2Na

乙二胺四乙酸 (EDTA) 是一种白色晶状固体，分子量为 292.1。它是一个四元酸，可表示为 H_4Y，第一步和第二步电离较强，微溶于水，难溶于酸及有机溶剂。其二钠盐 $Na_2H_2Y \cdot 2H_2O$ 较易溶于水。因此，在分析中常用其二钠盐配制滴定液。EDTA 与金属离子形成多基配位体的配合物，配合物的立体结构中具有多个五元环，稳定性高。一般情况下，形成 1:1 的配合物。

溶液的 pH 值对 EDTA 形成面合物的影响主要有如下两个方面：①溶液的 pH 值低时，配体 Y^{4-} 与氢离子结合成 H_4Y 而浓度降低，EDTA 金属配合物解离度增大。例如，在 pH 值为 3.5 时，铜离子可以完全与 EDTA 形成配合物，但在 pH 值为 1 时，铜离子只有 50% 形成配合物。在强酸溶液中 EDTA 的配位能力会完全消失。②在高 pH 值溶液中,虽然配体 Y^{4-} 浓度增大,但较高浓度的 OH^- 会促使金属离子水解,甚至生成氢氧化物沉淀,不利于配合物的生成。选择适宜的 pH 值范围是进行配位滴定时首先要考虑的问题。

在滴定过程中,随着配合物的生成,不断有 H^+ 释放出来,使溶液的酸度增大,造成突跃范围减小。同时,配位滴定所用的指示剂的变色点也随 pH 值而变,导致较大的误差。为使溶液 pH 值保持基本恒定,应加入缓冲溶液。

二、 金属指示剂

金属指示剂是一种有机染料,对金属离子浓度的改变十分敏感。在一定的 pH 值范围内,当金属离子浓度发生突跃时,指示剂颜色发生改变,用它可以确定滴定终点。作为指示剂应具备以下条件:显色配合物(MIn)与指示剂(In)的颜色应有显著的不同;显色反应灵敏、迅速,有良好的变色可逆性;显色配合物既要有足够的稳定性,又要比该金属离子与 EDTA 形成的配合物的稳定性小;金属离子指示剂应稳定,便于储藏和使用。此外,显色配合物应易溶于水,如果生成胶体溶液或沉淀,则在化学计量时置换速度减慢,使终点变色不明显。

三、 滴定液

EDTA-2Na 滴定液可用高纯度的 EDTA-2Na 盐直接配制,但通常采用间接法配制。标定 EDTA-2Na 滴定液常用 ZnO 或金属 Zn 为基准物质,用铬黑 T 或二甲酚橙为指示剂。精密称取用 800 ℃ 灼烧至恒重的基准级 ZnO 约 0.12 g,加稀 HCl 3 ml 使溶解,加蒸馏水 25 ml,甲基红指示剂 1 滴,滴加氨试液至溶液呈微黄色,再加水 25 ml,氨-氯化铵缓冲液(pH10.0)10 ml,铬黑 T 指示剂少许,然后用 EDTA-2Na 滴定液滴定至溶液由红色转为蓝色。

在剩余滴定法中,还需用锌滴定液。锌滴定液既可用直接法配制,也可用间接法配制,采用 EDTA-2Na 滴定液通过比较法标定。

四、 应用示例

现以葡萄糖酸锌的含量测定为例进行展示。

锌离子在一定条件下可以和 EDTA 反应,形成稳定的配位物,故可用配位滴定法测定锌盐的含量。

《中国药典》2015 年版二部中葡萄糖酸锌的含量测定方法为:取本品约 0.7 g,精密称定,加水 100 ml 时,微温使溶解,加氨-氯化铵缓冲液(pH10.0)5 ml 与铬黑 T 指示剂少许,用 EDTA-2Na 滴定液(0.05 mol/L)滴定至溶液自紫红色转变为纯蓝色。每

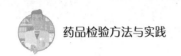

1 ml EDTA-2Na 滴定液(0.05 mol/L)相当于 22.78 mg 的 $C_{12}H_{22}O_{14}Zn$。根据称取样品重量和 EDTA-2Na 滴定液的浓度及消耗体积,可计算出葡萄糖酸锌的含量。

注意事项:铬黑 T 是最常用的指示剂之一,该指示剂的水溶液不稳定,通常以氯化钠为稀释剂,研磨均匀后使用。适用的 pH 值范围为 7~10,滴定至终点时溶液由紫红色变为蓝色。

第五节　氧化还原滴定法

氧化还原滴定(redox titration)是以氧化还原反应为基础的滴定分析方法。该方法既能直接测定具有氧化性或还原性的物质,也可间接测定本身不具氧化还原性的物质。在药品检验中常用的氧化还原滴定法包括碘量法、亚硝酸钠法、溴酸钾法、重铬酸钾法等。本节主要介绍碘量法。

碘量法是利用 I_2 的氧化性或 I^- 的还原性进行测定的氧化还原滴定法。

一、指示剂

碘量法的终点常用淀粉指示剂确定。淀粉溶液遇 I_2 生成深蓝色的吸附化合物,故可根据其蓝色的出现或消失指示终点。此反应不仅可逆而且极其灵敏,碘液浓度小至 1×10^{-5} mol/L 仍能被淀粉指示剂吸附而呈蓝色。淀粉指示剂应采用可溶性直链淀粉进行配制,最好新鲜配制,因淀粉溶液久置会变质,若加入少量氯化锌或甘油等作为防腐剂,可延长使用时间。淀粉指示剂在少量 I^- 存在的弱酸性溶液中显色最灵敏。若 pH 值＜2,则淀粉容易水解成糊精,再遇 I_2 显红色;若 pH 值＞9,则 I_2 生成 IO^-,遇淀粉不显蓝色。同时,还应该注意指示剂滴加的时机,直接碘量法中,淀粉可在滴定前加入,间接碘量法须在近终点时加入,以防大量 I_2 被淀粉吸附,使终点时的蓝色不易褪去而产生误差。

二、碘量法的分类

按照滴定方式,可分为直接碘量法、剩余碘量法和置换碘量法。

直接碘量法是用碘滴定液直接滴定被测物质,可用于测定具有较强还原性的物质,如维生素 C、安乃近等。直接碘量法反应在酸性、中性或弱碱性溶液中进行。

剩余碘量法是先加入过量的碘滴定液与被测物质作用,待反应完全后,再用硫代硫酸钠滴定液返滴过量的碘滴定液。该方法可以测定安替比林、咖啡因和葡萄糖等物质。

置换碘量法可用于测定具有较强氧化性的物质。在一定条件下,先用过量的 I^- 与该氧化剂作用生成 I_2,然后用硫代硫酸钠滴定置换出来的 I_2。置换碘量法应在中性或弱酸性溶液中进行。其误差的主要来源是碘的挥发和 I^- 易被空气中的 O_2 氧化。防止碘挥发的办法主要有:加入比理论量大 2~3 倍的 KI,使 I_2 形成 I_3^- 而增大 I_2 的溶解度;反应在室温下进行;在碘瓶中进行滴定,快滴慢摇。防止 I^- 被空气中的 O_2 氧化的方法主要有:酸度不宜过高;避免阳光直晒,因为光可加速 I^- 的氧化;置换反应完全后立即滴定,快滴慢摇,减少 I^- 与空气的接触。

三、滴定液

硫代硫酸钠不稳定,易分解,不宜用直接法配制。配制时用新煮沸并冷却的蒸馏水,可以除去水中残留的 O_2 和 CO_2,杀死嗜硫细菌,加入少量的碳酸钠,以防止硫代硫酸钠分解。配好的硫代硫酸钠滴定液应储于棕色瓶中,放置暗处,经 7～10 天后再标定。标定硫代硫酸钠滴定液的基准物质常用重铬酸钾。

I_2 具有挥发性和腐蚀性,不宜在天平上称量,常采用间接法配置。通常将 I_2 溶于碘化钾溶液中,为了减少碘中碘酸钾杂质的影响并中和硫代硫酸钠滴定液中的碳酸钠,配制碘滴定液时常加少量盐酸。配好的碘滴定液应置于棕色瓶中,暗处保存,避免接触橡胶等有机物。

碘滴定液的浓度可与已知准确浓度的硫代硫酸钠滴定液比较求得,也可用基准物质 As_2O_3 标定。

四、应用示例

1. **维生素 C 的含量测定** 维生素 C 的含量测定大多基于其具有较强的还原性,可被不同氧化剂定量氧化的性质。由于滴定分析方法简便、重现性好、结果准确,故为各国药典所收载,如碘量法等。

《中国药典》2015 年版二部中维生素 C 的含量测定方法为:取本品约 0.2 g,精密称定,加新沸过的冷水 100 ml 与稀醋酸 10 ml 使溶解,加淀粉指示液 1 ml,立即用碘滴定液(0.05 mol/L)滴定,至溶液显蓝色并在 30 s 内不褪色。每 1 ml 碘滴定液(0.05 mol/L)相当于 8.806 mg 的 $C_6H_8O_6$。

注意事项:反应过程中加稀醋酸 10 ml 时,是为了使反应在酸性溶液中进行,酸性介质可使维生素 C 被氧化的速度变慢;加新沸过的冷水溶解,是为了减少水中溶解氧的影响;供试品溶解后立即滴定,以减少空气中氧的干扰。

2. **甘露醇的含量测定** 《中国药典》2015 年版二部中采用置换碘量法测定甘露醇的含量,具体方法如下:取本品约 0.2 g,精密称定,置 250 ml 量瓶中,加水使溶解并稀释至刻度,摇匀;精密量取 10 ml 置于碘瓶中,精密加高碘酸钠溶液[取硫酸溶液(1→20)90 ml 与高碘酸钠溶液(2.3→1 000)110 ml 混合制成]50 ml,置水浴上加热 15 min,放冷,加碘化钾试液 10 ml,密塞,放置 5 min,用硫代硫酸钠滴定液(0.05 mol/L)滴定,至近终点时,加淀粉指示液 1 ml,继续滴定至蓝色消失,并将滴定的结果用空白试验校正。每 1 ml 硫代硫酸钠滴定液(0.05 mol/L)相当于 0.910 9 mg 的 $C_6H_{14}O_6$。

甘露醇为多元醇,在酸性条件下,可被高碘酸(此处为高碘酸钠或高碘酸钾,在酸性

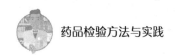

条件下,相当于高碘酸)定量氧化,反应完成后,加入碘化钾试液,高碘酸及碘酸与碘离子作用生成碘,用硫代硫酸钠滴定液滴定生成的碘,根据消耗的硫代硫酸钠滴定液体积与空白试验的差值,即可计算出甘露醇的量。

计算公式:

$$\omega(C_6H_{14}O_6) = \frac{F(V - V_{空白})T_{Na_2S_2O_3/C_6H_{14}O_6}}{m \times \frac{10}{250}} \times 100\% \qquad (4-4)$$

式中,F 为硫代硫酸钠滴定液的浓度校正因数;V 为样品消耗硫代硫酸钠滴定液的体积,单位 ml;$V_{空白}$ 为空白试验消耗硫代硫酸钠滴定液的体积,单位 ml;$T_{Na2S2O3/C6H14O6}$ 为硫代硫酸钠滴定液对甘露醇的滴定度,单位 g/ml;m 为称取样品重量,单位 g。

该方法通过滴定置换生成的 I_2 量,间接测定被测物质的量,属于置换碘量法,因氧化剂为高碘酸钠,也称为高碘酸钠法,该法是测定多羟基化合物的经典方法。

注意事项:

(1) 为加快高碘酸钠氧化甘露醇的速度,常采用水浴加热的方法,待反应完成,需将溶液放冷后再加入碘化钾,以防生成的 I_2 挥发。在夏天,最好用冰水浴将溶液温度降至 20 ℃以下。

(2) 光线能促进空气对碘化钾的氧化,尤其是强光的影响更大。因此,滴定时应尽量避光。

(3) 淀粉指示剂在接近终点时加入,以防 I_2 与指示剂吸附过于牢固,使终点变化不敏锐。

第六节　非水酸碱滴定法

非水酸碱滴定是在非水溶剂中进行的酸碱滴定分析方法。以非水溶剂作为滴定介质的非水滴定(non-aqueous titration),其不仅能增大有机化合物的溶解度,而且能使在水中进行得不完全的反应进行完全,从而扩大了滴定分析的范围。

非水酸碱滴定法除溶剂较为特殊外,具有一般滴定分析方法的优点,如准确、快速、无须特殊设备等,为各国药典所采用。

一、非水溶剂和非水酸碱滴定法原理

非水溶剂可分为质子溶剂和非质子溶剂。质子溶剂是指能给出或接受质子的溶剂,又可以分为酸性溶剂、碱性溶剂和两性溶剂。酸性溶剂是给出质子能力较强的溶剂,最常用的溶剂是冰醋酸;碱性溶剂是接受质子能力较强的溶剂,最常用的是二甲基甲酰胺;两性溶剂是既易接受质子又易给出质子的溶剂,兼有酸、碱两者性能,最常用的为甲醇。

非质子溶剂是分子中无转移性质子的溶剂,可分为偶极亲质子溶剂和惰性溶剂。偶极亲质子溶剂分子中无转移性质子,但有较弱的接受质子倾向和一定的形成氢键的能力,如二甲亚砜、吡啶等。惰性溶剂分子没有形成氢键的能力,不参与酸碱反应,如苯、三氯甲烷等。有时为了增大突跃范围,并使指示剂颜色变化敏锐,可将惰性溶剂和质子溶剂混合使用。

　　酸碱的强度不仅取决于酸碱本身,还取决于溶剂的性质。弱酸在碱性溶剂中,可显著增强其酸性;弱碱在酸性溶剂中,可显著增强其碱性。如氨水在水中为弱碱,在冰醋酸中则为强碱。$HClO_4$ 和 HCl 在水中均显示为强酸,但在醋酸溶液中,$HClO_4$ 显示为强酸而 HCl 显示为弱酸。

　　冰醋酸性质稳定,是滴定弱碱的理想溶剂,如果冰醋酸中有少量水,可加入一定量的醋酐,与水反应生成醋酸。

　　高氯酸是最常用的非水滴定剂,可直接测定许多弱碱。在醋酸弱酸性环境中高氯酸仍呈强酸性,而弱碱在该条件下则显示出强碱性,相当于水溶液中的强酸强碱滴定。

二、 非水溶液酸碱滴定法的常用指示剂

　　以冰醋酸作为滴定介质,高氯酸为滴定剂滴定弱碱时,结晶紫是最常用的指示剂,通常配制成 0.5% 的冰醋酸溶液,在滴定不同强度的碱时,终点颜色不同。滴定较强碱时以蓝色或蓝绿色为终点,滴定较弱碱时则以蓝绿色或绿色为终点。

三、 滴定液

　　在冰醋酸中,高氯酸的酸性最强,且绝大多数有机物的高氯酸盐易溶,对滴定反应有利,故高氯酸的冰醋酸溶液常作为滴定碱的滴定液。凡具有碱性基团的化合物,如胺类、氨基酸类、含氮杂环化合物、某些有机碱的盐及弱酸盐,大多可用高氯酸滴定液进行滴定。

　　高氯酸中含有水分时,应加入适量的醋酐。高氯酸与有机物接触,遇热易发生爆炸,和醋酐混合会发生剧烈反应,并放出大量的热。因此,在配制高氯酸冰醋酸溶液时,不能把醋酐直接加到高氯酸溶液中,应先用无水冰醋酸将高氯酸稀释后,在不断搅拌下缓缓滴加适量的醋酐。测定芳香伯胺或芳香仲胺时,应注意醋酐的量,醋酐过量会导致乙酰化反应发生,使测定结果偏离。高氯酸的标定常用邻苯二甲酸氢钾为基准物质,以结晶紫为指示剂。

四、 注意事项

　　(1) 高氯酸滴定液的溶剂为冰醋酸,具有较大的膨胀系数,滴定样品与标定滴定液时的温度应一致,若温度相差较大,应进行校正或者重新标定。

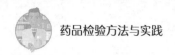

（2）所用仪器、药品均不应含水，水分的存在影响测定结果准确度。因此，实验前应将所用仪器洗净并烘干；必要时，可加入适量醋酐，以消除溶剂和样品中的水分。

五、应用示例

1. **盐酸利多卡因的含量测定**　盐酸利多卡因的含量测定方法为：取本品约 0.2 g，精密称定，加冰醋酸 10 ml 溶解后，加醋酸汞试液 5 ml 与结晶紫指示液 1 滴，用高氯酸滴定液（0.1 mol/L）滴定至溶液显绿色，并将滴定的结果用空白试验校正。每 1 ml 高氯酸滴定液（0.1 mol/L）相当于 27.08 mg 的 $C_{14}H_{22}N_2O \cdot HCl$。

计算公式：

$$\omega(C_{14}H_{22}N_2O \cdot HCl) = \frac{F(V - V_{空白}) \cdot T_{HClO_4/C_{14}H_{22}N_2O \cdot HCl}}{m} \times 100\% \qquad (4-5)$$

式中，m 为称取样品重量，单位 g；F 为高氯酸滴定液的浓度校正因数；V 为样品消耗高氯酸滴定液的体积，单位 ml；$V_{空白}$ 为空白消耗高氯酸滴定液的体积，单位 ml；$T_{HClO4/C14H22N2O \cdot HCl}$ 为高氯酸滴定液对盐酸利多卡因的滴定度，单位 g/ml。

注意事项：由于盐酸利多卡因为盐酸盐，用高氯酸滴定时可置换出 HCl，HCl 在醋酸中的酸性略弱于高氯酸，但酸性仍较强，反应不能定量完成。为保证滴定反应的顺利进行，在滴定前加入醋酸汞的冰醋酸溶液，使 HCl 生成难解离的氯化汞，以除去 HCl 的干扰。加入的醋酸汞量不足时，将影响滴定终点的判断，而使测定结果偏低，过量的醋酸汞（理论量的 1~3 倍）不影响测定结果。

2. **枸橼酸钠的含量测定**　枸橼酸钠的碱性较弱，无法用酸在水溶液中进行滴定。在冰醋酸-醋酐混合溶剂中，其碱性得到增强，可用高氯酸滴定液进行滴定。《中国药典》2015 年版二部中的测定方法如下：取本品约 80 mg，精密称定，加冰醋酸 5 ml，加热溶解后，放冷，加醋酐 10 ml 与结晶紫指示液 1 滴，用高氯酸滴定液（0.1 mol/L）滴定至溶液显蓝绿色，并将滴定的结果用空白试验校正。每 1 ml 高氯酸滴定液（0.1 mol/L）相当于 8.602 mg 的 $C_6H_5Na_3O_7$。

参考文献

[1]　杭太俊.药物分析［M］.8 版.北京：人民卫生出版社，2016.

[2]　国家药典委员会.中华人民共和国药典（2015 年版）［M］.北京：中国医药科技出版社，2015.

[3]　凌沛学.药品检测技术［M］.北京：中国轻工业出版社，2007.

第五章
光谱法在药品检验中的应用

第一节　概述

光和无线电广播的电磁波本质上是相同的,不同的是它们的波长。光是电磁波(又称电磁辐射)的一种表现形式,具有波动性和微粒性,即波粒二象性。

一、光的波动性

光的波动性用波长、波数和频率表示。

波长是在波的传播路线上由一个波的顶峰到下一个波的顶峰之间的线性距离,用 λ 表示,常用单位是 nm,$1\ nm = 10^{-9}\ m$。

波数是 $1\ cm$ 长度中所含光波的数目,即以厘米表示的波长的倒数,用 σ 表示,单位为 cm^{-1}。

频率是 $1\ s$ 发出来的波的数目,用 υ 表示,单位是赫(Hz)。

在真空中,波长、波数和频率的关系为:$\lambda = c/\upsilon$ 和 $\sigma = 1/\lambda = \upsilon/c$。式中 c 为光在真空中的传播速度,其值为 $3 \times 10^8\ m/s$。

根据波长(或频率)不同,可将电磁波进行分区,见图 5-1。

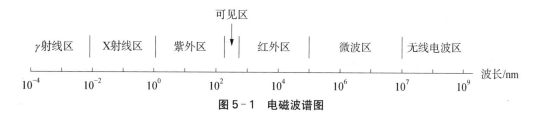

图 5-1　电磁波谱图

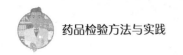

二、 光的微粒性

光是由大量粒子流组成的,这种粒子称为光子。光的微粒性用每个光子具有的能量 E 表示。E 与频率、波长的关系为:$E = h\upsilon = hc/\lambda = hc\sigma$。式中 h 是普朗克常数,其值为 6.6262×10^{-34} J·s。E 的单位用焦(J)或电子伏特(eV)表示,$1\,\text{eV} = 1.6022 \times 10^{-19}$ J。

第二节　紫外-可见分光光度法

一、 朗伯-比尔定律简介

朗伯(Lambert)和比尔(Beer)分别于 1760 年和 1852 年研究了含吸光物质的物体对单色光吸收的强弱与吸光物质浓度和厚度间的关系。朗伯定律说明了光的吸收与物体厚度间的关系,比尔定律说明了光的吸收与吸光物质浓度间的关系,两定律合并即为朗伯-比尔(Lambert-Beer)定律,它是吸收光度法的基本定律。其数学表达式为:

$$-\lg \frac{I}{I_0} = Elc \qquad (5-1)$$

式中,I_0 为一束平行单色光通过含吸光物质的物体时入射光的强度;I 为透过光的强度;c 为光物质的改度;l 为物体厚度;I/I_0 称为透光率,用 T 表示。

透光率倒数的对数称为吸光度,用 A 表示:

$$A = \lg \frac{1}{T} = -\lg T \qquad (5-2)$$

于是朗伯-比尔定律表示为:

$$A = -\lg T = Elc \qquad (5-3)$$

式中,E 是吸收系数,其物理意义是吸光物质在单位浓度及单位厚度时的吸光度。在给定条件下(单色波长、溶剂、温度等),吸收系数是物质的特性常数。不同物质对同一波长的单色光有不同的吸收系数,可作为吸光物质定性分析的重要依据。吸收系数越大,说明检测灵敏度越高,又可作为吸光物质定量分析的依据。吸收系数通常有摩尔吸收系数和百分吸收系数两种表示方式。

1. **摩尔吸收系数**　摩尔吸收系数用 ε 或 E_M 表示。其意义是在一定波长时,溶液浓度为 $1\,\text{mol/L}$、厚度为 $1\,\text{cm}$ 时的吸光度。

2. **百分吸收系数**　百分吸收系数又称比吸收系数,用 $E_{1\,\text{cm}}^{1\%}$ 表示。其意义是在一定波长时,溶液浓度为 1%(g/ml)、厚度为 1 cm 时的吸光度。

两种吸收系数之间的关系是:

$$\varepsilon = \frac{M}{10} \cdot E_{1\,cm}^{1\%} \qquad\qquad (5-4)$$

式中,M 为吸光物质的摩尔质量。

根据朗伯-比尔定律,在厚度保持不变的情况下,物体的吸光度与其浓度之间的关系应是一条通过原点的直线,但是在实际操作中,由于化学或光学的因素,有可能发生偏离直线的现象。

二、 紫外-可见分光光度计

紫外-可见分光光度计是在紫外或可见光区可任意选择波长测定物质吸光度的仪器。紫外-可见分光光度计的类型很多,但基本组成相似,主要由光源、单色器、吸收池、检测器、信号处理与显示器 5 部分组成。

1. 光源　光源的作用是提供入射光,紫外-可见分光光度计对光源的要求是能提供发射强度足够大的、稳定的、具有连续光谱的光,而且光源发光面积小。紫外光区和可见光区通常使用氢灯(或氘灯)和钨灯(或卤钨灯)两种光源。

(1)氢灯或氘灯:氢灯或氘灯都是气体放电发光,能发射 150~400 nm 波长范围的连续紫外光谱,用作紫外光区光源。由于玻璃能吸收紫外光,所以氢灯或氘灯的灯泡不能用玻璃制成,而必须具有石英窗或者用石英灯管制成。氘灯比氢灯价格贵,但是氘灯使用寿命和发光强度比氢灯高 2~3 倍,现在仪器多用氘灯。仪器必须配有稳压电源,以保证气体正常放电发光且保持仪器正常稳定的电流。

(2)钨灯或卤钨灯:钨灯又叫白炽灯,是最常用的可见光光源,是靠固体炽热发光,能发射 325~2500 nm 波长范围的连续光谱,适用的波长范围是 350~1000 nm,可用作可见光区和近红外光区光源。卤钨灯是在钨灯灯泡的钨丝中加入碘或溴的低压蒸气,这样能减少钨原子的蒸发而延长灯的寿命,且发光效率高,如目前国产 7230 型、754 型分光光度计,即采用卤钨灯作光源。由于电源电压的微小变动会使光源发光强度变化很大,所以为使光源发光强度稳定,仪器也必须配备稳压电源。

2. 单色器　单色器的作用是将来自光源的连续光谱按波长顺序色散并迅速准确地得到所需波长的光。单色器由狭缝、准直镜及色散元件组成。其原理如图 5-2 所示。来自光源的连续光谱聚焦于进光狭缝,经准直镜形成平行光投射到色散元件上,色散元件使这些平行光按不同投射方向形成按一定波长顺序排列的光谱,再投射到准直镜上最终聚焦于出光狭缝,转动色散元件的方向可从出光狭缝分散出所需波长的单色光。

(1)狭缝:包括进光狭缝和出光狭缝,是仪器的精密部件,它们的宽度直接影响分光的效果。狭缝太宽,得到的单色光纯度低;狭缝太窄,则光的通过量少,降低了仪器检测灵敏度,并影响准确度。因此,使用仪器时要选用合适的狭缝宽度,以减小狭缝宽度时吸

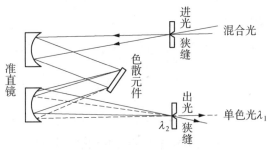

图 5-2　单色器光路示意图

光度值不再改变的宽度为宜。

（2）准直镜：是以狭缝为焦点的聚光镜，其作用是将进入进光狭缝的光变成平行光，经色散元件色散后又将其聚焦于出光狭缝。用凸透镜作准直镜耐用但有色差，一般用镀铝抛物柱面反射镜（因为铝面对紫外光的反射率高），但铝面易受损，注意保护。

（3）色散元件：有棱镜、反射光栅或者两者组合。其作用是将准直镜投射的连续平行光谱色散成单色光。以前的仪器多用棱镜，现多用光栅。棱镜的材料有玻璃和石英两种，因其对不同波长的光有不同的折射率而使棱镜有色散作用。棱镜的色散作用随波长的改变而变化，棱镜分光得到的光谱按波长排列是不均的，在长波长处排列紧密而短波长处排列疏松。光栅是利用狭缝衍射后光的干涉作用使不同波长的光有不同的方向而使光栅有色散作用。用作紫外光区的光栅用铝面作反射面。光栅分光得到的光谱按波长排列是均匀分布的。

3. 吸收池　吸收池又叫比色皿或比色杯，用来盛放空白溶液和试样溶液，由无色透明、厚度均匀、耐腐蚀的光学玻璃或石英制成。一般为长方体（也有圆鼓形或其他形状），其底部和两侧为毛玻璃，另外两侧为光学透光面。光学玻璃吸收池只能用于可见光区测定，石英吸收池既可用于紫外光区测定，也可用于可见光区测定。吸收池的规格以光程计，常用的规格有 0.5 cm、1.0 cm、2.0 cm、3.0 cm 及 5.0 cm 等。出厂前吸收池都经过检验配套，使用时盛空白溶液和试样溶液的吸收池应相互匹配，即应有相同的厚度与透光率，通常操作时也可使用同一吸收池盛放空白溶液和试样溶液。为减小实验误差，在定量测定时要求吸收池要有准确的厚度或使用同一吸收池。使用吸收池时两个光学面易受损，注意保护光学面。在实际操作时，手只能接触两侧毛玻璃，不能接触光学面；光学面受脏物污染后用擦镜纸轻轻擦干；使用含腐蚀玻璃的溶液时最好用石英吸收池，并不可长时间存放溶液；吸收池使用后立即用清水冲洗干净，倒扣于擦镜纸上吸干水后存放，不能加热或烘烤吸收池。

4. 检测器　检测器是一种光电换能器，是利用光电效应把接收到的光信号转变成电信号的元件，其输出电信号的大小与透过光的强度成正比。常用的检测器有光电池、光电管、光电倍增管、光电二极管阵列检测器等。

（1）光电池：是一种光敏半导体，当光照射时能产生光电流，在一定范围内光电流与光照射强度成正比，可直接用微电流计测量。光电池分硅光电池和硒光电池两种。硒光电池只能用于可见光区测定,而硅光电池既可用于可见光区测定,又可用于紫外光区测定。光电池不需外接电源和放大装置可直接测量电流,且价廉耐用,但是由于其内阻小,不适于弱光的测量,只能用于低廉仪器。

(2)光电管:是由一个光敏阴极和丝状阳极组成的真空(或充少量惰性气体)二极管。阴极凹面镀有一层对光敏感的碱金属、碱金属氧化物或两者混合物,被光照射时即发射电子。当阴、阳两极间存在电位差时,电子流向阳极运动而产生电流。目前,国产光电管有紫敏光电管和红敏光电管 2 种。紫敏光电管为铯阴极,适用波长范围为 200~625 nm;红敏光电管为银氧化铯阴极,适用波长范围为 625~1 000 nm。

(3)光电倍增管:是检测弱光常用的检测器,它的原理和光电管相似,结构上在阴极和阳极之间多几个倍增级(一般是 9 个)。阴极遇光发射的电子经 9 个倍增级后电子数目大大增加,被阳极吸收,产生较强的电流。光电倍增管不仅响应快而且仪器检测灵敏度高。

(4)光电二极管阵列检测器:是由一系列光电二极管紧密排列在硅晶片上组成的,每一个二极管相当于单色器中的出光狭缝。一般二极管阵列由几百或上千个二极管组成,二极管数目越多,检测器分辨率越高。如美国安捷伦公司生产的 HP8453 型分光光度计的二极管阵列由 1 024 个二极管组成。该检测器可在极短的时间内获得全光光谱,并具有多通路、测定速度快、信噪比高等优点。

5. 信号处理与显示器 检测器输出的电信号很弱,需经放大以一定形式显示出来。显示器分为电表指示、数字显示、荧光屏显示、结果打印及曲线扫描等。显示方式有吸光度与透光率,有的还可转换成浓度、吸收系数等。新型的紫外-可见分光光度计的信号显示器大多采用微型计算机,能将检测器输出的信号输入计算机,再配合专用的工作站进行数据处理并显示在计算机屏幕上。它既可进行仪器自动控制,进行自动分析,又可记录样品的吸收曲线,进行数据处理,并提高了仪器的精确度、灵敏度和稳定性。

三、 紫外-可见分光光度法在鉴别和杂质检查中的应用

紫外-可见分光光度法可用于有机化合物的定性分析。多数有机化合物因为存在 π 键(不饱和键)而产生紫外吸收。分子中具有 π 键结构而能产生紫外吸收的原子团称为生色团,饱和烃类本身无紫外吸收,引入生色团后,就生成有吸收紫外能力的化合物。不同化合物的吸收光谱曲线及特征数据不同,据此可以对纯物质进行定性鉴别及纯度检查。

1. 定性鉴别 利用紫外-可见分光光度法进行定性鉴别一般是将样品的吸收光谱特征与标准品的吸收光谱特征或者文献所记载的标准吸收光谱特征进行比较。如果两者吸收光谱完全相同,则可能为同一种物质;如果两者吸收光谱存在差别,则肯定不是同一种物质。因此,利用紫外-可见分光光度法进行定性鉴别存在一定的局限性,还需要其他方法的进一步鉴定。

(1)对比吸收光谱特征数据:常用的吸收光谱特征数据是样品的吸收峰所在的波长

（即最大吸收波长），有时样品有多个吸收峰，因此，也存在多个最大吸收波长。另外，谷和肩峰也可作为吸收光谱特征数据。不同的物质可能会有相同的最大吸收波长，但是它们的摩尔吸收系数常有明显差别。分子中含有相同吸光基团的同系物，它们的最大吸收波长和摩尔吸收系数可能会很接近，但是由于它们的摩尔质量不同，它们的百分吸收系数可能会有较大的差别，据此也可以进行定性鉴别。例如，含有 3-酮基、4-烯键的甾体激素类药品（如黄体酮、睾酮、皮质激素及其衍生物），它们在无水乙醇中测定的最大吸收波长都在 (240 ± 1) nm 范围内，摩尔吸收系数也大多在 $(1.5\sim1.7)\times10^4$，但百分吸收系数在 350~600 范围内，通过对比百分吸收系数可以鉴别该类药品。

（2）对比吸光度（或吸收系数）的比值：如果样品有多个吸收峰，可在不同吸收峰或谷处测定吸光度，用它们的比值作为鉴定依据。由于是用同一浓度的样品和同一厚度的吸收池测定吸光度，吸光度比值亦即吸收系数的比值。因此，利用对比吸光度（或吸收系数）的比值可以对物质进行定性鉴别。如《中国药典》2015 年版二部中对维生素 B_{12} 的鉴别之一即采用该法。每 1 ml 约含 25 μg 的维生素 B_{12} 水溶液在 278 nm、361 nm 与 550 nm 波长处有最大吸收，规定在 361 nm 波长处的吸光度与 278 nm 波长处的吸光度的比值应为 1.70~1.88；在 361 nm 波长处的吸光度与 550 nm 波长处的吸光度的比值应为 3.15~3.45。另外，烟酰胺的鉴别采用峰谷吸光度比值法，《中国药典》2015 年版二部规定 20 μg/ml 的烟酰胺的水溶液在最小吸收波长 245 nm 处的吸光度与最大吸收波长 262 nm 处的吸光度的比值应为 0.63~0.67。

对比吸收光谱曲线只用上述两种方法进行定性鉴别时，不能发现吸收光谱曲线中其他部分的差异。因此，可将试样溶液与标准溶液配成相同浓度，在同一条件下分别绘制吸收光谱，并进行对比或者将试样溶液的吸收光谱与文献记载的标准光谱进行对比。如果两光谱完全一致，则试样与标准品可能为同一物质；如果两光谱存在差异，则试样与标准品肯定不是同一物质。如醋酸可的松、醋酸氢化可的松、醋酸泼尼松的最大吸收波长、摩尔吸收系数及百分吸收系数都非常接近，但是它们的吸收光谱曲线（图 5-3）存在差别，据此可以进行定性鉴别。

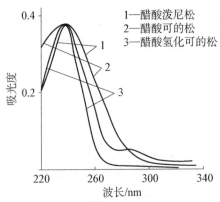

图 5-3　3种相关物质的紫外吸收光谱（浓度均为 10 μg/ml 的甲醇溶液）

2. 纯度检查

(1) 杂质检查:若某纯化合物在紫外-可见光区没有明显的吸收峰,而杂质有明显的吸收峰,可在杂质的最大波长处测定样品的吸光度,如果存在吸收则说明化合物中存在该杂质。如乙醇和环己烷中可能含少量苯,苯的最大吸收波长在 256 nm 处,而乙醇和环己烷在该波长处均无吸收,因此可在 256 nm 处测量吸光度,如果有吸收说明存在苯杂质,即使乙醇中含苯量小于 0.001% 也可被检出。

某纯化合物在紫外-可见光区的某一波长处有明显的吸收峰,而杂质在该波长处无吸收或吸收很弱,如果存在该杂质,则该化合物的吸收系数将变小;相反,如果杂质在该波长处有很强的吸收,则该化合物的吸收系数将变大,并且杂质的存在会使化合物的吸收光谱变形。以上这些也可作为杂质检查的依据。

(2) 杂质的限量检查:药品中杂质的存在可能影响药效,有的甚至产生毒副作用,因此,有时需进行杂质的限量检查。例如,肾上腺酮是合成肾上腺素的中间体,如果反应不够完全就会被带入肾上腺素产品中,成为杂质,这将影响肾上腺素的疗效。为此,需要控制肾上腺酮的量。在 0.05 mol/L 的盐酸溶液中,肾上腺素和肾上腺酮的紫外吸收曲线显著不同,在肾上腺酮吸收峰 310 nm 处,肾上腺素几乎无吸收,因此在该波长处测定肾上腺素溶液的吸光度,规定其吸光度不超过某一数值,则可控制肾上腺酮的量。另外,杂质的限量有时还可用峰谷吸光度的比值来控制。如碘磷定有很多杂质,它们在碘磷定的最大吸收波长 294 nm 处几乎无吸收,但在碘磷定的吸收谷 262 nm 处有吸收。因此,可利用碘磷定的峰谷吸光度比值来控制杂质量。已知碘磷定纯品的峰谷吸光度比值($A_{294\,nm}/A_{262\,nm}$)为 3.39,如果碘磷定中存在杂质,则在 262 nm 有吸收,峰谷吸光度比值将变小。可规定其峰谷吸光度比值不超过某一数值来控制杂质量。

四、 紫外-可见分光光度法在定量分析中的应用

紫外-可见分光光度法是进行定量分析中最广泛使用的、最有效的方法之一。利用该方法可检测微量组分,且准确度高。根据朗伯-比尔定律,在吸收池厚度一定的情况下,在某一波长处,样品的吸光度与样品浓度成正比。因此,在一定波长下测得样品的吸光度即可得出样品的浓度。通常在溶剂和其他组分不存在干扰的情况下,选择样品的最大吸收波长作为测定波长。如果溶剂或其他组分本身有吸收,则选择溶剂或其他组分吸收较弱波段处的波长作为测定波长。用紫外-可见分光光度法对样品进行定量分析主要采用以下几种方法。

1. 吸收系数法 根据朗伯-比尔定律 $A = Elc$,在已知吸收池厚度和吸收系数的情况下,根据测定的吸光度可以计算样品浓度,并可计算样品中待测组分的含量。

【示例1】将维生素 B_{12} 样品 25 mg 溶解于 1 000 ml 水中配成溶液,盛于 1 cm 吸收池中,在 361 nm 波长处测得的吸光度为 0.510,按维生素 B_{12} 的吸收系数 $E_{1\,cm}^{1\%}$ 为 207,计算样品中维生素 B_{12} 的百分含量。

解:根据朗伯-比尔定律 $A = Elc$,得:

$$c = \frac{A}{El} = \frac{0.510}{207 \times 1} = 0.00246 (\text{g/ml})$$

样品中维生素 B_{12} 的百分含量 w_{B12}：

$$w_{B_{12}} = \frac{m_{B_{12}}}{m} \times 100\% = \frac{0.00246 \times \frac{1000}{100}}{\frac{25}{1000}} \times 100\% = 98.4\%$$

式中，$m_{B_{12}}$ 为样品中维生素 B_{12} 的重量，单位 mg；m 为样品的重量，单位 mg。

2. 校正曲线法　校正曲线法又称标准曲线法或工作曲线法，它是紫外-可见分光光度法中最经典的方法，也是简便易行的方法。此法对仪器的要求不高，适用于单色光不纯的仪器及大批量样品的定量分析。

测定时先配制一系列不同浓度的标准溶液，在相同条件下从低浓度到高浓度依次测定吸光度，然后以标准溶液的浓度作横坐标、相应的吸光度作纵坐标绘制标准曲线或者计算吸光度对浓度的回归方程。再在相同条件下测定样品溶液的吸光度，根据标准曲线或者回归方程求得样品溶液的浓度。

3. 对照法　测定时先配制与样品溶液浓度相当的对照品溶液，将对照品溶液与样品溶液在相同条件下测定吸光度，则根据朗伯-比尔定律得：

$$A_{样} = Elc_{样} \quad A_{标} = Elc_{标} \tag{5-5}$$

由于两溶液是在同一条件下测定，所以 E 和 l 值都相同，即有：

$$\frac{A_{样}}{c_{样}} = \frac{A_{标}}{c_{标}} \tag{5-6}$$

所以

$$c_{样} = \frac{A_{样} \cdot c_{标}}{A_{标}} \tag{5-7}$$

根据以上公式可求得样品溶液的浓度。

对照法进行定量分析操作简便，在标准溶液浓度与吸光度线性关系良好，且标准曲线尽量过原点的情况下可采用对照法。若在样品稀释后测定吸光度，计算时还应考虑稀释倍数。

【示例 2】有一浓度为 $8.05~\mu\text{g/ml}$ 的药品对照溶液，在某一条件下测定其吸光度为 0.405，样品溶液在同一条件下测得吸光度为 0.552，计算样品溶液中该药品的浓度。

解：根据对照法测定样品浓度的公式 $c_{样} = \dfrac{A_{样} \cdot c_{标}}{A_{标}}$，得：

$$c_{样} = \frac{0.552 \times 8.05}{0.405} = 10.97 (\mu\text{g/ml})$$

4. 差示分光光度法　差示分光光度法简称 ΔA 法，其优点是能消除样品的背景及其他组分干扰。差示分光光度法的测定原理如下。

取 2 份相等的样品溶液,分别制成不同的溶液环境(如在其中一份中加酸或者碱,改变 pH 值;或者在其中一份中加入能与样品发生某种化学反应的试剂),在上述两种环境中,样品以不同的形式存在(如分子型与离子型,氧化型与还原型等),它们的吸收光谱有明显差异。然后将 2 份溶液分别稀释至相同浓度,一份置样品池中作样品溶液,另一份置参比池中作参比溶液,在适当的同一波长处测定其吸光度的差值(ΔA 值)。在样品溶液的一定浓度范围内,ΔA 值与浓度 c 之间呈线性关系。假设样品的两种存在形式在该波长处(以溶剂作参比溶液)的吸光度分别为 A_x 和 A_s,背景及其他干扰组分的吸光度为 A_d,且 A_d 不受溶液环境改变的影响,则有:

$$\Delta A = A_{样品} - A_{参比} = (A_x + A_d) - (A_s + A_d) = A_x - A_s = \varepsilon_x lc - \varepsilon_s lc = (\varepsilon_x - \varepsilon_s)lc$$

$$(5-8)$$

式中,ε_x、ε_s、l 均为常数。

由此可知 ΔA 值与样品放度 c 之间呈线性关系,并消除了 A_d 的干扰。

如复方硫酸软骨素滴眼液中尿囊素的含量测定方法即采用了差示分光光度法:取样品适量,一份用硼酸氧化钾缓冲液(pH8.0)稀释,作为溶液①;另取等量样品溶液,用硼酸氧化钾缓冲液(pH9.4)稀释,作为溶液②。按照分光光度法,在 225 nm 波长处,以溶液①为参比测定溶液②的吸光度。用对照法测定样品中尿囊素含量。

第三节　红外吸收光谱法

红外分光光度法是在 $4\,000 \sim 400\ \mathrm{cm}^{-1}$ 波数范围内测定物质的吸收光谱,用于化合物的鉴别、检查或含量测定的方法。除部分光学异构体及长链烷烃同系物外,几乎没有两个化合物具有相同的红外光谱,据此可以对化合物进行定性和结构分析;化合物对红外辐射的吸收程度与其浓度的关系符合朗伯-比尔定律,是红外分光光度法定量分析的依据。

一、基本原理

1. **红外吸收光谱**　当用一束具有连续波长的红外光照射某一物质时,该物质会吸收某些波长的红外光,并将光能转变为分子的振动能或转动能。记录物质对红外光的吸收曲线而进行定性、定量分析的方法,称为红外分光光度法。红外吸收曲线即为红外吸收光谱。

物质吸收红外光必须具备的条件:一是红外辐射能恰好相当于物质振动能级跃迁所需的能量;二是物质与红外辐射间发生振动耦合作用。只有那些具有偶极矩变化的分子才有可能发生振动耦合,才有可能吸收红外辐射。红外光谱是分子的振动-转动光谱。

红外吸收光谱一般以波长($\lambda/\mu m$)或波数(σ/cm^{-1})为横坐标,相应的百分透光率(T)为纵坐标来绘制曲线,即T-λ曲线或T-σ曲线。

红外光谱的横坐标都有两个标度,即波长(A)与波数(σ),但以一个为主(等距),光栅光谱波数等距,棱镜光谱多数波长等距。为了防止T-σ曲线在高波数区(短波长)过分扩张,一般用两种比例尺,多以$2\,000\ cm^{-1}$($5\ \mu m$)为界。

2. 分子振动与红外吸收 双原子分子的振动可以看作谐振子。振动频率υ(以波数表示,cm^{-1})与相关量的关系见式(5-9)。

$$\upsilon = \frac{1}{2\pi c}\sqrt{\frac{k}{m}} \tag{5-9}$$

式中,c为光速,单位 m/s;k为化学键的力常数,单位 N/m;m为折合质量,单位 g。

$$m = \frac{m_A m_B}{m_A + m_B} \tag{5-10}$$

式中,m_A、m_B为原子 A、B 的质量,单位 g。

多原子分子的振动比较复杂,但任何一个复杂的振动都可以看作是若干不同频率的谐振动的叠加(称为简正振动)。简正振动的数目与分子自由度有关,由n个原子组成的线性分子为$3n-5$,非线性分子为$3n-6$。

分子的振动形式分为两大类——伸缩振动和弯曲振动。伸缩振动指成键原子沿着价键的方向来回地相对运动。在振动过程中键长变化而键角并不发生改变,如碳氧双键、碳氢单键及碳氮三键之间的伸缩振动。伸缩振动又可分为对称伸缩振动和反对称伸缩振动,分别用υ_s和υ_{as}表示。两个相同的原子和一个中心原子相连时,如—CH_2—,其伸缩振动有对称伸缩振动(υ_s)和反对称伸缩振动(υ_{as})。弯曲振动(又称变形振动)指原子垂直于价键方向的振动,根据弯曲振动是否在一个平面内而分为面内弯曲振动(δ)和面外弯曲振动(γ)。面内弯曲振动包括剪式振动(δ_s)和平面摇摆振动(ρ);面外弯曲振动包括面外摇摆振动(ω)和扭曲变形振动(τ)。

同一种键型,其反对称伸缩振动的频率大于对称伸缩振动的频率,远远大于面内弯曲振动的频率,即$\upsilon_{as} > \upsilon_s \gg \delta$,而面内弯曲振动的频率又大于面外弯曲振动的频率。几类常见官能团的特征频率见表5-1。

表5-1 官能团与特征频率相关表

波数/cm^{-1}	波长/μm	振动类型	基团或化合物
$3\,750\sim3\,200$	$2.50\sim3.13$	υ_{OH}、υ_{NH}	醇、酰胺、酚、有机酸、伯胺、仲胺
$3\,310\sim3\,000$	$3.02\sim3.33$	$\upsilon_{\equiv CH} > \upsilon_{=CH} \approx \upsilon_{ArH}$	炔、烯、芳香族化合物
$3\,000\sim2\,700$	$3.33\sim3.70$	υ_{CH}	甲基、亚甲基、次甲基、醛
$2\,500\sim2\,000$	$4.00\sim5.00$	$\upsilon_{X\equiv Y}$、$\upsilon_{X=Y=Z}$	炔、腈、丙二烯、叠氮化物、硫氰酸盐(酯)
$1\,870\sim1\,550$	$5.35\sim6.45$	$\upsilon_{C=O}$	酯、醛、酮、酸酐、酰胺、酰卤
$1\,690\sim1\,500$	$5.92\sim6.67$	$\upsilon_{C=C}$、$\upsilon_{C=N}$、$\upsilon_{NO_2}^{as}$、δ_{NH}	烯、胺、芳香环、硝基化合物

波数/cm^{-1}	波长/μm	振动类型	基团或化合物
1490~1150	6.71~8.70	δ_{CH}、δ_{OH}	甲基、亚甲基、羟基
1310~1020	7.63~9.80	υ_{CO}	醇、酚、醚、酯
1000~665	10.00~15.04	$\gamma_{=CH}$	烯、芳香族
850~500	11.76~20.00	υ_{CX}、ρ_{CH2}	有机卤化物、亚甲基 n≥4

并非每个基本振动形式都能够在红外光谱图中出现一个红外吸收峰,只有发生偶极矩变化的振动才能够引起可观察的红外谱带,实际上吸收峰的数目远小于理论计算的振动数目。

3. 红外吸收光谱的有关概念

(1) 基频峰与泛频峰:分子吸收一定频率的红外辐射,振动能级由基态跃迁到第一激发态时,这种跃迁的吸收频率称为基频,所产生的吸收峰称为基频峰。大多数化合物红外光谱的基频谱带大多出现于 4 000~400 cm^{-1} 范围,最高的吸收频率是处在 3 958 cm^{-1} 的 H—F 伸缩振动谱带。

分子振动能级由基态直接跃迁到第二激发态、第三激发态等激发态时,这种跃迁的吸收频率称为倍频,所产生的吸收峰称为倍频峰。这种跃迁产生的吸收一般都是弱峰。还有些弱峰是由两个或者多个基频峰频率的和或者差,$\upsilon_1+\upsilon_2+\cdots\cdots$峰称为合频峰,$\upsilon_1-\upsilon_2-\cdots\cdots$峰称为差频峰。倍频峰、合频峰及差频峰统称为泛频峰。泛频峰多为弱峰,一般在图谱上不易辨认。

(2) 特征峰与相关峰:特征吸收峰是可用于鉴别官能团存在的吸收峰,简称特征峰,其对应的频率称为特征频率。例如,烯烃的主要特征峰为$\upsilon_{=CH}$(3 100 ~ 3 000 cm^{-1})、$\upsilon_{C=C}$(1 650 ~ 1 540 cm^{-1})、$\gamma_{=CH}$(1 000 ~ 650 cm^{-1})等峰。

一个官能团有多种振动形式,产生多个吸收峰,有时还能够观测到各种泛频峰,这些相互依存而又相互佐证的吸收峰互称为相关峰。用一组相关峰来确定一个官能团的存在,是红外光谱的一条重要原则。有时因与其他峰重叠或峰太弱,并非所有的峰都能够被观测到,但必须找到主要的相关峰才能够确认官能团的存在。

(3) 特征区与指纹区:波数在 4 000~1 330 cm^{-1}(波长为 2.5~7.5 μm)的区域称为特征谱带区,简称特征区。这个区域内的吸收峰比较稀疏,每个谱带与基团的对应关系比较明确,便于基团鉴定。

波数在 1 330~667 cm^{-1}(波长为 7.5~15 μm)的区域称为指纹区。分子结构上的细微变化,在该谱带区都会引起谱带的明显变化,对确定有机化合物时用处很大。因此,区谱带特别密集,犹如人的指纹,故称指纹区。

二、 红外光谱仪

目前使用的红外光谱仪主要有色散型红外光谱仪和干涉分光型红外光谱仪。

1. 色散型红外光谱仪　棱镜式和光栅式的红外光谱仪都是色散型的光谱仪。色散型双光束红外光谱仪大多数采用光学零位平衡系统。它主要由光源、单色器、吸收池、检测器和记录系统 5 部分组成,图 5-4 为色散型红外光谱仪原理图。

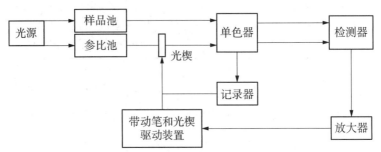

图 5-4　色散型红外光谱仪原理图

(1) 光源:红外光谱仪中所用的光源要求发射高强度的连续红外辐射。常用的是能斯特灯(Nernst glower)或硅碳棒。能斯特灯是用氧化锆、氧化钇和氧化钍等的混合物烧结而成的中空棒或实心棒。高温下能导电并发射红外线,但在室温下不能够导电,因此,在工作之前要预热。它的优点是发射强度高,使用寿命长,稳定性较好;缺点是价格比硅碳棒贵,机械强度差,稍受压或扭动易损坏,操作不如硅碳棒方便。硅碳棒是由碳化硅烧结而成,一般制成两端粗中间细的实心棒。碳棒在室温下能够导电,工作前不需要预热。

(2) 吸收池:红外光谱仪所用的吸收池有气体池和液体池,气体池主要用于气体样品和易挥发的液体样品的分析,液体池主要用于液体样品的分析。由于中红外光不能透过玻璃和石英,因此红外吸收池是一些无机盐晶体材料,常用可透过红外光的 KBr、NaCl、CsI、KRS-5(TlI58%,TlBr42%)等材料制成窗片。用 KBr、NaCl、CsI 等材料制成的窗片需注意防潮。

(3) 单色器:单色器由色散元件、准直镜和狭缝构成。它的作用是把通过吸收池而进入入射狭缝的复合光分解成为单色光照射到检测器上。色散元件常用复制的闪耀光栅。由于闪耀光栅存在次级光谱的干扰,因此,需要将光栅和用来分离次级光谱的滤光器或前置棱镜结合起来使用。

(4) 检测器:常用的红外检测器有高真空热电偶、测热辐射计和高莱池。高真空热电偶应用最多,应用范围为 $2 \sim 50 \ \mu m$。它是利用不同导体构成回路时的温差电现象,将温差转变为电位差。测热辐射计是利用热感元件的电阻随温度的变化而变化来实现对辐射强度的测量。高莱池是一种灵敏度较高的气体检测器,它是利用改变可伸屈膜的曲率来改变射到光电管上的光线强度。

(5) 记录系统:由记录仪自动记录图谱。色散型红外光谱仪的工作原理是:自光源发出的光对称地分为两束。一束为样品光束,透过样品池;另一束为参比光束,透过参比池后通过光楔,交替落到检测器上。在光学零位系统里,只要两光的强度不等,就会在检测器上产生与光强差成正比的交流信号电压。

色散型红外分光光度计的光学设计与双光束紫外-可见分光光度计很相似,但有一个明显的区别:前者的参照和试样室总是放在光源和单色器之间,后者则是放在单色器的后面。试样置于单色器之前,一是因为红外辐射没有足够的能量引起试样的光化学分解,二是可使抵达检测器的杂散辐射量(来自试样和吸收池)减至最小。

2. **傅里叶变换红外光谱仪** 傅里叶变换红外光谱仪与其他红外光谱仪的区别在于用迈克尔逊干涉计代替光栅单色器,用计算机对干涉图进行傅里叶变换处理,可得到红外吸收光谱图。这种仪器的特点是灵敏度极高和扫描速度极快,没有狭缝的限制,光通过量大,波数准确,对弱信号和微量样品的测定具有很大的优越性。

傅里叶变换红外光谱仪是由红外光源(硅碳棒、高压汞灯)、干涉仪(迈克尔逊干涉仪)、试样插入装置、检测器、计算机和记录仪等部分构成,图5-5为傅里叶变换红外光谱仪工作原理图。

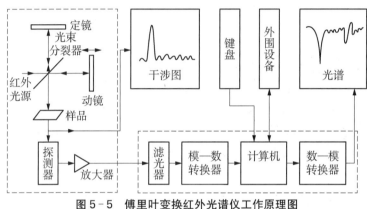

图5-5 傅里叶变换红外光谱仪工作原理图

傅里叶变换红外光谱仪与色散型红外光谱仪的主要区别在于干涉仪和电子计算机两部分。其核心部分为迈克尔逊干涉仪,它将光源来的信号以干涉图的形式送往计算机进行傅里叶变换的数学处理,最后将干涉图还原成光谱图。

三、 试样的制备

由于混合物的吸收光谱为各纯组分光谱的叠加,为了便于分析,一般样品需先进行分离和纯化,尤其必须干燥,游离水的存在不但干扰试样的测定,而且还会腐蚀样品池的盐窗。另外,试样的浓度和测试厚度也应选择适当,以使光谱图中大多数峰的透射比在10%～80%范围内。

1. **固体试样** 固体样品的制样方法有压片法、薄膜法和糊状法,其中应用较广泛的是压片法,在此仅介绍压片法。通常在红外干燥灯下,取 0.5～2 mg 样品和 100～200 mg 干燥的 KBr 或 KCl 粉末置于玛瑙乳钵中,研细,使粒度小于 2.5 μm,混匀,加入压模内,在压片机上边抽真空边加压,至压强约 18 MPa,维持 10 min,使样品与 KBr 形成厚约 1 mm 的透明薄片,然后进行测定。压片法操作简便,没有溶剂、糊剂的吸收干扰,能一次完整地获得样品的吸收光谱。样品浓度和薄片易于控制,可用于定量分析,但不稳定的化合物不宜使用压片法。由于 KBr 或 KCl 易于吸收水分,制样过程中要尽量避免水分的影响,而且要求 KBr 或 KCl 为光谱纯。

2. 液体试样

(1) 夹片法:取 1~2 滴液体样品于盐片间,使之形成一层薄薄的液膜,进行直接测试,样品厚度一般为 0.01~0.1 mm。该法的优点是方法简单,而且光谱中没有溶剂吸收的干扰,适用于高沸点及不易清洗的样品进行定性分析,但缺点是样品厚度不易重复。

(2) 溶液法:一般液体试样及有合适溶剂溶解的固体试样均可注入固体池中进行测定。所选用的溶剂除了对溶质应有较大的溶解度外,必须具有对红外光透明、不腐蚀池窗材料、对溶质不发生强的溶剂效应等特点,常用的溶剂有四氯化碳、二硫化碳、三氯甲烷及环己烷等。

四、 应用示例

作为药物鉴别的方法之一,红外光谱法有其独特的优势:①专属性强,几乎所有的药物都有自己特征的红外光谱;②突出整体性,红外光谱提供整个药物的结构信息,而化学鉴别只针对某一类药物或某一种药物的某一功能基团;③应用范围广,适用于固体、液体和气体药物;④多种制备方法,如压片法、糊剂法、薄膜法、溶液法及衰减全反射法等;⑤符合药物鉴别仪器化、专属性及简便快速的发展方向;⑥仪器的普及率高,操作简单快速。

红外吸收光谱法可用于分子结构的基础研究(测定分子键角、键长,推断分子的立体结构等)以及化学组分的定量与定性分析,但应用最广的还是有机化合物的结构鉴定。依据红外吸收光谱的峰位、峰强及峰形来判断化合物的类别,推测某种基团的存在,进而推断未知化合物的结构。

【示例3】某未知化合物的分子式为 $C_7H_6O_2$,图 5-6 为其红外光谱图,推测其结构。

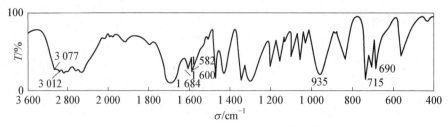

图 5-6　未知化合物 $C_7H_6O_2$ 的红外光谱图

解:计算不饱和度为 $U = \dfrac{2 + 2n_4 + n_3 - n_1}{2} = 5$(式中 n_1、n_3、n_4 分别为一价、三价、四价原子的数目),分子中可能有苯环的存在。

先特征区,后指纹区;先强峰,后弱峰,再找相关峰。1684 cm^{-1},强峰是 $\upsilon_{C=O}$ 的吸收,在 3300~2500 cm^{-1} 区域有宽而散的 υ_{O-H} 峰,并在 935 cm^{-1} 处有羧酸二聚体的 υ_{O-H} 吸

收,在约 $1\,400\,cm^{-1}$、$1\,300\,cm^{-1}$ 处有羧酸的 υ_{C-O} 和 δ_{O-H} 的吸收,证明该化合物结构中含有—COOH 基团;$1\,600\,cm^{-1}$、$1\,582\,cm^{-1}$ 处是苯环 $\upsilon_{C=C}$ 的特征吸收,所以该未知化合物中存在单取代的苯环。

综上所述,可知化合物的结构为:

【示例 4】某未知化合物的分子为 C_8H_{10},图 5-7 为其红外光谱图,推测其结构。

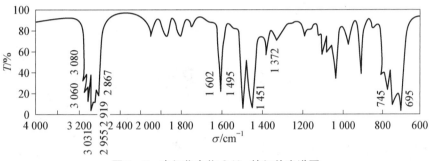

图 5-7 未知化合物 C_8H_{10} 的红外光谱图

解:计算不饱和度为 $U = \dfrac{2+2\times8-10}{2} = 4$,分子中可能有苯环的存在。

$3\,080\,cm^{-1}$、$3\,060\,cm^{-1}$、$3\,031\,cm^{-1}$ 强峰是 υ_{O-H} 的吸收,$1\,602\,cm^{-1}$、$1\,495\,cm^{-1}$ 是 $\upsilon_{C=C}$ 的吸收峰,为苯环的骨架振动,$745\,cm^{-1}$、$695\,cm^{-1}$ 处为 γ_{O-H} 单取代的吸收,说明该化合物中存在单取代苯环;$2\,955\,cm^{-1}$、$2\,919\,cm^{-1}$、$2\,867\,cm^{-1}$ 为 υ_{C-H} 的吸收,证明该化合物结构中含有—CH_3 或—CH_2—基团;$1\,372\,cm^{-1}$、$1\,451\,cm^{-1}$ 处是 δ_{C-H} 的吸收。

综上所述,可知化合物的结构为:

参考文献

[1] 凌沛学.药品检测技术 [M].北京:中国轻工业出版社,2007.
[2] 国家药典委员会.中华人民共和国药典(2015 年版)[M].北京:中国医药科技出版社,2015.

第六章
色谱法在药品检验中的应用

第一节 概述

一、 色谱法的发展、特点和分类

1. **色谱法的由来及发展** 色谱法（chromatography，又称层析）始创于 20 世纪初。1996 年，俄国植物学家茨维特（Tswett）将植物色素的石油醚浸取液倒入填充有碳酸钙（色谱法中称作固定相）的直立玻璃管中，浸取液中的色素被碳酸钙吸附，通过加入石油醚（色谱法中称作流动相）冲洗，色素中各组分互相分离，形成各种不同颜色的色带，"色谱"二字由此得名。这就是最初的色谱法。现在，色谱法不仅可用于有色物质的分离，而且还大量用于无色物质的分离。虽然"色谱"已失去原来的意义，但是仍被沿用至今。

20 世纪三四十年代，相继出现了薄层色谱法（thin-layer chromatography，TLC）和纸色谱法（paper chromatography，PC）。50 年代气相色谱法（gas chromatography，GC）兴起，使色谱法能够在分离的同时进行定性和定量分析，奠定了现代色谱法的基础。1956 年，Golay 提出了开管色谱柱理论，次年产生了毛细管色谱分析法。60 年代推出了气相色谱-质谱（GC - MS）联用技术，有效弥补了色谱法定性特征差的弱点。70 年代高效液相色谱（high pressure chromatography，HPLC）的问世，为难挥发、热不稳定及高分子样品的分析提供了有力手段，扩大了色谱的应用范围。目前，已成熟应用了高效液相色谱-质谱（HPLC - MS）联用技术。80 年代初出现了超临界流体色谱法，兼有 GC 与 HPLC 的部分特点。80 年代末发展起来的高效毛细管电泳法（high-performance capillary electrophoresis，HPCE）对生物大分子的分离具有独到优点，已成为生命科学研究中的重要分析手段。

2. **色谱法的特点** 色谱法分离原理主要是利用物质在流动相与固定相之间的分配

系数的差异而实现分离。色谱法与光谱法的主要区别在于色谱法是先将混合物中各组分分离,而后逐个分析,而光谱法不具备分离功能。因此色谱法是分析混合物最有力的手段,这种方法的主要特点有以下几点。

(1) 分析效能高:色谱法能在较短的时间内对组成复杂、性质相近的混合物进行分离和测定。

(2) 灵敏度高:可用于痕量分析,所需样品量少。

(3) 分析速度快:一般只需数分钟就可完成一个试样的测定。

(4) 应用范围广:色谱法几乎可以分析所有的化学物质。

3. **色谱法的分类**

色谱法从不同的角度有不同的分类。

(1) 按两相所处状态分类可分为液相色谱法、气相色谱法、超临界流体色谱法。

1) 液相色谱法(liquid chromatography,LC):其流动相为液体故称为液相色谱法。按照固定相的状态不同,可分为液-固色谱法(LSC)与液-液色谱法(LLC)。

2) 气相色谱法(GC):其流动相为气体故称为气相色谱法。按固定相的状态不同,又分为气-固色谱法(GSC)与气-液色谱法(GLC)。

3) 超临界流体色谱法(supercritical fluid chromatography,SFC):超临界流体是指在高于临界压力和临界温度时物质的一种状态,性质介于液体和气体之间。以超临界流体为流动相,固体吸附剂(硅胶)或键合到载体(或毛细管壁)上的高聚物等为固定相的色谱法叫作超临界流体色谱法。

(2) 按操作形式分类包括柱色谱法和平面色谱法。

1) 柱色谱法(column chromatography):将固定相装于柱管内构成色谱柱,色谱过程在柱内进行。

2) 平面色谱法(planar chromatography):色谱过程在固定相构成的平面状分析层内进行的色谱法,包括纸色谱法(PC),薄层色谱法(TLC)等。纸色谱法可用滤纸作为载体,吸附的水作为固定相,而薄层色谱法是将固定相涂在玻璃板或铝箔板等板上。

二、 色谱流出曲线和相关概念

1. **色谱流出曲线** 在色谱法中,当样品加入后,样品中各组分随着流动相的不断向前移动而不断在两相间进行分配。如果各组分的分配系数不同,就有可能得到分离。

分配系数小的组分滞留在固定相中的时间短,在柱内移动的速度快,先流出柱子;分配系数大的组分滞留在固定相中的时间长,在柱内移动的速度慢,后流出柱子。分离后的各组分经检测器转换成电信号而记录下来,得到一条信号随时间变化的曲线,称为色谱流出曲线。曲线上凸起部分就是色谱峰,理想的色谱峰为正态分布曲线,见图6-1。

2. **流出曲线相关术语**

(1) 基线操作条件稳定后,没有试样通过时检测器所反映的信号-时间曲线称为基

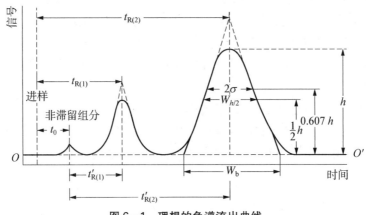

图 6-1　理想的色谱流出曲线

线,如图 6-1(O-O')所示。一段时间内基线随时间的缓缓变化称为漂移。

（2）峰高（h）指色谱峰顶与基线之间的垂直距离。

（3）峰面积指色谱曲线与基线间包围的面积。

（4）色谱的区域宽度通常用 3 种方法来表示。

1）标准偏差（σ）：为正态分布曲线上拐点间距离的 $1/2$。对于正常峰,为 0.607 倍峰高处色谱峰宽度的 $1/2$,如图 6-1 所示。

2）半（高）峰宽（$W_{h/2}$）：峰高一半处的色谱峰宽度。半峰宽与标准偏差的关系为：

$$W_{h/2} = 2.354\sigma \tag{6-1}$$

3）峰宽（W_b）：通过色谱峰两侧的拐点作切线,切线与基线交点间的距离为峰宽,如图 6-1 中 W_b 所示。峰宽与标准偏差的关系为：

$$W_b = 4\sigma = 1.699W_{h/2} \tag{6-2}$$

3. 保留值与比移值　保留值与比移值系在色谱分离过程中,试样中各组分在色谱柱内滞留行为的指标。

（1）保留时间：包括死时间、保留时间、调整保留时间。

1）死时间（t_0）：指分配系数为零的组分,即不在固定相滞留的组分从进样开始到色谱峰顶所对应的时间（保留时间）,如图 6-1 中 t_0 所示。

2）保留时间（t_R）：指从进样到柱后出现待测组分浓度最大值时（色谱峰顶点）所需要的时间,如图 6-1 中 $t_{R(1)}$、$t_{R(2)}$ 所示。可以将保留时间理解为待测组分流经色谱柱时,在两相中滞留的时间和。保留时间与固定相和流动相的性质、固定相的量、柱温、流速和柱体积有关。

3）调整保留时间（t'_R）：扣除死时间后的组分保留时间,如图 6-1 中的 $t'_{R(1)}$、$t'_{R(2)}$ 所示。可以将 t'_R 理解为某组分因在固定相滞留,比非滞留组分在柱中多停留的时间：

$$t'_R = t_R - t_0 \tag{6-3}$$

如果操作条件一定,调整保留时间仅与组分的性质有关,是定性的基本参数之一。

(2) 保留体积:包括死体积、保留体积及调整保留体积。

1) 死体积(V_0):由进样器至检测器的流路中,未被固定相占据的空隙的体积称为死体积(导管空间、色谱柱中固定相间隙、检测器内腔空间总和)。当流动相流速为 F_0 时,它与死时间的关系为:

$$V_0 = t_0 \cdot F_0 \qquad (6-4)$$

2) 保留体积(V_R):在气相色谱中从进样到柱后出现待测组分浓度最大值时所通过的流动相体积。它与保留时间的关系为:

$$V_R = t_R \cdot F_0 \qquad (6-5)$$

3) 调整保留体积(V_R'):是指扣除死体积后的保留体积,即

$$V_R' = V_R - V_0 = t_R' \cdot F_0 \qquad (6-6)$$

在一定的实验条件下,V_R、V_R' 与流动相流速无关($t_R \cdot F_0$ 及 $t_R' \cdot F_0$ 为一常数)。

(3) 相对保留值(r_{21},又称选择性因子)指组分 2 和组分 1 的调整保留值之比:

$$r_{21} = \frac{t_{R_2}'}{t_{R_1}'} = \frac{V_{R_2}'}{V_{R_1}'} \qquad (6-7)$$

相对保留值的特点是只与温度和固定相的性质有关,与色谱柱及其他色谱操作条件无关。它反映了色谱柱对待测组分 1 和 2 的选择性,是气相色谱法中最常使用的定性参数。

(4) 比移值:包括比移值和相对比移值。

1) 比移值(R_f 值):对于平面色谱通常用比移值(R_f 值)代替保留值。R_f 值表示各组分斑点在薄板上的位置,即组分斑点移动距离与流动相移动距离之比,如图 6-2 所示,是薄层色谱法的基本定性参数。

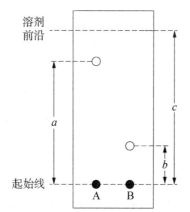

图 6-2　薄层色谱比移值测量示意图

$$R_f = \frac{a}{c} \qquad (6-8)$$

式中,a 为原点到斑点中心的距离,单位 cm;c 为原点到溶剂前沿的距离,单位 cm。

当 R_f 值为 0 时,表示组分留在原点未被展开,即组分完全不溶于流动相,不随流动相移动;当 R_f 值为 1 时,表示组分完全不被固定相保留,所以只有可值在 0~1 之间时,多组分才有可能分开,最佳范围为 0.3~0.5。一定的色谱条件下,组分的 R_f 值是一常数,结构和极性各不相同的物质,其 R_f 值也不同。因此,利用 R_f 值可以对物质进行定性鉴别。

2)相对 R_f 值(R_r):由于影响 R_f 值的因素很多,很难得到重复的 R_f 值,而相对比移值 R_r 的重现性和可比性均比 R_f 值好。

$$R_r = \frac{a}{b} \qquad (6-9)$$

式中,a 为原点到样品组分(A)斑点中心的距离,单位 cm;b 为原点到参考物质(B)斑点中心的距离,单位 cm。

组分 A 和参考物质 B 是在同一色谱平面上、同一展开条件下所测得的。于参考物质与组分在完全相同的条件下展开,能消除系统误差。因此,R_r 的重现性和可比性均比 R_f 好。在 R_r 定性时,必须有参考物质作对照,参考物质可以是加入试样中的纯物质,也可以是试样中的某一已知组分。R_r 值与 R_f 值的范围不同,R_r 值可大于 1,也可小于 1。

4. **拖尾因子(T)** 在很多情况下色谱峰都是非对称峰,主要有以下几种情况。

(1)前延峰:前沿平缓、后沿陡峭的不对称色谱峰。

(2)拖尾峰:前沿陡峭、后沿拖尾的不对称色谱峰。

(3)分叉峰:两组分没有完全分开而重叠在一起的色谱峰。

(4)"馒头"峰:形状矮而胖的峰。

正常色谱与不正常色谱峰可用拖尾因子(T)来衡量。T 在 0.95~1.05 之间为对称峰,小于 0.95 为前延峰,大于 1.05 为拖尾峰。T 的计算公式为:

$$T = \frac{W_{0.05h}}{2d_1} \qquad (6-10)$$

式中,$W_{0.05h}$ 为 0.05 峰高处的峰宽;d_1 为峰极大至峰前沿之间的距离。

5. **理论板数** 理论板数源于塔板理论,是衡量色谱柱分离效能(柱效)的参数。塔板理论是将色谱柱比拟成蒸馏塔,在类似于一个塔板的一小段色谱柱内,组分在流动相和固定相之间的分配过程被看作气液平衡过程,流动相在色谱柱中的移动过程为阶跃式推进。

色谱柱长(L)、塔板高度(H)与理论板数(n)三者的关系为:

$$n = \frac{L}{H} \qquad (6-11)$$

根据塔板理论,可以推导出理论板数与色谱参数之间的关系为:

$$n = 16\left(\frac{t_R}{W_b}\right)^2 = 5.54\left(\frac{t_R}{W_{h/2}}\right)^2 \tag{6-12}$$

6. 分离度(R) 分离度又称分辨率,是衡量分离效果的参数,用相邻两色谱峰峰尖距离对峰宽均值的倍数表示,如图6-3所示,其定义式如下:

$$R = \frac{t_{R_2} - t_{R_1}}{\frac{W_1 + W_2}{2}} = \frac{2(t_{R_2} - t_{R_1})}{W_1 + W_2} \tag{6-13}$$

式中,t_{R_1}、t_{R_2}为组分1、2的保留时间;W_1、W_2为组分1、2色谱峰的峰宽。

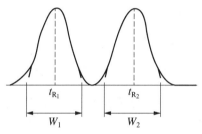

图6-3 分离度示意图

设色谱峰为正常峰,且$W_1 = W_2 = 4\sigma$。若$R = 1$,峰尖距(Δt_R)为4σ。此种分离状态称为4σ分离,峰基略有重叠,裸露峰面积在95.4%;若$R = 1.5$,峰尖距为6σ,称为6σ分离,裸露面积≥99.7%。在做定量分析时,为了能获得较好的精密度与准确度,应使$R \geq$ 1.5,即通常所称的基线分离。

三、 分配系数与保留行为的关系

1. 分配系数(K) 色谱分离是基于样品组分在固定相和流动相之间反复多次的分配过程。这种分配过程常用分配系数和容量因子来描述。

分配系数是在一定温度和压力下,达到分配平衡时,组分在固定相(s)与流动相(m)中的浓度(c)之比。

$$K = \frac{c_s}{c_m} \tag{6-14}$$

式中,c_s为组分在固定相中的浓度;c_m为组分在流动相中的浓度。

在不同的色谱分离机制中,K有着不同的物理学意义:在吸附色谱法中为吸附系数,在离子交换色谱法中为选择性系数(或称交换系数),在凝胶色谱法中为渗透参数。分配系数与组分、流动相和固定相的热力学性质有关,也与温度、压力有关。

2. 容量因子(k) 在一定温度和压力下,达到分配平衡时,组分在固定相和流动相中

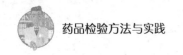

的质量之比,即

$$k = \frac{m_s}{m_m} = \frac{c_s V_s}{c_m V_m} = K\frac{V_s}{V_m} \tag{6-15}$$

式中,V_m 为色谱柱中流动相的体积,近似等于死体积,单位 ml;V_s 为柱中固定相的体积,单位 ml。

容量因子不仅与温度和压力有关,而且还与固定相和流动相的体积有关。

3. 保留时间与分配系数和容量因子的关系　组分在固定相和流动相中的质量比也可以理解为组分在固定相和流动相中滞留的时间比,即

$$k = \frac{t'_R}{t_0} \tag{6-16}$$

又:

$$t_R = t_0(1+k) = t_0\left(1 + \frac{K V_s}{V_m}\right) \tag{6-17}$$

上式是色谱法的基本公式之一,表示保留时间与分配系数和容量因子的关系。同理,对于平面色谱有如下关系:

$$Rf = \frac{m_m}{m_m + m_s} = \frac{1}{1 + \frac{m_s}{m_m}} = \frac{1}{1+k} = \frac{1}{1 + K\frac{V_s}{V_m}} \tag{6-18}$$

四、定性和定量分析

1. 定性分析　色谱定性分析的目的是确定待测试样的组分以及各色谱峰所代表的化合物。由于各种物质在一定的色谱条件下均有确定的保留时间。因此,保留值可作为一种定性指标,但是不同物质在同一色谱条件下,可能具有相似或相同的保留值。因此,不能仅根据保留值对一个完全未知的样品定性。应在了解样品的来源、性质、分析目的的基础上,对样品组成做初步的判断,再结合下列的方法则可确定待测试样的组分以及各色谱峰所代表的化合物。

(1)保留值法:在一定的色谱条件下,一个未知物只有一个确定的保留值。因此,将未知物在相同的色谱条件下的保留值与对照品进行比较,若两者相同,则未知物与对照品可能为同一物质;反之,则可排除两者为同一物质的可能。

(2)相对保留值法:相对保留值是指组分与参考物质调整保留值的比值。在一定色谱条件下,将测得的相对保留值与对照品或文献相应值进行比较,若两者相同,则可能为同一物质。相对保留值仅仅随固定液及柱温变化而变化,与其他条件无关。通常选择与被测组分的保留行为相近,并且易得到纯品的物质作参考物质。

(3)加入对照品增加峰高法:当两组分的保留值相近、不易区分时,可将对照品加到

试样中,如果峰高增加而半峰宽并没有相应地增加,则说明两者可能是同一物质。如果有新峰或在未知峰上出现不规则形状(如分叉等),则说明两者并非为同一物质。

(4)其他方法:①与化学方法配合进行定性分析;②利用检测器的选择性进行定性分析;③与其他仪器联用定性;④利用文献上的保留指数。

2. 定量分析　色谱法的定量分析常用内标法和外标法。

(1)内标法:是将一定量的纯物质作为内标物加入到准确称取的供试品和对照品中,分别记录对照品溶液中内标物和对照品的峰面积或峰高、供试品溶液中内标物和待测组分的峰面积或峰高,根据有关数据求出被测组分的含量。计算过程如下。

先根据对照品溶液的数据计算校正因子(f):

$$f = \frac{\dfrac{A_S}{c_S}}{\dfrac{A_R}{c_R}} \qquad (6-19)$$

式中,A_S 为内标物质的峰面积或峰高;A_R 为对照品的峰面积或峰高;c_S 为内标物质的浓度,g/ml;c_R 为对照品的浓度,g/ml。

再根据供试品溶液的数据计算出待测组分的浓度:

$$c_X = f \cdot \frac{A_X}{\dfrac{A'_S}{c'_S}} \qquad (6-20)$$

式中,A'_S为内标物质的峰面积或峰高;c'_S 为内标物质的浓度,单位 g/ml;A_X 为待测组分的峰面积或峰高;c_X 为待测组分的浓度,单位 g/ml。

内标法的关键是选择合适的内标物,它必须符合下列条件:①内标物应是试样中原来不存在的纯物质,性质与被测物相近,不能与样品发生化学反应,能完全溶解于样品中;②内标物的峰位置应尽量靠近被测组分的峰,或位于几个被测物峰的中间,并与这些色谱峰完全分离;③内标物的质量应与被测物质的质量接近,能保持两者色谱峰面积相接近。

内标法的优点:进样量不必准确;操作条件稍有变化对结果影响不大。因此,定量结果比较准确;适宜于低含量组分的分析。

内标法的主要缺点:需要选择合适的内标物,而且每次分析都要准确称量内标物和待测样品的重量;在样品中加入一个内标物对分离度的要求更高。

(2)外标法:此法可分为标准曲线法和对照法(外标一点法)。

1)标准曲线法是配制一系列已知浓度的标准溶液,在同一操作条件下,取一定量注入色谱仪,测量其峰面积(或峰高),做出峰面积(或峰高)与浓度的标准曲线。然后在相同条件下,注入同量的供试品溶液,测得待测组分的峰面积(或峰高),根据标准曲线或其回归方程,计算供试品中待测组分的浓度。标准曲线法的截距通常应为零,若不等于零说明存在系统误差。标准曲线的截距为零时,可用对照法定量。

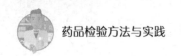

2) 对照法是用一种浓度的对照品溶液对比测定样品溶液中组分 X 的含量。精密称(量)取对照品与供试品,分别配制成对照品溶液(c_R)和供试品溶液(c_x),分别精密吸取一定量注入色谱仪,记录色谱图,测量对照品的峰面积(A_R)和供试品待测成分的峰面积(A_X)(或峰高),用下式(6-21)计算样品中 X 组分的含量。

$$c_X = c_R \cdot \frac{A_X}{A_R} \qquad (6-21)$$

外标法方法简便,但此法的准确性受进样重复性和实验条件稳定性的影响。此外,为了降低外标法的实验误差,配制对照品溶液的浓度应尽量与待测组分的浓度相近。

五、 灵敏度、噪声与检测限

1. 灵敏度　灵敏度(sensitivity)又称响应值或应答值,是用来评价检测器质量或比较不同类型检测器时的重要指标;通常用单位浓度或单位时间内单位质量的某组分通过检测器所产生的响应值来表示。

2. 噪声　无样品通过检测器时,由仪器本身和工作条件等的偶然因素引起的基线起伏称为噪声(noise, N)。噪声通常分为两种,即短时噪声和长时噪声。短时噪声是指基线的快速小幅振动;长时噪声一般指在以分钟计的周期内的基线波动。短时噪声和长时噪声可发生重叠。噪声的大小用噪声带(峰-峰值)的宽度来衡量。

3. 检测限　检测限(detcctability, D),系指试样中被测物能被检测出的最低量。通常用某组分的峰高恰为噪声的 2~3 倍时单位时间内流动相引入检测器中该组分的质量或单位体积流动相中所含该组分的量来表示。若低于此限,组分峰将被噪声所淹没而检测不出来。

与灵敏度相比,检测限能够更全面地反映检测器的性能。因为信号可以被放大器任意放大,使灵敏度增高,但噪声也同时被放大,弱信号仍然很难辨认。

第二节　气相色谱法

气相色谱法(GC)是以气体为流动相的色谱方法。按固定相的聚集状态不同,气相色谱法分为气固色谱法(GSC)及气液色谱法(GLC)。按分离原理,气固色谱属于吸附色谱,气液色谱属于分配色谱。

气相色谱法具有以下特点:

(1) 分离效率高:气相色谱柱具有较高的分离效能,能够在较短的时间内同时分离和测定极为复杂的混合物。它对极性极为相似的烃类异构体、同位素等有很强的分离能力,能分析沸点十分接近的复杂混合物。例如,用空心毛细管柱一次可以将汽油中的 200 多个组分进行分离。

（2）灵敏度高：使用高灵敏度的检测器，如电子捕获检测器可以检测出 $10^{-13}\sim$ 10^{-11} g 的痕量物质。因此，气相色谱法可以在取用很少样品量的情况下，检测出样品中的微量或痕量物质。

（3）分析速度快：相对于化学分析法，一般情况下，完成一个气相色谱分析周期只需几分钟到几十分钟的时间，某些快速分析甚至仅需几秒钟。随着电子计算机技术的推广和应用，色谱操作及数据处理完全自动化，分析周期更短。

（4）应用范围广：气相色谱法不仅可以分析气体，还可以分析液体和固体；不但可分析有机物，也可分析无机物，还可用于制备高纯物质，纯度可达 99.99％。

气相色谱法的不足之处在于不能直接分析在操作温度下不易挥发或易分解的物质，同时由于色谱法的局限性，不能直接对未知样品进行定性分析。这些需要其他分析方法辅助或配合才能实现。

一、气相色谱仪

气相色谱仪是完成气相色谱分离分析的一种装置。气相色谱仪型号、种类繁多，但各类仪器的基本原理、结构都是相似的。一般都由载气源、进样部分、色谱柱、柱温箱、检测器和数据处理系统组成，其工作示意图如图 6-4 所示。进样部分、色谱柱和检测器的温度均应根据分析要求适当设定。

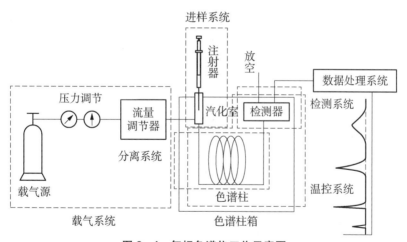

图 6-4 气相色谱仪工作示意图

1. 载气源 气相色谱法的流动相为气体，称为载气（carrier gas）。可由高压瓶或高纯度气体发生器提供，经过适当的减压装置，以一定的流速经过进样器和色谱柱。可用作载气的气体较多，如氢气、氦气、氩气、氮气和二氧化碳等，应用最多的是氢气、氮气和氦气。

（1）氢气：用作载气的氢气，其纯度要求在 99.99％以上。氧气易燃、易爆，在使用时应特别注意。由于氢气的相对分子质量小，热导系数大，黏度小等特点，在使用热导检测器时,常采用它作为载气。在氢火焰离子化检测器中,氢气是必用的燃烧气。氢气的来源除氢气高压钢瓶外,还可以采用由电解水的原理得到氢气的氢气发生器。

(2)氮气:用作载气的氮气纯度也要求在99.99%以上。氮气的扩散系数小,因此可以得到较高的柱效,常用作除热导检测器外的其他几种检测器的载气。氮气热导系数小,使热导检测器的灵敏度较低,不宜采用。

(3)氦气:热导系数大,黏度小,使用安全,可用于热导和氢火焰离子化检测器。

载气的净化一般由一根内装净化剂的金属管或塑料管组成的净化器连接在气路中,内装活性炭或分子筛,除去载气中的杂质。若载气的温度大,还可串联硅胶净化管,以便同时除去载气中的水分。

载气流量控制为使载气流速保持相对稳定,通常将减压阀、流量调节阀(针形阀或稳压阀)和流量计串联使用,以便控制、测量载气的流速。

2. 进样部分 进样方式一般可采用溶液直接进样、自动进样或顶空进样。

溶液直接进样采用微量注射器、微量进样阀或有分流装置的汽化室进样;采用溶液直接进样或自动进样时,进样口的温度应高于柱温30~50℃;进样量一般不超过数微升;柱径越细,进样量应越少,采用毛细管柱时,一般应分流以免过载。

顶空进样适用于固体和液体供试品中的挥发性组分的分离和测定。将固态或液态的供试品制成供试液后,置于密闭小瓶中,在恒温控制的加热室中加热至供试品中的挥发性组分在非气态和气态达至平衡后,由进样器自动吸取一定体积的顶空气,注入色谱柱中,如图6-5所示。

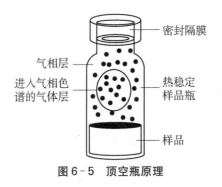

图6-5 顶空瓶原理

顶空进样在达到气液平衡后就可以获得分配系数K,而K受温度、压力、盐浓度等因素影响。当需要定量分析挥发性有机溶剂时,有些样品不适合直接进样或为减少样品前处理时间及提高分析效率时,常采用顶空进样,同时顶空进样适合于痕量有机化合物或低浓度需要浓缩时的样品测定。

3. 色谱柱 色谱柱是色谱仪的核心部件,决定了色谱的分离性能。色谱柱由固定相与柱管组成,按柱粗细可分为一般填充色谱柱及毛细管色谱柱两类。填充柱的材质为不锈钢或玻璃,内径2~4 mm,柱长1~5 m,内装吸附剂、高分子多孔小球或涂渍固定液的载体,粒径0.25~0.18 mm、0.18~0.15 mm或0.15~0.125 mm。常用载体为经酸洗并硅烷化处理的硅藻土或高分子多孔小球,常用固定液有甲基聚硅氧烷、聚乙二醇等。毛细管柱的材质为玻璃或石英,内壁或载体经涂渍或交联固定液,内径一般为 0.25 nm、0.32 nm 或 0.53 mm,柱长 5～60 m,固定液膜厚 0.1～5.0 μm,常用固定液有甲基聚硅氧烷、不同比例组成的苯基甲基聚硅氧烷、聚乙二醇等。新填充柱和毛细管柱在使用前需老化以除去残留溶剂及低分子量的聚合物;色谱柱如长期未用,使用前应老化处理,使基线稳定。与一般填充色谱柱相比,毛细管色谱柱具有渗透性好、柱效高、易实现气相色谱-质谱联用等优点,但柱容量小,定量重复性较差。

4. 柱温箱　由于柱温箱稳定的波动会影响色谱分析结果的重现性,柱温箱的精度应在 ±1 ℃,且温度波动小于每小时 0.1 ℃。温度控制系统分为恒温和程序升温 2 种。

5. 检测器　适合气相色谱法的检测器有火焰离子化检测器(FID)、热导检测器(TCD)、氮磷检测器(NPD)、火焰光度检测器(FPD)、电子捕获检测器(ECD)和质谱检测器(MS)等。火焰离子化检测器对碳氢化合物响应良好,适合检测大多数的药物;氮磷检测器对含氮、磷元素的化合物灵敏度高;火焰光度检测器对含磷、硫元素的化合物灵敏度高;电子捕获检测器适于含卤素的化合物;质谱检测器还能给出供试品某个成分相应的结构信息,可用于结构确证。除另有规定外,一般用火焰离子化检测器,用氢气作燃气、空气作助燃气。在使用火焰离子化检测器时,检测器的温度一般应高于柱温,并不得低于 150 ℃,以免水汽凝结,通常为 250～350 ℃。

6. 数据处理系统　可分为记录仪、积分仪以及计算机色谱工作站等,如今当然是计算机色谱工作站的天下。各品种项下规定的色谱条件,除检测器种类、固定液品种及特殊指定的色谱柱材料不得改变外,其余如色谱柱内径和长度、载体牌号、粒度、固定液涂布浓度、载气流速、柱温、进样量及检测器的灵敏度等均可适当改变,以适应具体品种并符合系统适用性试验的要求。

二、气相色谱的固定相

色谱分离是在色谱柱中完成的,而分离效果主要取决于柱中固定相的性质。分离对象的多样性决定了没有某一种固定相能够满足所有试样的分离需要。因此,对于不同的被分离对象,需要根据其性质选择适当的固定相。

1. 气固色谱固定相　气固色谱固定相有吸附剂、高分子多孔微球和化学键合相等。

(1)吸附剂:常用石墨化炭黑、硅胶、氧化铝和分子筛等。多用于永久性气体及低分子量化合物的分离分析,在药物分析上远不如高分子多孔微球用途广。

(2)高分子多孔微球:高分子多孔微球是一种人工合成的新型固定相。该固定相有如下优点:无有害的吸附活性中心,极性组分也能获得正态峰;无流失现象,柱寿命长;具有强疏水性能,特别适于分析混合物中的微量水分;粒度均匀,机械强度高,具有耐腐蚀性能;热稳定性好,最高使用温度为 200～300 ℃。

(3)化学键合相:化学键合相是新型气相色谱固定相,具有分配与吸附两种作用,传质快、柱效高、分离效果好、不流失及柱寿命长,但价格较贵。

2. 气液色谱固定相　气液色谱固定相由于具有较高的可选择性而受到普遍重视。气液色谱固定相是在小颗粒表面涂敷一薄层固定液构成,故可分为固定液和载体两部分。

(1) 固定液:一般是一些高沸点、难挥发的有机化合物,在操作温度下为液态,在室温时为固态或液态。对固定液的要求是:在操作温度下呈液态且蒸汽压低;固定液对样品中各组分有足够的溶解能力,分配系数较大;选择性能高,两个沸点或性质相近的组分的分配系数比不等于1;稳定性好,固定液与样品组分或载体不产生化学反应,高温下不分解;黏度小,凝固点低。

按照化学分类法,气液色谱固定相可分为烃类、硅氧烷类、醇类和酯类等。

(2) 固定液的选择:如果被测组分与固定液分子的极性接近,根据相似相溶原理,被测组分与固定液分子间的作用力强,在固定液中的溶解度大,即分配系数大,则保留时间长。通常根据相似相溶原理对固定相进行选择。

(3) 载体:一般载体是化学惰性的多孔性微粒。特殊载体如玻璃微珠,是比表面积大的化学惰性物质,但并非多孔。对一般载体的要求:比表面积大,孔穴结构好;表面没有吸附性能(或很弱);不与被分离物质或固定液起化学反应;热稳定性好,粒度均匀,有一定的机械强度等。常用的载体为硅藻土型载体,是由天然硅藻土经锻烧等处理而获得的具有一定粒度的多孔性固体微粒。

三、 气相色谱检测器

气相色谱检测器是把色谱柱后流出物质的信号转换为电信号的一种装置。检测器按信号记录方式不同,可分为微分型检测器和积分型检测器。积分型检测器是测量各组分积累的总和,响应值与组分的总质量成正比,色谱图为台阶形曲线,阶高代表组分的总量。微分型检测器的响应与流出组分的浓度或质量成正比,绘出的色谱峰是一系列的峰。色谱仪的灵敏度高低主要取决于检测器性能的好坏。根据检测原理不同气相色谱检测器又可分为浓度型检测器和质量型检测器。浓度型检测器测量的是载气中某组分浓度瞬间的变化,即检测器的响应值和组分的浓度成正比,如热导检测器和电子捕获检测器。质量型检测器测量的是载气中某组分单位时间内进入检测器的含量变化,即检测器的响应值和单位时间内进入检测器某组分的量成正比,如火焰离子化检测器和火焰光度检测器等。气相色谱仪的检测器已有 30 余种之多,下面介绍 3 种最常用的检测器。

1. 热导检测器　热导检测器(thermal conductivity detector, TCD)是利用被检测组分与载气热导率的差别来响应的浓度型检测器,具有构造简单、测定范围广、稳定性好、线性范围宽、样品不被破坏等优点。TCD 是一种通用型检测器,但灵敏度低。该检测器是由热导池以及电气线路所组成。热导池本身又由热丝热敏元件和金属池体构成。

热导池由一块不锈钢块加入热敏元件(热丝)构成。热敏元件由钨丝或铼钨丝等制成。它们的电阻率高、电阻温度系数大,故称为"热敏"元件。工作时,载气从热丝周围流过并带走热量。元件本身因通有稳定的直流电流而发热,当发出的热量等于带走的热量时,热丝因其有恒定的温度和阻值而处于热平衡状态。当载气中含有被色谱柱分离开的被测组分时,由于不同的气体具有不同的热导系数,故该组分流过热丝时会改变热丝的散热条件而使它的温度发生变化,继而导致热丝本身电阻阻值相应的变化。如果把热丝元件连接在惠斯登(Wheatstone)电桥线路中,那么这个阻值的变化就会改变桥路平衡状态从而输出一个电压信号。这样就实现了把载气中某物质组分浓度的变化转变成一个电信号的变化。

2. **氢火焰离子化检测器**　氢火焰离子化检测器(flame ionization detector,FID)利用有机物在氢火焰的作用下化学电离而形成离子流,借测定离子流强度进行检测。

有机化合物进入氢火焰,在燃烧过程中直接或间接产生离子。收集极(阳极)与极化环(阴极)间具有电位差,使离子在收集极与极化环间作定向流动形成离子流。离子流强度与进入检测器中组分的量及分子中的含碳量有关。因此,在组分一定时,测定电流(离子流)强度可以对组分进行定量。

化学电离理论能较好地解释烃类的离子化机制。该理论认为有机物在氢火焰中先形成自由基,而后与氧产生正离子,再与水反应生成水合氢离子,由这些离子形成的离子流产生电信号。

在没有有机物通过检测器时,氢气燃烧也能产生极微弱的离子流,此电流称为检测器的本底。在有微量有机物引入检测器后,电流急剧增加,电流大小与有机物引入的量成正比。在两极间接上一高电阻,并使高电阻的两端与微电流放大器的输入端并联。微小的电流产生变化即能产生很大的电压变化,经放大器放大,然后由记录器记录电压随时间的变化,得到色谱流出曲线。

FID 具有灵敏度高、响应快、线性范围宽等优点,是目前最常用的检测器之一。

3. **电子捕获检测器**　电子捕获检测器(electron capture detector,ECD)利用电负性物质捕获电子的能力,通过测定电子流进行检测。ECD 具有灵敏度高、选择性好的特点,但其线性范围窄,分析重现性较差,是一种选择型检测器,是目前分析痕量电负性有机化合物最有效的检测器,对含卤素、硫、氧、羰基及氨基等的化合物有很高的响应,特别适合于农产品和蔬菜中农药残留量的检测。ECD 可检测出 10^{-14} g/ml 的 CCl_4,但对无电负性的物质如烷烃等几乎无响应。

电子捕获检测器内有一个圆筒状 β-射线放射源(^{63}Ni 或 ^3H),放射源贴在阴极壁上,内腔中央的不锈钢棒作正极,在两极间施加直流或脉冲电压。

载气(Ar 或 N_2)在 β 放射源放出的 β 粒子轰击下而离子化,形成了次级电子和正离子。在电场的作用下,初级和次级电子定向向阳极运动,并为阳极所收集,产生约 $10^{-9}\sim10^{-8}$ A 的基始电流(基流),在记录器上产生一条平直的基线。当载气携带电负性组分进入检测器时,电负性化合物捕获自由电子,形成稳定的负离子,再与载气电离产生的正离子结合成中性化合物,使基流下降,产生信号。

4. **检测器的性能指标**　对检测器性能的要求主要有 4 个方面:灵敏度高;稳定性好,噪声低;线性范围宽;死体积小,响应快。

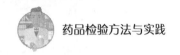

四、应用示例

气相色谱法在药物分析中的应用很广泛,包括含量测定、杂质检查及微量水分测定、中间体的监控(反应程度的监控)、中药成分研究、制剂分析(制剂稳定性和生物利用度研究)、治疗药品监测和药物代谢研究等。

现以气相色谱法测定维生素 E 的含量为例。

维生素 E 含量的测定方法很多,目前,《中国药典》、USP、BP 等均采用气相色谱法进行测定。

(1) 色谱条件色谱柱:固定液为 2%OV-17;柱温:265 ℃;检测器:FID。

(2) 校正因子的测定:取正三十二烷适量,用正己烷溶解并稀释成 1.0 mg/ml 的溶液,摇匀,作为内标溶液。另精密称取维生素 E 对照品 20 mg,置棕色具塞锥形瓶中,精密加入内标溶液 10 ml,振摇使溶解,取 1～3 μl 注入气相色谱仪,计算校正因子(f)。

(3) 测定方法:精密称取样品 20 mg,置棕色具塞锥形瓶中,精密加入内标溶液 10 ml,振摇使溶解,取 1～3 μl 注入气相色谱仪,记录色谱图和峰面积,按内标法计算,即得。

第三节　高效液相色谱法

高效液相色谱法(HPLC)是 20 世纪 70 年代迅速发展起来的一项高效、快速的分离分析技术,又被称为"高压液相色谱""高速液相色谱""高分离度液相色谱"及"近代柱色谱"等。高效液相色谱是色谱法的一个重要分支,以液体为流动相,采用高压输液系统,将具有不同极性的单一溶剂或不同比例的混合溶剂、缓冲液等流动相泵入装有固定相的色谱柱,在柱内各成分被分离后,进入检测器进行检测,从而实现对试样的分析。HPLC对样品的适用性广,不受样品的挥发性和热稳定性的限制,被广泛应用于生命科学、食品科学、药物研究以及环境监测等领域。

一、高效液相色谱仪

典型的高效液相色谱仪的结构系统一般可分为 4 个主要部分——输液系统、进样系统、检测系统和分离系统,还附有梯度洗脱、自动进样、组分收集及数据处理等辅助系统。储液器中储存的流动相经过过滤后由高压泵输送到色谱柱入口。当采用梯度洗脱时一般需用二元泵或四元泵系统来完成输送。样品由进样器注入流动相系统,而后送到色谱柱进行分离。分离后的组分由检测器检测,输出信号供给数据处理装置。如果需收集组分做进一步分析,则在检测器出口将样品组分收集起来。现将输液系统、进样系统和检测系统等主要部件简述如下。

1. **输液系统** 高压输液泵是高效液相色谱的关键部件之一,其功能是将溶剂储存器中的流动相以高压形式连续稳定送入液路系统,使样品在色谱柱中完成分离过程。在高效液相色谱中为了在得高柱效而使用粒度很小的固定相($<10\ \mu m$)。流动相高速通过时,将产生很高的压力,其工作压力范围为$(150\sim350)\times10^5$ Pa。因此,高压、高速是高效液相色谱的显著特点。对高压输液泵来说,应具有如下性能:流量精度高且稳定,一般要求相对标准差(RSD)小于0.5%;流量范围宽;能在高压下连续工作,压力平稳无脉动;液缸容积小;密闭性能好,耐腐蚀。常用的高压输液泵有恒流泵和恒压泵两种类型。恒流泵可保持在工作中给出稳定的流量,流量不随系统阻力变化。恒压泵则使输出的流动相压力稳定,流量随系统阻力改变,保留时间的重现性差。目前,在高效液相中采用的主要是恒流泵。

梯度洗脱装置作为高效液相色谱仪输液系统的辅助装置,和气相色谱法中的程序升温一样,给分离工作带来很大的方便,现在已成为完整的高效液相色谱仪中一个重要的不可缺少的部分。所谓梯度洗脱,是指流动相中含有两种(或更多)不同极性的溶剂,在分离过程中按一定的程序连续改变载液中溶剂的配比和极性,通过载液中极性的变化来改变被分离组分的分离因素,以提高分离效果。应用梯度洗脱还可以使分离时间缩短,分辨能力增加。由于峰形的改善,还可以提高最小检测量和定量分析的精度。装置分为外梯度(高压梯度)和内梯度(低压梯度)两种方式。这两种方式都可以使流动相组成按设定程序实现连续变化。内梯度是使用一台高压泵,通过比例调节阀,将两种或多种不同极性的溶剂按一定的比例抽入混合器中混合,而外梯度则是利用两台高压输液泵,将两种不同极性的溶剂按一定的比例送入梯度混合室,混合后进入色谱柱。

2. **进样系统** 进样系统包括进样口、注射器和进样阀等。它的作用是把分析试样有效地送入色谱柱中进行分离。在高效液相色谱中,进样方式及样品体积对柱效有很大的影响。目前,常用的进样器主要有六通阀进样器和自动进样器。

六通阀进样器是一种耐高压、重复性好和操作方便的阀进样器,它是指直接向压力系统内进样而不必停止流动相流动的一种进样装置。

自动进样器是由计算机自动控制定量阀,按预先编制的注射样品操作程序进行工作。取样、进样、复位、样品管路清洗和样品盘的转动,全部按预定程序自动进行,一次可进行几十个或上百个样品的分析。有的自动进样器的进样量可连续调节,进样重复性高,适合于大量样品的分析,节省人力,可实现自动化操作。但此装置一次性投资很高,目前在国内尚未得到广泛应用。

3. **检测系统** 与气相色谱仪一样,高效液相色谱仪检测器的作用是反映色谱过程中组分浓度变化。同样要求具有灵敏度高、噪声低、线性范围宽、重复性好及适用广泛等特性。高效液相色谱仪检测器一般分为两类:通用型检测器和专用型检测器。

通用型检测器可连续测量色谱柱流出物(包括流动相和样品组分)的全部特性变化,通常采用差分测量法。这类检测器包括示差折光检测器等。通用型检测器适用范围广,但由于对流动相有响应,因此易受温度、流动相流速和组成变化的影响,噪声和漂移都较大,灵敏度较低。

专用型检测器用以测量被分离样品组分某种特性的变化。这类检测器对样品中组分的某种物理或化学性质敏感，而这一性质是流动相所不具备的，或至少在操作条件下不显示。这类检测器包括紫外检测器、荧光检测器等。专用型检测器灵敏度高，受操作条件变化和外界环境影响小，并且可用于梯度洗脱操作。但与通用型检测器相比，应用范围受到一定的限制。

目前应用较多的有紫外检测器、示差折光检测器和荧光检测器。

（1）紫外检测器：这是目前应用最广的液相色谱检测器，对大部分有机化合物有响应，已成为高效液相色谱仪的标准配置。它具有灵敏度高、线性范围宽、死体积小、波长可选、易于操作等特点。它的重要特征是对流动相的脉冲和温度变化不敏感，可用于梯度洗脱。其基本原理是组分对特定波长的紫外光具有选择性吸收，吸光度与组分浓度之间的定量关系符合朗伯-比尔定律。紫外检测器有固定波长和可变波长两种。前者在检测过程中选择某确定波长进行检测，常用汞灯的 254 nm 或 280 nm 等谱线；而后者在检测过程中可对组分进行全波长范围（紫外-可见光）扫描，因而可获得组分的紫外可见光谱，既可应用于定性，也使应用范围扩大。为适应高效液相色谱分析的要求，测量池体积都很小，在 5～10 μl 之间，光路长 5～10 mm，死体积小，吸光度随进入流通池的组分浓度变化快，灵敏度高。紫外检测器的最小检测浓度可达到 10^{-9} g/ml。

将紫外检测器与光电二极管阵列检测器结合在一起的紫外阵列检测器，结合计算机处理技术，可获得组分的三维色谱-光谱图。紫外阵列检测器中的光电二极管阵列，可由多达 1024 个二极管组成，各接受一定波长的光谱。由光源发射的光通过测量池时被组分吸收，透射光中包含了组分对各波长吸收的信息，分光后投射到二极管阵列上，因而不需要停留扫描即可获得色谱流出物各个瞬间的动态光谱吸收图。

紫外检测器的主要缺点是对无紫外-可见光吸收的组分不响应，而对紫外光吸收较大的溶剂如苯，不能使光透过，则无法作为流动相使用，使流动相的选择受到一定限制。

（2）示差折光检测器：这是除紫外检测器之外应用最多的液相色谱检测器。由于每种物质都具有不同的折光率，示差折光检测器属于通用型检测器。其基本原理是连续检测参比池和样品池中流动相之间的折光率差值，该值与样品池流动相中的组分浓度成正比。示差折光检测器的灵敏度可达到 10^{-7} g/ml。其主要缺点是它对温度变化特别敏感。因此，应对该检测器的温度进行控制。梯度洗脱造成流动相折光率不断变化，故示差折光检测器不能用于梯度洗脱。

（3）荧光检测器：是利用某些溶质在受紫外光激发后，能发射荧光的性质来进行检测的。它是一种具有高灵敏度和高选择性的检测器。仅对某些具有荧光特性的物质有响应；对不产生荧光的物质，可使其与荧光试剂反应，生成可发生荧光的衍生物再进行测定。它适合于稠环芳烃、甾族化合物、酶、氨基酸、维生素、色素及蛋白质等物质的测定。在一定条件下，荧光强度与物质浓度成正比；荧光检测器灵敏度高，检出限可达 10^{-12}～10^{-13} g/ml，比紫外检测器高出 2～3 个数量级，但适用范围较窄。该检测器对流动相脉冲不敏感，常用流动相也无荧光特性，故可用于梯度洗脱。

二、 主要分离类型

液相色谱具有多种分离类型,每种分离类型使用的分离对象不同。液相色谱的分离机制由于使用的固定相不同而差别较大,通常有液-固吸附色谱、液-液分配色谱、离子交换色谱、凝胶色谱及亲和色谱法等。

1. 液固吸附色谱　在液固吸附色谱法中,固定相为固体吸附剂,根据吸附剂对被分离组分吸附作用的不同来实现物质的分离。液-固吸附分离模式适用于分离相对分子质量中等的脂溶性样品,对具有不同官能团的化合物和异构体有较高的选择性。常用的吸附剂为硅胶或氧化铝,大多数用于非离子型化合物。吸附色谱固定相可以分为极性和非极性两大类。对流动相的要求为:

(1) 选用的溶剂应当与固定相互不相溶,并能保持色谱柱的稳定性。

(2) 选用的溶剂应有高纯度,以防所含微量杂质在柱中积累,引起柱性能的改变。

(3) 选用的溶剂性能应与所使用的检测器相匹配。如果使用紫外吸收检测器,就不能选用在检测波长下有紫外吸收的溶剂;若使用示差折光检测器,就不能用梯度洗脱。

(4) 选用的溶剂应对样品有足够的溶解能力,以提高测定的灵敏度。

(5) 选用的溶剂应具有低的黏度和适当低的沸点。

(6) 应尽量避免使用具有显著毒性的溶剂,以保证工作人员的安全。

液固色谱法是以表面吸附性能力为依据的,所以它常用于分离极性不同的化合物,也能分离那些具有相同极性基团,但数量不同的样品。

2. 液-液分配色谱　液-液分配色谱法中所使用的固定相与流动相均为液体,且互不相溶。其基本原理与气相色谱中的气-液分配色谱一样,即根据被分离的组分在流动相和固定相中的溶解度不同而分离。依固定相和流动相的极性不同可分为正相色谱法和反相色谱法。一般为了避免固定液的流失,对于亲水性固定液,采用疏水性流动相,即流动相的极性小于固定液的极性,称为正相分配色谱(色谱柱称为正相柱),适合极性化合物的分离,极性小的组分先流出,极性大的组分后流出;反之流动相的极性大于固定液的极性,称为反相分配色谱(色谱柱也称为反相柱),适用于非极性化合物的分离,出峰顺序与正相分配色谱相反。其中,反相色谱应用最广。

早期的固定相采取将固定液直接涂渍在载体上,制备方便,但固定液容易流失,现多采用化学键合固定相,即将各种不同基团通过化学反应键合到硅胶(载体)表面的游离羟基上,形成了化学键合相色谱。键合的方法极大改善了固定相的分离性能,扩大了液相色谱的应用范围。从固定相结构来说,由涂渍至键合的转变,使键合固定相的表面不再是一层液膜,而是形成了一层分子膜,使液相传质阻力大大减小,柱效提高。两相之间的分配也从液-液分配转变为液-分子膜之间的分配。

液-液分配色谱法既能分离极性化合物,又能分离非极性化合物,如烷烃、烯烃、芳烃、稠环、染料及甾族等化合物。由于不同极性键合固定相的出现,分离的选择性可得到很好的控制。

3. **离子交换色谱法**　在离子交换色谱法中,固定相是离子交换树脂。树脂上可电离离子与流动相中具有相同电荷的离子及被测组分的离子进行交换,根据各离子与离子交换基团具有不同的电荷吸引力而分离。

4. **凝胶色谱法**　凝胶色谱法又称凝胶色谱技术,是20世纪60年代初发展起来的一种快速而又简单的分离分析技术,由于设备简单、操作方便、不需要有机溶剂,对高分子物质有很高的分离效果。凝胶色谱法又称分子排阻色谱法。凝胶色谱法主要用于高聚物的相对分子质量分级分析以及相对分子质量分布测试。根据分离的对象是水溶性的化合物还是有机溶剂可溶物,又可分为凝胶过滤色谱法(gel filtration chromatography,GFC)和凝胶渗透色谱法(gel permeation chromatography,GPC)。凝胶色谱法以凝胶为固定相。它的分离机制与其他色谱法完全不同,溶质在两相之间不是靠其相互作用力的不同来进行分离,而是按分子大小进行分离。色谱柱内装填的凝胶具有一定大小的孔径,当样品进入时,体积大的分子不能渗透到孔穴里而受到排阻,直接通过柱子并首先在色谱图上出现;另外一些体积小的分子可以渗透到孔穴里,这些组分在柱上的保留值最大,在色谱图上最后出现;中等大小的分子可渗透到其中某些孔穴而不能进入另一些孔穴,并以中等速度通过柱子。这样,样品分子基本上按其分子大小(被排斥先后)由柱中流出完成分离任务。因为溶剂分子通常是非常小的,它们最后被洗脱(在死时间 t_0 时),结果使整个样品都在 t_0 以前洗脱。这与前述几种色谱方法所看到的情况是相反的。

5. **亲和色谱法**　亲和色谱法是将相互间具有高度特异亲和性的两种物质之一作为固定相。其基本原理是利用生物大分子和固定相表面存在的某种特异性亲和力,进行选择性分离的一种色谱分离方法。通常是先在载体表面键合上一种具有反应活性的连接链(环氧、联胺等),再连接上配基(酶、抗原等)。这种固载化的配基只能与具有亲和力特性吸附的生物大分子作用从而使其被保留,如酶与底物、抗体与抗原、激素与受体等。被保留在柱上的组分,可以通过改变淋洗液的 pH 或组成进行洗脱。

三、 应用示例

除聚合物外,大约80%的物质都能用 HPLC 进行分离和纯化。在药物的研究、生产、临床应用等环节,HPLC 均得到广泛应用。

1. **反相液相色谱法测定中药制剂中的黄芪甲苷**　色谱柱为十八烷基硅烷键合硅胶(C_{18})RP - C_{18}(5 μm,4.6 mm×250 mm);流动相为乙腈-水(32∶68);流速为1.0 ml/min;蒸发光散射检测器检测。理论板数按黄芪甲苷峰计算应不低于4 000。

(1)供试品溶液的制备:取本品中细粉约4 g,精密称定,置索氏提取器中,加甲醇40 ml,冷浸过夜,再加甲醇适量,加热回流4 h,提取液回收溶剂并浓缩至干,残渣加水10 ml,微热使溶解,用水饱和的正丁醇振摇提取4次,每次40 ml,合并正丁醇液,用氨试液充分洗涤2次,每次40 ml,弃去氨液,正丁醇液蒸干,残渣加水5 ml使溶解,放冷,通过D101型大孔吸附树脂柱(内径为1.5 cm,柱高为12 cm),以水50 ml洗脱,弃去水液,再用

40％乙醇 30 ml 洗脱，弃去洗脱液，继用 70％乙醇 80 ml 洗脱，收集洗脱液，蒸干，残渣加甲醇溶解，转移至 5 ml 量瓶中，加甲醇至刻度，摇匀，即得。

（2）对照品溶液的制备：取黄芪甲苷对照品适量，精密称定，加甲醇制成每 1 ml 含 0.5 mg 的溶液，即得。

分别精密吸取对照品溶液 10 μl、20 μl，供试品溶液 20 μl，注入液相色谱仪，测定，用外标两点法对数方程计算，即得。

在中药分析中，常用反相高效液相色谱法（RP－HPLC），其中又以十八烷基硅烷键合硅胶（ODS）柱应用为最为广泛，多使用甲醇-水或乙腈-水的混合前剂作为流动相。中药制剂中多含有胶质、糖类等物质，制备供试液时，宜使用高浓度的醇或其他有机溶剂提取待测组分，不宜以水作为溶剂，以免浸出的胶质和糖类污染色谱柱。另外，经预处理过的样品须用微孔滤膜过滤后进样。

2. 洛度沙胺氨丁三醇滴眼液有关物质测定　色谱柱为十八烷基硅烷键合硅胶（5 μm，3.9 mm×150 mm），流动相为 0.05 mol/L 磷酸二氢钾溶液-甲醇-水（40：20：40）；流速为 1.0 ml/min 检测波长为 245 nm。色谱图见图 6-6、6-7。

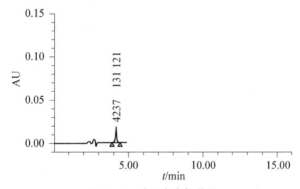

图 6-6　对照溶液色谱图

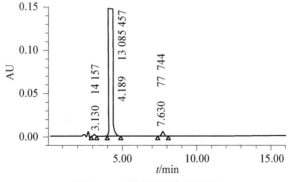

图 6-7　供试品溶液色谱图

（1）供试品溶液的制备：精密量取洛度沙胺氨丁三醇滴眼液 5 ml，置 50 ml 量瓶中，用 0.05 mol/L 磷酸二氢钾溶被稀释至刻度，摇匀即得。

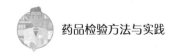

（2）对照溶液的制备：精密量取供试品溶液 1 ml，置 100 ml 量瓶中，用 0.05 mol/L 磷酸二氢钾溶液稀释至刻度，摇匀即得。

取对照溶液 20 μl 注入色谱仪，调节检测灵敏度，使主峰峰高达满量程 10％～15％；再分别精密量取对照溶液、供试品溶液各 20 μl 注入液相色谱仪，记录色谱图至主峰保留时间的 3.5 倍，测量色谱图上各杂质的峰面积之和，用主成分自身对照法计算杂质含量。

计算公式：

$$杂质含量 = \frac{\sum A_{杂}}{A_{对}} \times \frac{c_{对}}{c_{供}} \times 100\% \qquad (6-22)$$

式中，$\sum A_{杂}$ 为色谱图上除溶剂峰外各杂质峰的峰面积之和；$A_{对}$ 为对照溶液中主成分的峰面积；$c_{对}$ 为对照溶液的相对浓度；$c_{供}$ 为供试品溶液的相对浓度。

（3）计算结果：$杂质含量 = \dfrac{14\,157 + 77\,744}{131\,121} \times \dfrac{0.001}{0.1} \times 100\% = 0.70\%$

第四节　薄层色谱法

薄层色谱法（TLC）是以涂布于支持板上的支持物作为固定相，以合适的溶剂为流动相，对混合样品进行分离、鉴定和定量的一种层析分离技术。就是将适宜的固定相涂布于玻璃板、塑料或铝基片上，成一均匀薄层，待点样、展开后，根据比移值（R_f）与适宜的对照物按同法所得的色谱图的比移值（R_f）作对比，用以进行药品的鉴别、杂质检查或含量测定的方法。薄层色谱法是快速分离和定性分析少量物质的一种很重要的实验技术，也用于跟踪反应进程。

虽然薄层色谱法在仪器自动化程度、分辨率、重现性方面不如后来发展起来的气相色谱法和液相色谱法，但薄层色谱法仪器简单，能够同时进行多个样品的分析或预处理，在药品检验技术中占有重要地位，广泛用于产品的纯度控制和杂质检查、天然药物研究中有效成分的分离、中药的定性鉴别等。

薄层色谱法按所使用的固定相性质及其分离机制，可分为吸附色谱法、分配色谱法和分子排阻色谱法，其中吸附色谱法应用最为广泛，所以主要通过吸附薄层色谱介绍薄层色谱法。

一、薄层板的制备

1. 吸附剂　吸附薄层色谱法的固定相为吸附剂，常用吸附剂有硅胶、氧化铝和聚酰胺等。

硅胶是薄层色谱固定相中最常用的一种，有 90％以上的薄层色谱分离都使用硅胶。硅胶为多孔性无定型粉末，硅胶表面带有硅醇基显弱酸性，通过硅醇基（吸附中心）与极性基团形成氢键而表现其吸附能力,由于各组分的极性基因和硅醇基形成氢键的能力不同而得到分离。硅胶分离效率的高低与其粒度、孔径及表面积等因素有关。硅胶粒度越小,分布越均匀,其分离效率越高。硅胶吸附水分形成水合硅醇基而失去吸附能力,但将硅胶加热至 100 ℃左右,该水能可逆被除去而提高活度,这一过程称为硅胶的活化。经过150 ℃活化后的硅胶,1 nm² 上约有 46 个硅醇基。经典薄层色谱用硅胶的粒度为 10～40 μm,比表面积大,意味着试样与固定相之间有更强的相互作用,即有较强的保留能力或较大的吸附能力。

吸附薄层色谱法的吸附剂和柱色谱法所用的吸附剂基本相似,其主要区别在于薄层色谱法所用的吸附剂的颗粒更细些。薄层色谱吸附剂的选择与吸附柱色谱一样,既要考虑被分离物质的性质,又要考虑吸附剂吸附性能的大小,即分离极性强的物质,应选择吸附能力弱的吸附剂,分离极性弱的物质,应选择吸附能力强的吸附剂。

因制备和处理方法不同,氧化铝可分为中性(pH7.5)、碱性(pH9.0)和酸性(pH4.0)3 种。一般碱性氧化铝用来分离中性或碱性化合物,如生物碱、脂溶性维生素等;中性氧化铝适用于酸性及对碱不稳定的化合物的分离;酸性氧化铝可用于酸性化合物的分离。

2. **薄层板的制备**　制备薄层板的玻璃板必须光滑、整洁、不沾油污,否则薄层板不易铺成,即使铺成,事后也容易发生薄层翘裂脱落现象。薄层板的厚度及均匀性对试样分离效果和 R_f 值的重现性影响很大。一块好的薄层板要求吸附剂涂布均匀,表面光滑,厚度一致。一般薄层板的厚度以 250 μm 为宜,若要分离制备少量纯物质,薄层厚度应稍大些。薄层板的大小可根据实际需要而定,小至载玻片,大至用 20 cm×20 cm 的玻璃片。

薄板可分为不加黏合剂的软板和加黏合剂的硬板两种。

软板采用干法铺层,具体方法为:首先将吸附剂均匀撒在玻璃板一端,取一根比玻璃板宽度稍长的玻璃棒,在其两端套上适当厚度的塑料管或包裹上橡皮膏,然后从撒有吸附剂的一端两手均匀用力推动玻璃棒向前。推动速度不宜太快,也不应中途停顿,以免薄层厚度不均,影响分离效果。所铺薄层厚度视分离要求而定,如用于分析分离,一般应控制在 0.25～0.5 mm。

软板制备方法简便、快速、随铺随用、展开速度快。但所铺薄层不牢固,易吹散,只能放于近水平位置展开,分离效果也较差。

硬板常用的黏合剂有羧甲基纤维素钠(CMC)和煅石膏两种。在硅胶中加入0.25％～0.75％的 CMC 水溶液做成的薄板称为硅胶- CMC 板。硅胶- CMC 板机械强度好,可用铅笔在薄层板上做记号,在使用强腐蚀性显色试剂时,要掌握好显色温度和时间,以免羧甲基纤维素钠炭化而影响测定。若硅胶中加入煅石膏则称为硅胶 G,商品硅胶 G 可直接加水调成糊状铺板,虽然所制得的硬板机械强度较差,易脱落,但耐腐蚀,可用硫酸试液显色。硬板用湿法铺板,湿法制板的方法有 3 种:倾注法、平铺法和涂铺器法。

(1) 倾注法:取一定量的吸附剂,按一定比例加水调成糊状,倒在玻璃板上,用玻璃棒摊开,轻轻振荡,使薄层均匀后置于水平台上晾干,置于烘箱中,110 ℃活化 1 h,取出,立即置于干燥器中备用。

（2）平铺法：将玻璃板置于水平台上，用玻璃条做成框边，框边与中间玻璃板的高度之差就是薄板的厚度。将调制均匀的糊状吸附剂倒在玻璃板的一端，用有机玻璃板或玻璃棒将吸附剂沿一端均匀地刮向另一端，去掉两边的玻璃条后，轻轻振动薄板，置于水平台上晾干，同倾注法。活化后备用。此法简单易行，可一次平铺多块薄层板。

（3）涂铺器法：用涂铺器制板，操作简单，得到的薄板厚度均匀一致，适合于定量分析。由于涂铺器的种类较多，型号又各不相同，使用时应按仪器的说明书操作。

二、点样

选择溶解样品的溶剂对点样很重要，尽量避免以水为溶剂，因为水斑点易扩散，且不易再发除去。一般用甲醇、乙醇、丙酮及三氯甲烷等具有挥发性的有机溶剂，溶剂的极性最好与展开剂的极性相似。若试样为水溶液，且受热不易破坏，可以边点样边用电吹风机促使其干燥。

点样量的多少应视薄层的性能和显色剂的灵敏度而定。适当的点样量可使斑点集中，一般分析型的分离，点样量为几至几十微克，而制备型的分离可达到数毫克。点样量太少，展开后斑点模糊，甚至看不出斑点；点样太多，容易过载，则展开后往往出现斑点过大或拖尾现象，甚至不能实现完全分离。

点样器多采用平口微量注射器和管口平整的玻璃毛细管。进行定量分析时，最好用微升定量毛细管点样。该点样器的特点是使用方便，准确度高。此外，还有各种自动点样装置。

点样操作务必小心，用点样器吸取一定量的试液后，应轻轻接触薄层的起始线，起始线距薄层底边 1.5～2 cm，点间距离为 0.8～1.5 cm（常用铅笔事先做好记号）。如果样品溶液太稀，需分次点完，每点一次，应待溶剂挥发后再点，否则易使原点扩散。点样后形成的原点面积越小越好，一般原点直径以不超过 2～3 mm 为宜。此外，点样时间不宜过长，以避免薄板长时间暴露在空气中因吸水而降低活性。

三、展开

1. **展开剂** 吸附薄层色谱过程是组分分子与展开剂分子争夺吸附剂表面活性中心的过程，展开剂选择的正确与否对薄层色谱来说是分离成败的关键。在吸附色谱中选择展开剂的一般原则和吸附柱色谱法选择流动相的原则相似，主要根据被分离物质的极性、展开剂极性和吸附剂的活度来决定，即极性大的组分需用极性大的展开剂，极性小的组分需要极性小的展开剂。

薄层色谱中常用的溶剂按极性由强到弱的顺序依次为：水＞酸＞吡啶＞甲醇＞乙醇＞正丙醇＞丙酮＞乙酸乙酯＞乙醚＞三氯甲烷＞二氯甲烷＞甲苯＞苯＞三氯乙烷＞四氯化碳＞二硫化碳＞环己烷＞石油醚。

薄层色谱一般选择常用的溶剂进行展开试验。根据被分离组分在薄层上的分离效果,进一步考虑改变展开剂的极性或采用混合溶剂进行展开,直到分离效果符合要求为止。例如,某物质用三氯甲烷展开时,R_f 值太小,甚至停留在原点,说明展开剂极性太弱,此时则可加入一定量极性大的溶剂,如甲醇、丙酮等,根据分离效果适当改变加入的比例;如果 R_f 值太大,斑点在前沿附近,说明展开剂极性太强,则应加入适量极性小的溶剂,如环己烷等,以降低展开剂的极性,使 R_f 值符合要求。分离酸性组分,可在展开剂中加入一定比例的酸如甲酸、醋酸和磷酸等,分离碱性组分时,可在展开剂中加入一定量的碱,如氨水、乙二胺等。

对于物质极性相近或结构差异不大的难分离组分,往往需要采用二元、三元甚至多元溶剂作展开剂,各溶剂分别起不同的作用。例如,在石油醚-丙酮-乙二胺-水(10∶5∶1∶4)这个展开系统中,水是极性大的溶剂,石油醚是极性小的溶剂。石油醚的加入可降低展开剂的极性,使物质的 R_f 值变小。丙酮则可以混匀整个溶剂系统及降低展开剂黏度。少量的乙二胺起到控制展开剂 pH 值的作用,使分离后的斑点不出现脱尾的现象,斑点清晰集中。

2. **展开**　展开的过程就是混合物分离的过程,展开过程必须在密闭的展开槽内进行。薄层色谱所用的展开槽多数是长方形展开槽,其他还有直立形的单槽层析缸或双槽层析缸。

展开的方式主要有上行展开、多次展开、双向展开及近水平展开等。

黏合薄层色谱常用上行展开法,将薄板放入盛有展开剂的展开槽内,斜靠于展开槽的一边壁上,展开剂浸没薄板下端的高度不超过 0.5 cm,原点不得浸入展开剂中,展开剂沿下端借毛细管作用缓慢上升。待展开剂上升到适宜的高度时,将薄层板取出,在前沿处做好标记,待展开剂挥散后,显色。此方法是目前薄层色谱法中最常用的一种展开方式。

四、显色

显色方法可以分为光学检出法、蒸汽显色法、物理显色法和试剂显色法。光学检出法是指一些化合物吸收了较短波长的光,在瞬间发射出比照射光波长更长的光,而在纸或薄层上显出不同颜色的荧光斑点,特点是灵敏度高、专属性高。蒸汽显色法是指多数有机化合物吸附碘蒸气后显示不同程度的黄褐色斑点。这种反应有可逆和不可逆两种情况。前者在离开碘蒸气后,黄褐色斑点逐渐消退,并且不会改变化合物的性质,且灵敏度也很高,是定位时常用的方法;后者由于化合物被碘蒸气氧化、脱氢而增强了共轭体系,在紫外光下可以发出强烈而稳定的荧光,对定性及定量都非常有利,但是制备薄层时要注意被分离的化合物是否改变了原来的性质。物理显色法是指用紫外照射分离后的纸或薄层后,使化合物产生光加成、光分解、光氧化还原及光异构等光化学反应,导致物质结构发生某些变化,如形成荧光发射功能团,发生荧光增强或淬灭及荧光物质的激发或发射波长发生移动等现象,从而提高了分析的灵敏度和选择性。试剂显色法需要使用普通显色试剂或专用显色剂。用于纸色谱的显色剂一般都适用于薄层色谱,含有防腐剂

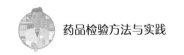

的显色剂不适用于纸色谱及含有有机黏合剂薄层的显色，有时喷显色剂后续加热，这也不适用于纸色谱。

（1）对于有色物质斑点的定位可在日光下直接观察，划出有色物质的斑点位置。

（2）对于能发荧光的物质或少数有紫外吸收的物质，可利用紫外灯（254 nm 或 365 nm）观察薄板上有无荧光斑点或暗斑，并记录其颜色、位置和强弱。一般情况下，生物碱可选用 254 nm，芳香胺则选用 365 nm。

（3）对于有紫外吸收的物质可用荧光薄层板检测。荧光薄层板是指在吸附剂中掺入一种荧光物质，当用紫外灯照射时，整个薄板背景呈现黄绿色荧光，而被测物质会由于荧光猝灭作用而呈现出暗斑。

（4）对于既无色又无紫外吸收的物质，可采用显色剂显色，利用显色剂和被测物质反应，使斑点产生颜色而定位。显色剂有通用型和专用型 2 种。薄层色谱常用的通用型显色剂有碘、硫酸溶液和荧光黄溶液等。碘蒸气对许多有机化合物如生物碱、氨基酸衍生物等都可显色，其最大特点是显色反应往往是可逆的，在空气中放置时，碘可升华挥去，组分即可恢复到原来状态。硫酸乙醇溶液对大多数有机化合物显示出不同颜色的斑点，如红色、紫色及棕色等，在炭化以前，不同的化合物将出现一系列颜色的改变，被炭化的化合物常出现荧光。0.05％的荧光黄甲醇溶液是芳香族和杂环化合物的通用显色剂。利用物质的特性反应显色的是专用型显色剂，如溴甲酚绿是羧酸类化合物的专用显色剂，茚三酮是氨基酸的专用显色剂，三氯化铁的高氯酸溶液是吲哚类的专用显色剂。

在定量分析中，有时只需给组分定位而不需显色。此时，可在样品两边同时点上待测组分的对照品作为定位标记，展开后，用一块稍窄的玻璃板盖在薄板中间，再喷洒显色剂，显色剂只与两边的对照品反应而显色，由对照品斑点的位置可确定未显色待测组分斑点的位置。在实际工作中，应根据被分离物质的性质及薄板的状况来选择合适的显色剂及显色方法，也可以从手册或色谱专著中查阅，选择合适的显色剂。

五、定性和定量分析方法

1. 定性分析　待斑点定位后，便可计算出斑点的 R_f 值，定性所依据的参数是斑点的 R_f 值。将 R_f 值与文献记载的标准品的 R_f 值相比较来鉴定各组分，R_f 值一致，即可初步确定该斑点与标准品为同一物质。但由于影响 R_f 值的因素很多，如吸附剂的种类和活度、表面积、薄层的厚度、展开剂的极性、展开距离、展开方式、色谱容器内溶剂蒸气的饱和程度等，因此要与文献测定 R_f 值时的操作完全一致是很困难的。常采用的方法是用已知标准物质作对照，即在同一块薄板上分别点上试样和对照品进行展开和定位。如果试样中该组分的 R_f 值与对照品的 R_f 值相同，则可初步确认该组分与对照品为同一物质；如果经过多种展开系统得到的 R_f 值与对照品均一致，可基本认定是同一物质。这种利用定性参数进行定性鉴别的方法只适用于已知范围的未知物。

2. 定量分析　薄层色谱法的定量分析采用仪器直接测定较为方便、准确。也有将薄层色谱分离后的斑点进行洗脱，洗脱液用紫外分光光度法或其他仪器分析法进行定量。

还有一些简易半定量的方法,如目视比较法等。

(1)洗脱法系用溶剂将斑点中的组分洗脱下来,再用适当的方法进行定量测定。斑点需预先定位,采用显色剂定位时可在试样两边同时点上待测组分的对照品作为定位标记,展开后只对两边对照品喷洒显色剂,由对照品斑点位置来确定未显色的试样待测斑点的位置。

(2)直接定量法系试样经薄层色谱分离后,可在薄层板上对斑点进行直接测定。直接定量法有目视比较法和薄层扫描法两种。

1)目视比色法:将一系列已知浓度的对照品溶液与试样溶液点在同一薄层板上,展开并显色后,以目视法直接比较试样斑点与对照品斑点的颜色深度或面积大小,求出被测组分的近似含量,属半定量方法,精密度为±10%。

2)薄层扫描法:近年来,由于分析仪器的不断发展和完善,用薄层扫描仪直接测定斑点的含量已成为薄层色谱定量的主要方法。薄层扫描法是用一定波长、一定强度的光束对薄层板进行扫描,记录其吸光度随展开距离的变化,得到薄层色谱扫描曲线,曲线上的每一个色谱峰相当于薄层上的一个斑点,色谱峰高或峰面积与组分的量之间有一定的关系,比较对照品和样品的峰高和峰面积,就可以得出样品中待测组分的含量。

薄层扫描仪是为适应对薄层色谱斑点进行扫描的要求而专门设计的一种分光光度计。薄层扫描仪的种类很多,双波长薄层扫描仪是目前较常用的一种,其光学系统与双光束双波长分光光度计相似,其原理也相同。通常选择斑点中化合物的吸收峰波长作为测定波长,选择化合物吸收光谱的基线部分,即化合物无吸收的波长作为参比波长。采用双波长法,可使薄层背景的不均匀性得到补偿,曲线的基线较为平稳,大大改善测定的精度。

六、 应用示例

薄层色谱法在药品分析上的应用是多方面的。在药品质量控制中,可用于测定药品的纯度和检查降解产物以及天然药品有效成分的测定;在药品生产中可用于判断反应的终点,监视反应过程;还可用于少量物质的分离和精制。

1. 判断反应进行的程度   生产上,普鲁卡因合成最后一步——从硝基卡因还原为普鲁卡因,反应不同的时间后,分别取样展开,当原料点全部消失,即为到达反应的终点。硝基卡因还原为普鲁卡因的反应经 2 h 取样检查,在薄层上已不显示硝基卡因的斑点,仅有普鲁卡因和中间体的斑点。还原反应经 4 h 后取样检查,情况几乎没有变化,所以可将生产上原定还原时间由 4 h 缩短为 2 h。其色谱条件为:薄板为硅胶- CMC 板,展开剂为环烷-苯-乙二胺(8:2:0.4),显色剂为碘化铋钾溶液。

2. 杂质检查和限量检查   盐酸去氧肾上腺素的有关杂质检查方法:取供试品,加甲醇制成 20 mg/ml 的供试品溶液;精密量取供试品溶液适量,加甲醇制成 0.10 mg/ml 的溶液,作为对照溶液。吸取上述 2 种溶液各 2 μl,分别点于同一硅胶 G 薄层板上,以异丙醇-三氯甲烷-浓氨试液(80:5:15)为展开剂,展开后,晾干,喷以重氮苯磺酸试液,立即检视。供试品溶液如显杂质斑点,与对照溶液主斑点比较,不得更深。

3. 鉴别　薄层色谱法广泛用于氨基糖苷类抗生素的鉴定,例如硫酸庆大霉素。取供试品与硫酸庆大霉素标准品,各加水制成 20 mg/ml 的溶液,照薄层色谱法试验,吸取上述两种溶液各 2 μl,分别点于同一硅胶 G 薄层板(临用前于 105 ℃活化 2 h)上;另取三氯甲烷-甲醇-氨溶液(1∶1∶1)混合振摇,放置,分取下层混合液为展开剂,展开后,取出于 20~25 ℃晾干,置碘蒸气中显色,供试品和对照品溶液所显斑点的颜色与位置应一致。

4. 含量测定　测定阿片酊中吗啡的含量。薄层板的制备:取硅胶 H3g,加 0.1% CMC 溶液 25 ml,充分研匀,铺成厚度约 0.4 mm 的薄板,自然晾干,105 ℃活化 30 min,备用。展开剂为苯-三氯甲烷-丙酮-甲醇-乙二胺(12∶3∶3∶1∶1)。用微量注射器精密吸取阿片酊 50 μl,分数次点于硅胶- CMC 薄层板上使成条状(长约 2.5 cm,宽约 0.4 cm,与薄板底端距离为 2 cm),边点边用电吹风干燥,用展开剂饱和 10 min,上行展开 12 cm,取出薄层板吹干,置紫外灯下定位,刮取吗啡色带硅胶于具塞试管中,精密加 0.25 mol/L 硫酸液 10 ml,提匀,3 000 r/min 离心 30 min,吸取上清液,用干燥滤纸过滤,在 285 nm 处测定吸光度。同时在点样起始线下,刮取吗啡色带大小相同的空白硅胶,同上处理做空白对照,由吗啡标准曲线计算阿片酊中吗啡含量。

第五节　毛细管电泳法

在电解质溶液中,位于电场中的带电离子在电场力的作用下,以不同的速度向与其所带电荷相反的电极方向迁移的现象,称之为电泳。由于不同离子所带包荷及性质的不同,迁移速率不同,可实现分离。利用电泳现象对某些化学或生物物质进行分离分析的方法和技术称为电泳法或电泳技术。

毛细管电泳(capillary electrophoresis, CE)又称高效毛细管电泳(HPCE),是一类以毛细管为分离通道、以高压直流电场为驱动力的新型液相分离技术。毛细管电泳实际上包含电泳、色谱及其交叉内容。它使分析化学得以从微升水平进入纳升水平,并使单细胞分析,乃至单分子分析成为可能。长期困扰人们的生物大分子如蛋白质的分离分析也因此有了新的转机。

毛细管电泳具有如下特点:易自动化;分析速度快及分离效率高;操作方便、消耗少;应用范围广。与 HPLC 相比,虽然两者均为液相分离技术,都有多种分离模式,且仪器操作可自动化,但无论从效率、速度、样品用量和成本来说,毛细管电泳都显示了一定的优势。由于以上优点以及分离生物大分子的能力,CE 成为了近年来发展迅速的分离分析方法之一。

一、基本原理

毛细管电泳法是以弹性石英毛细管为分离通道,以高压直流电场为驱动力,依据样品中各组分之间淌度和分配行为上的差异而实现分离的电泳分离分析方法。毛细管电泳仪的基本组成如图 6-8 所示。

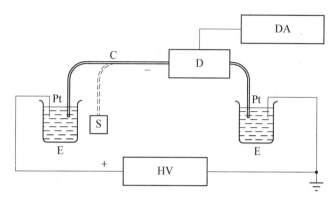

HV—高压电源(0～30 kV);C—毛细管;E—电极槽;Pt—铂电极;
D—检测器;S—样品;DA—数据采集处理系统。

图 6-8 毛细管电泳基本仪器结构示意图

熔融石英毛细管的两端分别浸在含有电解缓冲液的储液瓶中,毛细管内也充满同样的电解缓冲液。在毛细管接收端之前安装在线检测系统。被分析样品可以从进样系统采用重力法、电迁移法、抽真空法等多种进样方式引入到毛细管的进样端。当样品被引入后,便开始在毛细管两端施加电压。样品溶液中溶质的带电组分在电场的作用下根据各自的荷质比向检测系统方向定向迁移。CE 中的毛细管目前大多是石英材料。当石英毛细管中充入 pH 值>3 的电解质溶液时,管壁的硅羟基(-SiOH)便部分解离成硅羟基负离子(-SiO⁻),使管壁带负电荷。在静电引力下,-SiO⁻ 会把电解质溶液中的阳离子吸引到管壁附近,并在一定距离内形成阳离子相对过剩的扩散双电层。

在外电场作用下,上述阳离子会向阴极移动。由于这些阳离子实际上是溶剂化的(水化的),它们将带着毛细管中的液体一起向阴极移动,这就是 CE 中的电渗流(electroosmotic flow,EOF)。电渗流的强度很高,以至于所有进入毛细管中的样品,不管是阴离子、阳离子或中性分子,都会随着液体向阴极移动。因待测样品中正离子的电泳方向与电渗流方向一致,最先到达毛细管的阴极端;中性粒子的电泳速度为零,迁移速度与电渗流速度相当;而负离子的电泳方向则与电渗流方向相反,但因电渗流速度约等于一般离子电泳速度的 5～7 倍,负离子也将在中性粒子之后到达毛细管的阴极端。各种粒子在毛细管内的迁移速度不一,这使各种粒子在毛细管内能够达到很好的分离。下面对毛细管色谱法中涉及的概念及分离模式做简单的介绍。

1. 电渗流 当固体与液体接触时,如果固体表面由于某种原因带一种电荷,则因静电引力使其周围液体带有相反电荷,在液固界面形成双电层,两者之间存在电位差。当液体两端施加电压时,就会发生液体相对于固体表面的移动,这种液体相当于固体表面的移动的现象叫电渗现象。电渗现象中整体移动着的液体叫电渗流。电渗流的方向取决于毛细管内壁表面电荷的性质。

2. 毛细管区带电泳 毛细管区带电泳(copillary zone electrophoresis,CZE)是毛细

管电泳中最基本、最广泛的分离分析模式,各种粒子因差速迁移而达到区带分离。在CZE中同时存在电泳和电渗流,带电粒子的迁移速度等于电泳和电渗流两者的加和。电渗流速度一般大于电泳速度。采用石英毛细管时,一般带正电的粒子电泳方向与电渗流相同,最先流出;中性粒子的电泳速度和电渗流相同;负电荷粒子的电泳方向与电渗流相反,最后流出。

3. **胶束电动毛细管色谱**　胶束电动毛细管色谱(micellar electrokinetic capillary chromatography,MEKC)是毛细管电泳中唯一既能分离中性化合物又能分离带电组分的分离模式,在背景电解质中加入了超过临界浓度的表面活性剂使之在溶液中形成胶束(micelle)。在电泳中,这些胶束按其所带的电荷不同朝着与EOF相同或相反的方向迁移,作为一种"假固定相"。样品组分在受电场力作用的同时,又能在背景电解质和"假固定相"之间进行分配,从而依据其电泳速度和分配行为的不同进行分离。

二、应用

毛细管电泳已广泛地应用于医药学、生物学、农业科学、环境监测及食品分析等各个领域。从氨基酸、肽、蛋白质、核酸到有机小分子和无机离子的分离分析,直到手性化合物的拆分,毛细管电泳法都是不可缺少的有效分析工具。图6-9为17种药物的毛细管区带电泳图谱,在11 min内可实现17个组分的分离。

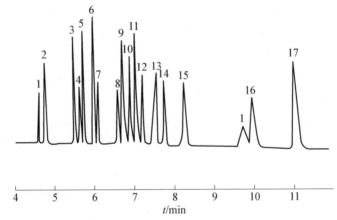

图6-9　17种药物的毛细管区带电泳图谱

参考文献

[1] 凌沛学. 药品检测技术 [M]. 北京:中国轻工业出版社,2007.

[2] 国家药典委员会. 中华人民共和国药典(2015年版)[M]. 北京:中国医药科技出版社,2015.

第七章
生物检测技术在药品检验中的应用

第一节　微生物限度检查法

微生物限度检查法系检查非规定灭菌制剂及其原料、辅料受微生物污染程度的方法。检查项目包括细菌数、霉菌数、酵母菌数及控制菌检查。微生物限度检查应在不低于 GMP 现行版要求的 D 级洁净环境、局部洁净度不低于 B 级的单向流空气区域内进行。检验全过程必须严格遵守无菌操作，防止再污染。单向流空气区域、工作台面及环境应定期按《医药工业洁净室（区）悬浮粒子、浮游菌和沉降菌的测试方法》的现行国家标准进行洁净度验证。检验量系指一次试验所用的供试品量（g、ml 或 cm²）。除另有规定外，一般供试品的检验量为 10 g 或 10 ml，化学膜剂为 100 cm²，贵重药品、微量包装药品的检验量可以酌减。要求检查沙门菌的供试品，其检验量应增加 10 g 或 10 ml。

除另有规定外，本检查法中细菌培养温度为 30～35 ℃，霉菌、酵母菌培养温度为 23～28 ℃，控制菌培养温度为 35～37 ℃。检验结果以 1 g、1 ml、10 g/10 ml 或 10 cm² 为单位报告。

一、药品微生物限度标准

为了确保药品在整个生产、保存和使用过程中的质量，制定一个合理的药品微生物限度标准是十分重要的。《中国药典》2015 年版非无菌化学药品制剂、生物制品制剂、不含药材原粉的中药制剂的微生物限度标准见表 7－1。

表 7-1 微生物限度标准

给药途径	需氧菌总数/(cfu/10 cm)²	霉菌和酵母菌数/(cfu/10 cm)²	控制菌
口服给药制剂[①]： 　固体制剂 　液体制剂	10^3 10^2	10^2 10	不得检出大肠埃希菌(1 g 或 1 ml)；含脏器提取物的制剂不得检出沙门菌(10 g 或 10 ml)
口腔黏膜给药制剂 齿龈给药制剂 鼻用制剂	10^2	10	不得检出大肠埃希菌、金黄色葡萄球菌、铜绿假单胞菌(1 g、1 ml 或 10 cm²)
耳用制剂 皮肤给药制剂	10^2	10	不得检出金黄色葡萄球菌、铜绿假单胞菌(1 g、1 ml 或 10 cm²)
呼吸道吸入给药制剂	10^2	10	不得检出大肠埃希菌、金黄色葡萄球菌、铜绿假单胞菌、耐胆盐革兰阴性菌(1 g 或 1 ml)
阴道、尿道给药制剂	10^2	10	不得检出金黄色葡萄球菌、铜绿假单胞菌、白色念珠菌(1 g、1 ml 或 10 cm²)；中药制剂不得检出梭菌(1 g、1 ml 或 10 cm²)
直肠给药制剂： 　固体制剂 　液体制剂	10^3 10^2	10^2 10^2	不得检出金黄色葡萄球菌、铜绿假单胞菌(1 g 或 1 ml)
其他局部给药制剂	10^2	10^2	不得检出金黄色葡萄球菌、铜绿假单胞菌(1 g、1 ml 或 10 cm²)

注：①化学药品制剂和生物制品制剂若含有未经提取的动植物来源的成分及矿物质,还应满足不得检出沙门菌(10 g 或 10 ml)。

二、供试液的制备

1. 稀释剂　各剂型及原辅料的供试样品,一般均需用稀释剂经稀释处理后才能作为供试液,对于限度规定 1 ml 不得检出活菌的液体制剂,应不经稀释,直接取样品原液作为供试品。常用的稀释剂包括 pH7.0 无菌氯化钠-蛋白胨缓冲液、pH6.8 无菌磷酸盐缓冲液、0.9%无菌氯化钠溶液。

2. 供试液的制备方法　根据供试品的理化特性与生物学特性,采取适宜的方法制备供试液。供试液制备若需用水浴加热时,温度不应超过 45 ℃。供试液从制备至加入检验用培养基,一般不得超过 1 h。对难溶的供试品可适当延长时间,但必须进行方法验证。常用的供试液制备方法取供试品 10 ml 或 10 g,加 pH7.0 无菌氯化钠-蛋白胨缓冲液至 100 ml,混匀,作为 1：10 供试液。必要时可加入适量的无菌聚山梨酯 80。水溶性液体制剂可用混合的供试品原液作为供试液。需用特殊供试液制备方法的供试品供检样品经处理制备为供试液一般采用下列方法。

(1) 机械分散法：适用于固体及油性基质的软膏供试品,常用方法有电动匀质装置、研磨法和振荡器法。

（2）乳化法：适用于油脂性供试品的处理。在供试品中加入适宜的乳化剂及稀释剂，在保温情况下混匀使之成为均匀分散的乳浊液。

（3）萃取法：适用于非水溶性供试品的处理。取供试品 10 g，加至含 20 ml 无菌十四烷酸异丙酯和无菌玻璃珠的适宜容器中，必要时可增加十四烷酸异丙酯的用量，使供试品溶解。然后加入 45 ℃ 的 pH7.0 无菌氯化钠-蛋白胨缓冲液 100 ml，萃取，取其水层作为 1∶10 供试液。

（4）培养基稀释法：适用于抑菌作用不强的各类制剂。取规定量的供试液至较大量的培养基中，使单位体积内的供试品含量减少至不含抑菌作用。测定细菌、霉菌及酵母菌的菌数时，取同稀释级的供试品 2 ml，每 1 ml 供试液可等量分注多个平皿，倾注琼脂培养基，培养，计数。每 1 ml 供试液所注的平皿中生长的菌数之和即为 1 ml 的菌落数，计算每 1 ml 供试液的平均菌落数，按平皿法计数规则报告菌数；控制菌检查时，可加大增菌培养基的用量。

（5）离心沉淀集菌法：适用于有抑菌作用的固体及液体制剂。取一定量的供试液，3 000 r/min 离心 20 min（供试液如有沉淀，先以 500 r/min 离心 5 min，取全部上清液再离心），弃去上清液，留底部集菌液约 2 ml，加稀释剂补至原量。

（6）薄膜过滤法：适用于液体制剂及水溶性固体制剂。

（7）中和法：凡含汞、砷或防腐剂等具有抑菌作用的供试品，可用适宜的中和剂或灭活剂消除其抑菌成分。中和剂或灭活剂可加在所用的稀释液或培养基中。

三、检查方法

1. 细菌、霉菌及酵母菌计数检查　计数方法包括平皿法和薄膜过滤法。

（1）平皿法：

1）操作：取均匀供试液，用 pH7.0 氯化钠-蛋白胨缓冲液稀释成 1∶10、1∶10^2、1∶10^3 等稀释级，取适宜的连续 2～3 个稀释级的供试液进行菌数测定。取供试液 1 ml，置直径 90 mm 的无菌平皿中，注入 15～20 ml 温度不超过 45 ℃ 的融化的营养琼脂培养基或玫瑰红钠琼脂培养基或酵母浸出粉胨葡萄糖琼脂培养基，凝固，倒置培养。每稀释级每种培养基至少制备 2 个平板。同时进行阴性对照试验。

2）培养和计数：除另有规定外，细菌培养 48 h；霉菌、酵母菌培养 72 h。必要时，可适当延长培养时间至 5～7 d 进行菌落计数并报告。一般营养琼脂培养基用于细菌计数，玫瑰红钠琼脂培养基用于霉菌及酵母菌计数，酵母浸出粉胨葡萄糖琼脂培养基用于酵母菌计数。含蜂蜜、王浆的液体制剂，用玫瑰红钠琼脂培养基测定霉菌数，用酵母浸出粉胨葡萄糖琼脂培养基测定酵母菌数，合并计数。

3）菌数报告规则：本书只介绍一般计数方法，计数宜选取细菌、酵母菌平均菌落数在 30～300 之间、霉菌平均菌落数在 30～100 之间的稀释级，作为菌数报告（取两位有效数字）的依据。当仅有 1 个稀释级的菌落数符合上述规定时，以该级的平均菌落数乘以稀释倍数的值报告菌数；当各稀释级的平均菌落数均小于 30 cfu/g（ml）时，以最低稀释级的

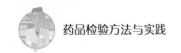

平均菌落数乘以稀释倍数的值报告菌数;如各稀释级的平板均无菌落生长,或仅最低稀释级的平板有菌落生长,但平均菌落数小于 1 cfu/g(ml)时,以<1 cfu/g 乘以最低稀释倍数的值报告菌数。

(2)薄膜过滤法(滤膜的孔径应不大于 0.45 μm,直径一般为 50 mm):

1)操作:取相当于每张滤膜含 1 g 或 1 ml 供试品的供试液,加至适量的稀释剂中,混匀,过滤。用 pH7.0 无菌氯化钠-蛋白胨缓冲液或其他适宜的冲洗液冲洗滤膜,一般冲洗 3 次,每次 100 ml。每张滤膜的总过滤量不宜过大,以避免滤膜上的微生物受损伤。冲洗后取出滤膜,菌面朝上贴于相应的培养基平板上培养。每种培养基至少制备一张滤膜,同时进行阴性对照试验。

2)培养和计数:同平皿法,每片滤膜上的菌落数应不超过 100 个。

3)菌数报告规则:若滤膜上无菌落生长,以<1 cfu/g(ml)报告菌数,或<1 cfu/g(ml)乘以稀释倍数的值报告菌数。

2. 控制菌检查 供试品进行控制菌检查时,应做阳性对照试验。阳性对照试验的加菌量为 10~100 cfu,方法同供试品的控制菌检查。阳性对照试验应检出相应的控制菌。同时进行阴性对照试验:取稀释液 10 ml 加入相应控制菌检查用的增菌培养基中,培养,应无菌生长。微生物限度检查法中控制菌检查包括大肠埃希菌、大肠菌群、沙门菌、铜绿假单胞菌、金黄色葡萄球菌和梭菌。本节仅介绍铜绿假单胞菌的检查方法。

(1)操作:取胆盐乳糖培养基 1 份,每份 100 ml,1 份加入 1:10 供试液 10 ml(相当于供试品 1 g、1 ml~10 cm²,于(36±1)℃培养 18~24 h。取上述培养物,划线接种于溴化十六烷基三甲铵琼脂培养基的平板上,培养 18~24 h。铜绿假单胞菌典型菌落呈扁平、无定形、周边扩散、表面湿润、灰白色,周围时有蓝绿色素扩散。如平板上无菌落生长或生长的菌落与上述菌落形态特征不符,判供试品未检出铜绿假单胞菌。如平极生长的菌落与上述菌落形态特征相符或疑似,应挑选 2~3 个菌落,分别接种于营养琼脂培养基斜面上,培养 18~24 h。取斜面培养物进行革兰氏染色、镜检及氧化酶试验。

(2)氧化酶试验:铜绿假单胞菌能够在氧气存在下生长的同时产生细胞内细胞色素氧化酶,它产生的氧离子能将氧化酶试剂(二盐酸二甲基对苯二胺)氧化成醌类化合物,出现颜色反应。取洁净滤纸片置于平皿内,用无菌玻璃棒取斜面培养物涂于滤纸片上,滴加新配制的 1‰二盐酸二甲基对苯二胺试液,在 30 s 内若培养物呈粉红色并逐渐变为紫红色为氧化酶试验阳性,否则为阴性。若斜面培养物为非革兰氏阴性无芽孢杆菌或氧化酶试验阴性,均判供试品未检出铜绿假单胞菌。否则,应进行绿脓菌素试验。

(3)绿脓菌素(pyocyanin)试验:铜绿假单胞菌能够产生绿脓菌素,三氯甲烷能将之提取成蓝色,加入盐酸后呈粉红色。取斜面培养物接种于绿脓菌素测定用培养基(PDP)斜面上,培养 24 h,加三氯甲烷 3~5 ml 至培养管中,搅碎培养基并充分振摇。静置片刻,将三氯甲烷相移至另一试管中,加入 1 mol/L 盐酸试液约 1 ml,静置片刻,观察。若盐酸溶液呈粉红色,为绿脓菌素试验阳性,否则为阴性。同时用未接种的 PDP 琼脂培养基斜面同法作阴性对照,阴性对照试验应呈阴性。若上述疑似菌为革兰氏阴性杆菌、氧化酶试验阳性及绿脓菌素试验阳性,判供试品检出铜绿假单胞菌。若上述疑似菌为革兰氏阴性杆菌、氧化酶试验阳性及绿脓菌素试验阴性,应继续进行适宜的生化试验,确认是否为铜绿假单胞菌。

3. 结果判断　检验结果必须在此试验方法得到验证的前提下才有效,《中国药典》规定每一种药品只要涉及微生物限度检查项目,都必须进行方法学验证,具体验证方法本书不再介绍。

(1) 若供试品的细菌数、霉菌和酵母菌数及控制菌三项检验结果均符合该品种项下的规定,判供试品符合规定。若其中任何一项不符合该品种项下的规定,判供试品不符合规定。

(2) 供试品检出控制菌或其他致病菌时,按1次检出结果为准,不再复试。

(3) 供试品未检出控制菌或其他致病菌时,若细菌数、霉菌和酵母菌数其中任何一项不符合该品种的规定,应从同一批样品中随机抽样,独立复试2次,以3次结果的平均值报告菌数。

(4) 眼用制剂检出霉菌和酵母菌时,须以2次复试结果均不得长菌,方可判供试品的霉菌和酵母菌数符合该品种项下的规定。

四、 注意事项

(1) 制备后的培养基应及时灭菌,不应放置过长,避免细菌繁殖。

(2) 已融化的培养基应一次用完,一般开启后不宜再用。

(3) 勿用电炉直接融化琼脂培养基,也不能用微波炉,以防营养成分过度受热而破坏,最好是放在沸水中融化。

(4) 在净化工作台上操作时,应避免双手来回出入工作台;在无菌室操作时,应避免操作者来回出入无菌室。

(5) 供试品稀释时,注意每个稀释级换1支吸管。

(6) 检验过程中如出现菌落蔓延(连片)现象,可先在培养基内加入 TTC(氯化三苯四氮唑),使其最终浓度为 0.001%,混匀后再倾注平皿。

(7) 霉菌菌落逐日计数时,平板不宜反复翻动,以防止霉菌孢子在翻动时散落并长成新的菌落而影响计数。

五、 应用示例

现以玻璃酸钠微生物限度检查为例进行展示。

1. 试剂　磷酸盐缓冲液(取磷酸二氢钠 2.5 g,无水磷酸氢二钠 1.0 g,氯化钠 8.2 g,加水使成 1 000 L)、pH7.0 无菌氯化钠-蛋白胨缓冲液、0.9%氯化钠溶液及玻璃酸酶。

2. 供试液制备　称取本品 5 g,置无菌磷酸盐缓冲液 100 ml 中,放置冰箱溶胀 4 h后,拿出放置至室温,再放置于 42℃振荡器中振荡 10 min,作为浓度 1 : 20 的供试液。无

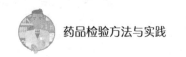

菌磷酸盐缓冲液中需先用注射器加入 30 支玻璃酸酶，以加速玻璃酸钠的溶解。

3. 细菌、霉菌及酵母菌计数　吸取 1∶20 供试液 1 ml，加到 9 ml pH7.0 无菌氯化钠-蛋白胨缓冲液中，混匀，得浓度为 1∶200 稀释液，吸取 1∶20、1∶200 的供试液和稀释液各 1 ml，于无菌平皿中，再注入营养琼脂培养基或玫瑰红钠琼脂培养基约 15 ml，混匀，待凝固后，倒置培养于相应温度的培养箱中，每个稀释级应各作 2 个平皿。培养时间、计数方法同细菌、霉菌及酵母菌检查。

4. 控制菌检查　金黄色葡萄球菌取营养肉汤培养基 3 份，每份各 200 ml。2 份分别加入 1∶20 的供试液 20 ml，其中 1 份加入对照菌液作为阳性对照，第 3 份作为阴性对照。

铜绿假单胞菌取胆盐乳糖培养基 3 份，每份各 200 ml，2 份分别加入 20 ml 1∶20 的供试液，其中 1 份加入对照菌液作为阳性对照，第 3 份作为阴性对照。

以上检查详细操作参见本节控制菌检查部分内容。

第二节　无菌检查法

无菌检查法系用于检查药典要求无菌的药品、生物制品、医疗器具、原料、辅料及其他品种是否无菌的一种方法。若供试品符合无菌检查法的规定，仅表明供试品在该检验条件下未发现微生物污染。

无菌检查应在无菌条件下进行。试验环境必须达到无菌检查的要求，检验全过程应严格遵守无菌操作，防止微生物污染，防止污染的措施不得影响供试品中微生物的检出。单向流空气区、工作台面及环境应定期按医药工业洁净室（区）悬浮粒子、浮游菌和沉降菌的测试方法的现行国家标准进行洁净度确认。隔离系统应定期按相关的要求进行验证，其内部环境的洁净度须符合无菌检查的要求。日常检验还需对试验环境进行监控。

一、检查方法

无菌检查法包括薄膜过滤法和直接接种法。只要供试品性质允许，应采用薄膜过滤法。供试品无菌检查所采用的检查方法和检验条件应与方法适用性试验确认的方法相同。

1. 薄膜过滤法　薄膜过滤法一般应采用封闭式薄膜过滤器。无菌检查用的滤膜孔径应不大于 0.45 μm，直径约为 50 mm。根据供试品及其溶剂的特性选择滤膜材质。使用时，应保证滤膜在过滤前后的完整性。

水溶性供试液过滤前应先将少量的冲洗液过滤以润湿滤膜。油类供试品，其滤膜和过滤器在使用前应充分干燥。为发挥滤膜的最大过滤效率，应注意保持供试品溶液及冲洗液覆盖整个滤膜表面。供试液经薄膜过滤后，若需要用冲洗液冲洗滤膜，每张滤膜每次冲洗量一般为 100 ml，且总冲洗量不得超过 1 000 ml，以避免滤膜上的微生物受损伤。

（1）水溶液供试品：取规定量，直接过滤，或混合至含不少于100 ml适宜稀释液的无菌容器中，混匀，立即过滤。如供试品具有抑菌作用，须用冲洗液冲洗滤膜，冲洗次数一般不少于3次，所用的冲洗量、冲洗方法同方法适用性试验。除生物制品外，一般样品冲洗后，1份滤器中加入100 ml硫乙醇酸盐流体培养基，1份滤器中加入100 ml胰酪大豆胨液体培养基。生物制品样品冲洗后，2份滤器中加入100 ml硫乙醇酸盐流体培养基，1份滤器中加入100 ml胰酪大豆胨液体培养基。

（2）水溶性固体供试品：取规定量，加适宜的稀释液溶解或按标签说明复溶，然后照水溶液供试品项下的方法操作。

（3）非水溶性供试品：取规定量，直接过滤；或混合溶于适量含聚山梨酯80或其他适宜乳化剂的稀释液中，充分混合，立即过滤。用含0.1%～1%聚山梨酯80的冲洗液冲洗滤膜至少3次。加入含或不含聚山梨酯80的培养基。接种培养基照水溶液供试品项下的方法操作。

（4）可溶于十四烷酸异丙酯的膏剂和黏性油剂供试品：取规定量，混合至适量的无菌十四烷酸异丙酯中，剧烈振摇，使供试品充分溶解，如果需要可适当加热，但温度不得超过44℃，趁热迅速过滤。对仍然无法过滤的供试品，于含有适量的无菌十四烷酸异丙酯中的供试液中加入不少于100 ml的稀释液，充分振摇萃取，静置，取下层水相作为供试液过滤。过滤后滤膜冲洗及接种培养基照非水溶性制剂供试品项下的方法操作。

（5）无菌气（喷）雾剂供试品：取规定量，将各容器置－20℃或其他适宜温度冷冻约1 h，取出，以无菌操作迅速在容器上端钻一小孔，释放抛射剂后再无菌开启容器，并将供试品转移至无菌容器中混合，供试品也可采用其他适宜的方法取出。然后照水溶液或非水溶性制剂供试品项下的方法操作。

（6）装有药物的注射器供试品：取规定量，将注射器中的内容物（若需要可吸入稀释液或标签所示的溶剂溶解）直接过滤，或混合至含适宜稀释液的无菌容器中，然后照水溶液或非水溶性供试品项下方法操作。同时应采用适宜的方法进行包装中所配带的无菌针头的无菌检查。

（7）具有导管的医疗器具（输血、输液袋等）供试品：取规定量，每个最小包装用50～100 ml冲洗液分别冲洗内壁，收集冲洗液于无菌容器中，然后照水溶液供试品项下方法操作。同时应采用直接接种法进行包装中所配带的针头的无菌检查。

2. **直接接种法**　直接接种法适用于无法用薄膜过滤法进行无菌检查的供试品，即取规定量供试品分别等量接种至硫乙醇酸盐流体培养基和胰酪大豆胨液体培养基中。除生物制品外，一般样品无菌检查时2种培养基接种的瓶或支数相等；生物制品无菌检查时硫乙醇酸盐流体培养基和胰酪大豆胨液体培养基接种的瓶或支数为2∶1。除另有规定外，每个容器中培养基的用量应符合接种的供试品体积不得大于培养基体积的10%，同时，硫乙醇酸盐流体培养基每管装量不少于15 ml，胰酪大豆胨液体培养基每管装量不少于10 ml。供试品检查时，培养基的用量和高度同方法适用性试验。

（1）悬浮液等非澄清水溶液供试品：取规定量，等量接种至各管培养基中。

（2）固体供试品：取规定量，直接等量接种至各管培养基中。或加入适宜的溶剂溶

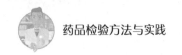

解,或按标签说明复溶后,取规定量等量接种至各管培养基中。

（3）非水溶性供试品：取规定量,混合,加入适量的聚山梨酯 80 或其他适宜的乳化剂及稀释剂使其乳化,等量接种至各管培养基中。或直接等量接种至含聚山梨酯 80 或其他适宜乳化剂的各管培养基中。

（4）敷料供试品：取规定数量,以无菌操作拆开每个包装,于不同部位剪取约 100 mg 或 1 cm×3 cm 的供试品,等量接种于各管足以浸没供试品的适量培养基中。

（5）肠线、缝合线等供试品：肠线、缝合线及其他一次性使用的医用材料按规定量取最小包装,无菌拆开包装,等量接种于各管足以浸没供试品的适量培养基中。

（6）灭菌医用器具供试品：取规定量,必要时应将其拆散或切成小碎段,等量接种于各管足以浸没供试品的适量培养基中。

（7）放射性药品：取供试品 1 瓶（支）,等量接种于装量 7.5 ml 的硫乙醇酸盐流体培养基和胰酪大豆胨液体培养基中。每管接种量 0.2 ml。

3. 培养及观察　将上述接种供试品后的培养基容器分别按各培养基规定的温度培养 14 天；接种生物制品供试品的硫乙醇酸盐流体培养基的容器应分成两等份,一份置 30～35 ℃培养,一份置 20～25 ℃培养。培养期间应逐日观察并记录是否有菌生长。如在加入供试品后或在培养过程中,培养基出现浑浊,培养 14 天后,不能从外观上判断有无微生物生长,可取该培养液适量转种至同种新鲜培养基中,培养 3 天,观察接种的同种新鲜培养基是否再出现浑浊；或取培养液涂片,染色,镜检,判断是否有菌。

4. 结果判断　阳性对照管应生长良好,阴性对照管不得有菌生长；否则,试验无效。

若供试品管均澄清,或虽显浑浊但经确证无菌生长,判供试品符合规定；若供试品管中任何一管显浑浊并确证有菌生长,判供试品不符合规定,除非能充分证明试验结果无效,即生长的微生物非供试品所含。当符合下列至少一个条件时方可判试验结果无效：①无菌检查试验所用的设备及环境的微生物监控结果不符合无菌检查法的要求；②回顾无菌试验过程,发现有可能引起微生物污染的因素；③供试品管中生长的微生物经鉴定后,确证是因无菌试验中所使用的物品和（或）无菌操作技术不当引起的。

试验若经确认无效,应重试。重试时,重新取同量供试品,依法检查,若无菌生长,判供试品符合规定；若有菌生长,判供试品不符合规定。

二、应用示例

现以玻璃酸钠注射液无菌检查为例进行展示。

1. 供试品　21 支 2 ml 玻璃酸钠注射液。

2. 培养基　硫乙醇酸盐流体培养基管 22 支（每管装量 15 ml）、改良马丁培养基管 21 支（每管装量 15 ml）。

3. 菌液制备　接种金黄色葡萄球菌的新鲜培养物至营养肉汤或营养琼脂中,30～35 ℃培养 18～24 h 后,用 0.9％无菌氯化钠溶液制成每 1 ml 含菌数小于 100 cfu 的菌悬液。

4. 操作

（1）接种培养基在无菌条件下，将 20 支玻璃酸钠注射液分别加入至硫乙醇酸盐流体培养基和改良马丁培养基中，加样量各为 1 ml。剩余 1 支供试品取 1 ml 接种至硫乙醇酸盐流体培养基中，并接种金黄色葡萄球菌菌悬液作为阳性对照。同时，取两种培养基各 1 支作阴性对照。

（2）培养与观察见上文内容。

（3）结果判断见上文内容。

第三节　热原检查法

热原是由微生物产生的对热稳定、能引起机体发热的一类物质。热原检查一般采用家兔升温法。家兔升温法是一种比较传统的热原检查法，将一定剂量的供试品，静脉注入家兔体内，在规定时间内，观察家兔体温升高的情况，以判定供试品中含热原的限度是否符合规定的方法。家兔注射一定量的热原后，一般 15～30 min 体温开始上升，70～120 min 达到最高峰。如果注射规定量的供试品后，家兔没有升温或升温不多，没有超出许可范围，说明供试品内热原含量极少；如果注射供试品后，家兔升温明显，超出了规定的范围，说明供试品内热原含量高，这样的药品是不能用于临床的，一旦流入市场，后果不堪设想。

一、准备工作

1. 用具的清洗及除热原

（1）玻璃器皿自来水冲洗后放入洗液中浸泡 30 min 以上，取出，用自来水冲洗干净，再用蒸馏水冲洗至少 3 次。

（2）注射针头用自来水冲洗后，在 2% 碳酸氢钠溶液中煮沸 15 min，用自来水冲洗干净，再用蒸馏水冲洗至少 3 次。

（3）除热原，将冲洗干净的玻璃器皿、注射针头等置于金属盒（或锡箔纸）内，将吸量管置于金属筒（或锡箔纸）内，放入电热干燥箱内升温至 250 ℃，保温 1 h，放冷密闭备用。应在 1 周内使用，过期重新处理。

2. 供试品溶液的制备　供试品溶液的制备，应在超净工作台内进行。除另有规定外，试验用水为灭菌注射用水或生理盐水。

（1）如供试品为原料药，则精密称定适量，根据其效价或含量计算加试验用水量，稀释至所需浓度。

（2）如供试品为制剂，按标示量计算加试验用水量，稀释至所需浓度。

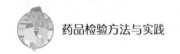

二、检查方法

1. 操作

(1) 将已称好体重的 3 只家兔装入固定器,休息 1 h 后开始第 1 次测温。

(2) 提起兔尾,将蘸有润滑剂(甘油或凡士林)的肛门温度计或探头缓缓插入肛门,测温时间每兔至少 2 min,胚门温度计或探头插入深度约 6 cm。

(3) 经测定体温符合要求的家兔 15 min 内进行耳静脉注射。按规定量抽取温热至约 38 ℃的供试品溶液,自家兔耳静脉缓缓注入。

(4) 每隔 30 min 按前法测量其体温 1 次,共测 6 次,以 6 次体温中最高的一次减去正常体温,即为该兔体温的升高温度。

(5) 如 3 只家兔中有 1 只体温升高 0.6 ℃或 0.6 ℃以上,或 3 只家兔体温升高均低于 0.6 ℃,但体温升高的总和达 1.4 ℃或 1.4 ℃以上,应另取 5 只家兔复试,检查方法同上。

2. 降温 6 次体温中最低的一次,减去正常体温,为降温值。

当家兔降温≤0.45 ℃时,视为家兔体温的正常波动,以 0 ℃计;降温≥0.6 ℃则应重试;降温在 0.45～0.55 ℃时,若 3 只中仅 1 只降温在此范围内,以 0 ℃计,若有 2 只或 2 只以上降温在此范围内,应根据情况进行重试。

3. 结果判定 在初试的 3 只家兔中,体温升高均低于 0.6 ℃,并且 3 只家兔体温升高总和低于 1.4 ℃;或在复试的 5 只家兔中,体温升高 0.6 ℃或 0.6 ℃以上的家兔不超过 8 只,并且初试、复试合并 8 只家兔的体温升高总和为 3.5 ℃或 3.5 ℃以下,均判为供试品的热原检查符合规定。

在初试的 3 只家兔中体温升高 0.6 ℃或 0.6 ℃以上的家兔超过 1 只;或在复试的 5 只家兔中,体温升高 0.6 ℃或 0.6 ℃以上的家兔超过 1 只;或在初试、复试合并 8 只家兔的体温升高总和超过 3.5 ℃,均判为供试品的热原检查不符合规定。

三、注意事项

(1) 热原试验室应保持安静,并避免强烈直射的日光或灯光及其他刺激。

(2) 在试验全部过程中,避免家兔骚动,保持体温稳定。

(3) 在做热原检查前 1～2 d,供试验用家兔应尽可能处于同一温度环境中。试验室和饲养室的温度相差不得大于 5 ℃。试验室温度应控制在 17～28 ℃之间。在一次试验全过程中,室温变化不大于 3 ℃,并注意相对湿度应保持稳定。

(4) 捉拿家兔时,左手抓住家兔的双耳,右手托起尾部,避免家兔挣扎。

(5) 试验过程中,家兔因肛门出血过多造成升温或降温超过规定时,可考虑重试。

(6) 在试验全过程中,不得随意更换肛门温度计,以减少温度计间差异。

(7) 看温度计时眼睛要平视,看清刻度读出度数后再用酒精棉擦拭水银球。

(8) 注射时,每一批供试品溶液用一支注射器,不得混用,以防污染。

（9）供试品溶液应在注射前预热至约 38 ℃，避免对家兔造成刺激，引起温度波动。

（10）稀释供试品前，应仔细检查外包装是否有破损或冷爆处，避免检测了被污染的样品。

第四节　细菌内毒素检查法

细菌内毒素检查法是判断供试品中细菌内毒素是否符合规定。内毒素（endotoxin）即革兰氏阴性菌细胞壁的脂多糖，其毒性成分为类脂 A，由菌体死亡崩解后释放出来。细菌内毒素检查包括两种方法，即凝胶法和光度测定法，后者包括浊度法和显色基质法。供试品检测时，可使用其中任何一种方法进行试验。当测定结果有争议时，除另有规定外，以凝胶法结果为准。细菌内毒素检查包括两种方法，即凝胶法和光度测定法，后者包括浊度法和显色基质法。供试品检测时，可使用其中任何一种方法进行试验。当测定结果有争议时，除另有规定外，以凝胶限度试验结果为准。因此，这里只介绍凝胶法。

本试验操作过程应防止内毒素的污染。细菌内毒素的量用内毒素单位（EU）表示，1 EU 与 1 个内毒素国际单位（IU）相当。细菌内毒素国家标准品系自大肠埃希菌提取精制而成，用于标定、复核、仲裁鲎试剂灵敏度和标定细菌内毒素工作标准品的效价。细菌内毒素工作标准品系以细菌内毒素国家标准品为基准标定其效价，用于试验中鲎试剂灵敏度复核、干扰试验及各种阳性对照。

在凝胶法中，细菌内毒素检查用水应符合灭菌注射用水标准，其内毒素含量小于0.015 EU/ml，且对内毒素试验无干扰作用。试验所用的器皿需经处理，以去除可能存在的外源性内毒素。耐热器皿常用干热灭菌法（250 ℃、30 min 以上）去除，也可采用其他确证不干扰细菌内毒素检查的适宜方法。若使用塑料器具，如微孔板和与微量加样器配套的吸头等，应选用标明无内毒素并且对试验无干扰的器具。

一、准备工作

1. 用具的清洗及除热原

（1）清洗：试验所用玻璃器皿先用自来水冲洗浮尘，铬酸洗液浸泡 4 h，用自来水冲洗干净，再用注射用水冲洗 3 遍；注射针头用自来水冲洗后，在 2% 碳酸氢钠溶液中煮沸15 min 后，自来水冲洗干净再用注射用水冲洗 3 遍。

（2）除热原：将清洗干净的玻璃器皿、注射针头等沥干后，置于金属盒（或锡箔纸）内，将吸量管置于金属筒（或锡箔纸）内，放入电热干燥箱内，250 ℃烘烤 1 h。也可用其他适宜的方法，并应确保不干扰细菌内毒素的检查。

2. 供试品溶液的制备
某些供试品需进行复溶、稀释或在水性溶液中浸提制成供试品溶液。一般要求供试品溶液的 pH 值在 6.0～8.0 的范围内。对于过酸、过碱或本身有缓冲能力的供试品，需调节被测溶液（或其稀释液）的 pH 值，可使用酸、碱溶液或鲎试剂

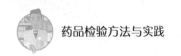

生产厂家推荐的适宜的缓冲液调节 pH 值。酸或碱溶液须用细菌内毒素检查用水在已去除内毒素的容器中进行配制。缓冲液必须经过验证不含内毒素和干扰因子。

3. **内毒素限值的确定** 药品、生物制品的细菌内毒素限值(L)一般按式($7-1$)确定：

$$L = K/M \qquad (7-1)$$

式中，L 为供试品的细菌内毒素限值，以 EU/ml、EU/mg 或 EU/U（活性单位）表示；K 为人每 1 kg 体重每 1 h 最大可接受的内毒素剂量，以 EU/(kg·h) 表示，注射剂 $K=5$ EU/(kg·h)，放射性药品注射剂 $K=2.5$ EU/(kg·h)，鞘内用注射剂 $K=0.2$ EU/(kg·h)；M 为人每 1 kg 体重每 1 h 的最大供试品剂量，以 ml/(kg·h)、mg/(kg·h) 或 U/(kg·h) 表示，人均体重按 60 kg 计算，注射时间若不足 1 h，按 1 h 计算。供试品每平方米体表面积剂量乘以 0.027 即可转换为每千克体重剂量(M)。

4. **确定最大有效稀释倍数** 最大有效稀释倍数（maximum valid dilution，MVD）是指在试验中供试品溶液被允许稀释的最大倍数，在不超过此稀释倍数的浓度下进行内毒素限值的检测。用下式($7-2$)来确定 MVD：

$$MVD = \frac{cL}{\lambda} \qquad (7-2)$$

式中，L 为供试品的细菌内毒素限值；c 为供试品溶液的浓度，当 L 以 EU/mg 或 EU/U 表示时，c 的单位需为 mg/ml 或 U/ml，当 L 以 EU/ml 表示时，则 c 等于 1.0 ml/ml。如需计算在 MVD 时的供试品浓度，即最小有效稀释浓度，可使用公式 $c = \lambda/L$；λ 为在凝胶法中鲎试剂的标示灵敏度（EU/ml），或是在光度测定法中所使用的标准曲线上最低的内毒素浓度。

二、 检查方法

凝胶法系通过鲎试剂与内毒素产生凝集反应的原理进行限度检测或半定量检测内毒素的方法。

1. **鲎试剂灵敏度复核试验** 在凝胶检查法规定的条件下，使鲎试剂产生凝集的内毒素的最低浓度即为鲎试剂的标示灵敏度，用 EU/ml 表示。当使用新批号的鲎试剂或试验条件发生了任何可能影响检验结果的改变时，应进行鲎试剂灵敏度复核试验。

（1）根据鲎试剂灵敏度的标示值(λ)，将细菌内毒素国家标准品或细菌内毒素工作标准品用细菌内毒素检查用水溶解，在涡旋混合器上混匀 15 min，然后制成 2λ、λ、0.5λ 和 0.25λ 4 个浓度的内毒素标准溶液，每稀释一步均应在涡旋混合器上混匀 30 s。取分装有 0.1 ml 鲎试剂溶液的 10 mm×75 mm 试管或复溶后的 0.1 ml/支规格的鲎试剂原安瓿 18 支，其中 16 管分别加入 0.1 ml 不同浓度的内毒素标准溶液，每一个内毒素浓度平行做 4 管；另外 2 管加入 0.1 ml 细菌内毒素检查用水作为阴性对照。将试管中溶液轻轻混匀后，封闭管口，垂直放入(37 ± 1)℃的恒温器中，保温(60 ± 2) min。

（2）将试管从恒温器中轻轻取出，缓缓倒转 180°，若管内形成凝胶，并且凝胶不变形、不从管壁滑脱者为阳性；未形成凝胶或形成的凝胶不坚实、变形并从管壁滑脱者为阴性。保温和拿取试管过程应避免受到振动，造成假阴性结果。

（3）当最大浓度 2λ 管均为阳性，最低浓度 0.25λ 管均为阴性，阴性对照管为阴性，试验方为有效。按下式（7-3）计算反应终点浓度的几何平均值，即为鲎试剂灵敏度的测定值（λ_c）。

$$\lambda_c = \text{antilg}\left(\sum X / n\right) \qquad (7-3)$$

式中，X 为反应终点浓度的对数值（lg）。反应终点浓度是指系列递减的内毒素浓度中最后一个呈阳性结果的浓度；n 为每个浓度的平行管数。

（4）当 λ_c 在 $0.5\sim2.0\lambda$（包括 0.5λ 和 2.0λ）时，方可用于细菌内毒素检查，并以标示灵敏度 λ 为该批鲎试剂的灵敏度。

2. 干扰试验

（1）目的：有些药品在一定浓度时能够加强或抑制鲎试剂和细菌内毒素产生凝集反应，试验结果就会产生假阳性或假阴性结果，对试验结果产生影响。供试品在多大的稀释倍数或浓度下对内毒素和鲎试剂的反应不存在影响或影响很小，就要进行干扰试验，确定这个浓度，以保证试验结果真实可靠。当供试品的配方和工艺有变化，鲎试剂来源改变或试验环境中发生了任何有可能影响试验结果的变化时，都要重新进行干扰试验。

（2）操作：检验在某一浓度下的供试品对于鲎试剂与内毒素的反应有无干扰作用。按表 7-2 制备 A、B、C、D 溶液，使用的供试品溶液为未检出内毒素且不超过 MVD 的溶液，按鲎试剂灵敏度复核试验项下操作。

表 7-2 凝胶法干扰试验溶液的制备

编号	内毒素浓度/被加入内毒素的溶液	稀释用液	稀释倍数	所含内毒素的浓度	平行管数
A	无/供试品溶液	—	—	—	2
B	2λ/供试品溶液	供试品溶液	1	2λ	4
			2	1λ	4
			4	0.5λ	4
			8	0.25λ	4
C	2λ/检查用水	检查用水	1	2λ	2
			2	1λ	2
			4	0.5λ	2
			8	0.25λ	2
D	无/检查用水	—	—	—	2

注：A 为供试品溶液；B 为干扰试验系列；C 为鲎试剂标示灵敏度的对照系列；D 为阴性对照。

只有当溶液 A 和阴性对照溶液 D 的所有平行管都为阴性，并且系列溶液 C 的结果在鲎试剂灵敏度复核范围内时，试验方为有效。当系列溶液 B 的结果符合鲎试剂灵敏度复核试验要求时，认为供试品在该浓度下无干扰作用。其他情况则认为供试品在该浓度下存在干扰作用。若供试品溶液在小于 MVD 的稀释倍数下对试验有干扰,应将供试品溶液进行不超过 MVD 的进一步稀释,再重复干扰试验。可通过对供试品进行更大倍数的稀释或通过其他适宜的方法(如过滤、中和、透析或加热处理等)排除干扰。为确保所选择的处理方法能有效地排除干扰且不会使内毒素失去活性,要使用预先添加了标准内毒素再经过处理的供试品溶液进行干扰试验。

当进行新药的内毒素检查试验前,或无内毒素检查项的品种建立内毒素检查法时,须进行干扰试验;当鲎试剂、供试品的处方、生产工艺改变或试验环境中发生了任何有可能影响试验结果的变化时,须重新进行干扰试验。

3. 凝胶限量试验 按表 7‑3 制备溶液 A、B、C、D 溶液。使用稀释倍数不超过 MVD 并且已经排除干扰的供试品溶液来制备溶液 A 和 B。按鲎试剂灵敏度复核试验项下操作。

表 7‑3 凝胶限量试验溶液的制备

编号	内毒素浓度/配制内毒素的溶液	平行管数
A	无/供试品溶液	2
B	2λ/供试品溶液	2
C	2λ/检查用水	2
D	无/检查用水	2

注:A 为供试品溶液;B 为供试品阳性对照;C 为阳性对照;D 为阴性对照。

结果判断:保温(60±2)min 后观察结果。若阴性对照溶液 D 的平行管均为阴性,供试品阳性对照溶液 B 的平行管均为阳性,阳性对照溶液 C 的平行管均为阳性,试验有效。

若溶液 A 的两个平行管均为阴性,判供试品符合规定;若溶液 A 的两个平行管均为阳性,判供试品不符合规定。若溶液 A 的两个平行管中的一管为阳性,另一管为阴性,需进行复试。复试时,溶液 A 需做 4 支平行管,若所有平行管均为阴性,判供试品符合规定;否则判供试品不符合规定。若供试品的稀释倍数小于 MVD 而溶液 A 出现不符合规定时,需将供试品稀释至 MVD 重新实验,再对结果进行判断。

三、 注意事项

(1) 试验前须用肥皂洗手,用 75% 乙醇棉球消毒。

(2) 在使用洗耳球、移液管取样品时,应注意不要将洗耳球中的气体吹入溶液中,以防止污染供试液。

(3) 溶解鲎试剂及混匀供试品和鲎试剂时,不要剧烈振荡避免产生气泡。

(4) 由于凝集反应是不可逆的,所以在反应过程中及观察结果时应注意不要使试管受到振动,以免使凝胶破碎产生假阴性结果。

(5) 进行干扰试验时,标准对照系列和含内毒素的供试品溶液系列应同时进行。

（6）在进行鲎试剂灵敏度复核、干扰试验和供试品细菌内毒素检查时，各个实验中要求的对照应同时进行，并在实验有效的情况才能进行计算和判断。

（7）实验操作应在清洁环境中进行，过程中应防止微生物的污染。

（8）对细菌内毒素工作标准品进行稀释到浓度 1 EU/ml 之前的稀释倍数最好不要超过 10 倍，在浓度 1 EU/ml 之后的稀释一定要对倍稀释。

四、应用示例

现以凝胶限量法测定葡萄糖注射液的细菌内毒素为例进行展示。

《中国药典》规定葡萄糖注射液内毒素限值为 0.5 EU/ml 时，设所用鲎试剂的灵敏度为 0.125 EU/ml。

$$MVD = \frac{cL}{\lambda} = \frac{1.0 \times 0.5}{0.125} = 4$$

将样品进行 4 倍稀释，并做 4 倍稀释下的供试品阳性对照。结果见表 7 - 4。

表 7 - 4　葡萄糖注射液内霉素检查结果

项　目	内　容
供试品	－ －
供试品阳性对照	＋＋
阳性对照	＋＋
阴性对照	－ －
结果是否有效	有效
结果判断	该批葡萄糖注射液的内毒素含量＜0.5 EU/ml，符合规定

第五节　抗生素微生物检定法

抗生素微生物检定法是国际上通用的、经典的抗生素效价测定方法。本法系在适宜条件下，根据量反应平行线原理设计，通过检测抗生素对微生物的抑制作用，计算抗生素活性（效价）的方法。抗生素微生物检定包括两种方法，即管碟法和浊度法。测定结果经计算所得的效价，如低于估计效价的 90％或高于估计效价的 110％时，应调整其估计效价，重新试验。除另有规定外，本法的可信限率不得大于 5％。

《中国药典》采用管碟法及浊度法检定抗生素微生物。管碟法系利用抗生素在琼脂培养基内的扩散作用，比较标准品与供试品两者对接种的试验菌产生抑菌圈的大小，以测定供试品效价的一种方法。管碟法又可分为一剂量法、二剂量法及三剂量法，抗生素的常规检验常用二剂量法，而抗生素药品的仲裁或标准品的标定常用三剂量法。这里只介绍管碟法中的二剂量法的基本操作。

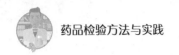

一、检定法

1. 培养基及其制备方法 抗生素微生物检定法中每一种抗生素效价的检验都有特定的培养基,要严格按照《中国药典》中培养基的配制方法进行配制。培养基可以采用相同成分的脱水培养基代替,临用时,照使用说明配制和灭菌,备用。但一定要核对培养基的 pH 值,必要时需调节 pH 值,使其符合规定。

2. 灭菌缓冲液的制备 抗生素微生物检定法中所用的缓冲液也是特定的。每种抗生素对应不同的缓冲液,要严格按照《中国药典》中缓冲液的配制方法进行配制。配制缓冲液时,一定要调节 pH 值,使其比最终的 pH 值略高 0.2~0.4。

3. 试验的准备 用具的洗涤及消毒包括以下几点。

(1) 双碟使用后,放在盛有 5% 甲酚(来苏儿)溶液的桶内,次日取出后清除其碟内琼脂层,用纱布蘸去污粉,擦洗碟内外,用自来水冲洗干净后,再用纯化水冲洗一遍,与陶瓦盖合成一套,在干燥箱内 160 ℃干烤 2 h。

(2) 铜管使用后加纯化水煮沸,用纯化水冲洗 3 遍,干后用 95% 乙醇浸泡过夜。次日,再用纯化水冲洗 3 遍,放在干燥箱内 160 ℃干烤 2 h。镊子同时放入杯内烤。每月擦洗铜管 1 次。

(3) 吸上层培养基及菌液用的吸管使用后,放在 5% 甲酚溶液中浸泡过夜,用自来水冲洗干净,再用纯化水冲洗 3 遍,装入吸管筒内 160 ℃干烤 2 h,备用。

(4) 一般吸管使用后,放在洗液中浸泡 2~3 h,用自来水冲洗干净,再用纯化水冲洗 3 遍,干燥备用。

(5) 量瓶用去污粉擦拭瓶壁标记后,用自来水冲洗干净,再用纯化水冲洗 3 遍,干燥备用。不定期用洗液浸泡处理,以内壁不挂水珠为干净。

4. 检查方法 管碟法的特点是样品用量少、灵敏度高,但凡具有抗菌活性的物质都会干扰测定结果,所以也存在专属性差、操作烦琐及影响因素多的缺点。

常用菌悬液的制备包括枯草芽孢杆菌、短小芽孢杆菌、金黄色葡萄球菌、藤黄微球菌、大肠埃希菌悬液及啤酒酵母菌悬液等。

(1) 枯草芽孢杆菌(*Bacillussubtilis*)悬液:取枯草芽孢杆菌[CMCC(B)63501]的营养琼脂斜面培养物,接种于盛有营养琼脂培养基的培养瓶中,在 35~37 ℃培养 7 d,用革兰氏染色法涂片镜检,应有芽孢 85% 以上。用灭菌水将芽孢洗下,在 65 ℃水浴中加热 30 min,备用。

(2) 短小芽孢杆菌(*Bacilluspumilus*)悬液:取短小芽孢杆菌[CMCC(B)63202]的营养琼脂斜面培养物,按照上述方法制备。

(3) 金黄色葡萄球菌(*Staphylococcusaureus*)悬液:取金黄色葡萄球菌[CMCC(B)26003 或 ATCC29213]的营养琼脂斜面培养物,接种于营养琼脂斜面上,在 35~37 ℃培养 20~22 h。临用时,用灭菌水或 0.9% 灭菌氯化钠溶液将菌苔洗下,备用。

(4) 藤黄微球菌(*Micrococcusluteus*)悬液:取藤黄微球菌[CMCC(8)28001]的营养

琼脂斜面培养物,接种于盛有营养琼脂培养基的培养瓶中,在 26～27 ℃培养 24 h,或采用适当方法制备的菌斜面,用培养基Ⅲ(抗生素检定用培养基)或 0.9% 灭菌氯化钠溶液将菌苔洗下,备用。

(5) 大肠埃希菌(*Escherichiacoli*)悬液:取大肠埃希菌[CMCC(B)44103]的营养琼脂斜面培养物,接种于营养琼脂斜面上,在 35～37 ℃培养 20～22 h。临用时,用灭菌水将菌苔洗下,备用。

(6) 啤酒酵母菌(*Saccharomycescerevisiae*)悬液:取啤酒酵母菌[ATCC9763]的Ⅴ号培养基琼脂斜面培养物,接种于Ⅳ号培养基琼脂斜面上。在 35～37 ℃培养 20～22 h。用灭菌水将菌苔洗下置含有灭菌玻璃珠的试管中,振摇均匀,备用。

5. **实验溶液及物品的制备**

(1) 标准品溶液的制备:标准品的使用和保存,参照标准品说明书的规定执行。

(2) 供试液的制备:精密称(或量)取供试品适量,用各品种项下规定的溶剂溶解后,再按估计效价或标示量按《中国药典》2015 年版二部附录的规定稀释至与标准品相当的浓度。

(3) 双碟的制备:取直径约 90 mm、高 16～17 mm 的平底双碟。分别注入加热融化的特定培养基 20 ml,放置水平台上使凝固,作为底层。另取培养基适量加热融化后,放冷至 48～50 ℃(芽孢可至 60 ℃),加入规定的试验菌悬液适量(能得清晰的抑菌圈为度;二剂量法标准品溶液的高浓度所致的抑菌圈直径在 18～22 mm,三剂量法标准品溶液的高浓度所致的抑菌圈直径在 15～18 mm),摇匀,在每 1 双碟中分别加入 5 ml,使在底层上均匀摊布,作为菌层。放置水平台上冷却后,在每 1 双碟中以等距离均匀安置不锈钢小管[内径(6.0±0.1)mm,高(10.0±0.1)mm,外径(7.8±0.1)mm]4 个(二剂量法)或者6 个(三剂量法),用陶瓦盖覆盖备用。

(4) 二剂量法:取照上述方法制备的双碟不得少于 4 个,在每一双碟中对角的 2 个不锈钢小管中分别滴装高浓度及低浓度的标准品溶液,其余 2 个小管中分别滴装相应的高低两种被度的供试品溶液;高、低浓度的剂距为 2∶1 或 4∶1。在规定条件下培养后,测量各个抑菌圈的直径(或面积),按照《中国药典》2015 年版生物检定统计法进行可靠性测验及效价计算。

二、 注意事项

(1) 在滴加样品时,抗生素溶液可从小管口或毛细滴管口溅出落在培养基上,液滴微小,往往不易觉察。

(2) 在制备琼脂培养基菌层时,培养基温度过高或虽温度正常但受热时间太长,可能使试验菌部分或全部被杀死,使抑菌圈破裂,甚至无抑菌圈。

(3) 双碟底不平或制备过程中工作台不够水平,可致使培养基层厚度不均匀。

(4) 培养基融化不完全或融化后温度下降,培养基内会有小凝块。

(5) 调节培养基的 pH 值或适当的盐浓度,调节缓冲液的 pH 值,可影响抗生素的溶解度,直接影响其抗菌效力;培养基 pH 值的改变也可能影响细菌的生长,直接影响最低抑菌浓度、生长速度以及抗生素在琼脂培养基内的扩散速度。

(6) 调整菌层培养基内试验菌的菌量在有些试验菌量过少时,抑菌圈边缘模糊不清,但试验菌量过多,也会使抑菌圈太小并且影响试验的灵敏度。因此,只能通过实验来适当调节。

(7) 标准品与供试品所用的稀释用缓冲液(pH 值、盐浓度)不同时,两者剂量反应直线也不平行。标准品与供试品稀释液的放置时间与条件也应相同或尽量相同。

三、 应用示例

现以庆大霉素原料的测定(管碟法中二剂量法)为例进行展示。

1. 标准品溶液的制备 按 636 U/mg 计,精密称量标准品 78.62 mg,置 50 ml 量瓶中(636 U/mg×78.62 mg≈50 000 U),恰好 1 000 U/ml。实际操作难以称量到理论值,一般称量数接近即可。如精密称量标准品 80.10 mg。

(1) 称取 80.10 mg 标准品至 50 ml 量瓶中,无菌水稀释至刻度,得到 1 018.87 U/ml 的溶液(80.10×636/50=1 018.87)。

(2) 精密量取 5 ml 1 018.87 U/ml 的溶液到 50 ml 量瓶中,用 pH7.8 的磷酸盐缓冲液稀释至刻度,得到 101.887 U/ml 的溶液。

(3) 依(2)法,将溶液稀释至 10.188 7 U/ml 的 SH 溶液(标准品高剂量)。

(4) 精密量取 5 ml 101.887 U/ml 的溶液至 100 ml 量瓶,以 pH7.8 的磷酸盐缓冲液稀释至刻度,得 5.094 U/ml 的 SL 溶液(标准品低剂量)。

2. 供试品溶液的制备 按估计效价 590 U/mg 称取样品。

(1) 称取 85.20 mg 供试品于 50 ml 量瓶中,无菌水稀释至刻度,得到 1 005.36 U/ml(85.20×590/50=1 005.36)的溶液。

(2) 精密量取 5 ml 1 005.36 U/ml 的溶液至 50 ml 量瓶中,用 pH7.8 的磷酸盐缓冲液稀释至刻度,得到 100.536 U/ml 的溶液。

(3) 依(2)法,将溶液稀释至 10.053 6 U/ml 的 TH 溶液(供试品高剂量)。

(4) 精密量取 5 ml 100.536 U/ml 的溶液至 100 ml 量瓶,以 pH7.8 的磷酸盐缓冲液稀释至刻度,得 5.027 U/ml 的 TL 溶液(供试品低剂量)。

3. 测定条件

(1) 抗生素浓度范围为 2.0～12.0 U/ml。

(2) 培养基Ⅰ号(pH7.8～8.0)(抗生素检定用培养基)。

(3) 试验菌为短小芽孢杆菌[CMCC(B)63202]。

4. 测定和计算 滴加双碟,培养,测量计算效价结果,结果应在估计效价的±10% 范围内;否则重新调整供试品估计效价,复检。

$$标准品高剂量与供试品低剂量之比 = \frac{1\,018.87}{1\,005.36} = 1.013\,4$$

参考文献

［1］　凌沛学.药品检测技术［M］.北京：中国轻工业出版社，2007.

［2］　国家药典委员会.中华人民共和国药典（2015年版）［M］.北京：中国医药科技出版社，2015.

第八章
药品的杂质检查

第一节　概述

　　药品的杂质是指药物中存在的无治疗作用或者影响药物的稳定性、疗效,甚至对人体的健康有害的物质。在药物的研究、生产、储存和临床应用等方面,必须保持药物的纯度,降低药物的杂质,这样才能保证药物的有效性和安全性。通常可以将药物的结构、外观性状、理化常数、杂质检查和含量测定等方面作为一个相互关联的整体来评价药物的纯度。药物中含有的杂质是影响药物纯度的主要因素,如药物中含有超过限量的杂质,就有可能使理化常数变动,外观性状产生变异,并影响药物的稳定性;杂质增多也必然使药物的含量偏低或活性降低,毒副作用显著增加。

　　检查药物中存在的微杂质,首要的问题就是要选择一个专属性强的方法,使药物对其所含微量杂质的检测也不产生干扰。所以药物中杂质的检查主要是依据药物与杂质在物理或化学性质上的差异来进行。药物与杂质在物理性质上的差异,主要指药物与杂质在外观性状、分配或吸附以及对光的吸收等性质的差别;在化学性质上的差异,主要指药物与杂质对某化学反应的差别,一般是杂质与试剂反应,而药物不反应。

一、药品纯度

　　药物的纯度即药物的纯净程度,是反映药品质量的一项重要指标。人类对药物纯度的认识是在防治疾病的实践中积累起来,并随着分离、检测技术的提高而进一步发现药物中存在的新杂质,从而不断提高对药物纯度的要求。盐酸哌替啶就是一个典型的例子。早在 1948 年,盐酸哌替啶已被收入《英国药典》并广泛使用,直至 1970 年经气相色谱分离鉴定,才发现其中还混有两种无效的异构体(Ⅱ)和(Ⅲ)。这两种杂质是生产中因工艺条件控制不当而产生的,它们的含量有时甚至高达 $20\%\sim30\%$ 。目前,《中国药典》《英国药典》《美国药典》均要求对这些杂质的量加以控制。总之,对于药物纯度的要求不是一成不变的,而应随着临床应用的实践和分析测试技术的发展不断改进,使之更趋完善。

药用物质与试剂用、工业用等物质不能混淆,如试剂用氯化钾不能替代药用氯化钾使用。因为药物的纯度主要是考虑杂质的生理作用,而其他用途的物质,仅考虑其杂质对化学反应、物质稳定性的影响。如工业用酒精含量可能比医用酒精高,但其中的甲醇、铅含量也比较高。

二、 杂质来源

药物中的杂质主要有两方面的来源:一方面是从药物生产过程中引入;另一方面是在储存过程中受外界条件的影响,引起药物理化性质发生改变而产生。当然,药物受到污染等也会引入杂质。

1. **生产过程中引入的杂质**　药物在生产过程中引入杂质,有以下几种情况。首先,由于原料不纯或反应不完全,以及中间产物和反应的副产物存在,在精制时未能按要求的标准除去。此外,与生产器皿的接触也会不同程度地引入重金属及砷盐等,如用水杨酸为原料合成阿司匹林时,由于反应不完全,可能引入水杨酸杂质。其次,从植物原料中提取分离药物,由于植物中常会含有与产品化学结构及性质相似或不相似的物质,在提取过程中分离不完全而引入产品中,如从阿片中提取吗啡时,从原料中可能引入其他生物碱。再次,在药物生产过程中常需加入试剂、溶剂或催化剂,由于溶解度、吸附、吸留、共沉淀及混晶生成等原因,不可能完全除去,使产品中存在有关杂质。如使用酸性或碱性试剂处理后,可能使产品中带有酸性或碱性杂质;用有机溶剂提取或精制后,在产品中就可能有残留有机溶剂。《中国药典》中规定必须检查药物在生产过程中引入的有害有机溶剂(如苯、氯仿、1,4 -二氧六环、二氯甲烷、吡啶等)的残留量。最后,药物在制剂生产过程中也可能产生新的杂质,如盐酸普鲁卡因注射剂在高温灭菌过程中,可能水解为对氨基苯甲酸和二乙氨基乙醇,因此《中国药典》中盐酸普鲁卡因原料药不检查对氨基苯甲酸,而注射剂要检查此杂质。

此外,必须重视异构体和多晶型药物有效性和安全性的影响。例如:在维生素 K_1 合成中往往会产生一些无生理活性的顺式异构体;肾上腺素为左旋体,其右旋体的升压作用仅为左旋体的1/12;盐酸普萘洛尔左旋异构体的 β 受体阻断作用比右旋体大 60 倍;驱虫药双羟萘酸噻嘧啶顺式体的药效仅为反式体的 1/60;无味氯霉素存在多晶型现象,其中 B 晶型易被酯酶水解而吸收,为有效晶型,而 A 晶型则不易被酯酶水解,活性很低。驱虫药甲苯达唑有 A、B、C 3 种晶型,其中 C 晶型的驱虫率约为 90%,B 晶型为 40%～60%,A 晶型小于 20%。控制药物中低效、无效以及具有毒性的异构体和多晶型,在药物纯度研究中日益受到重视。

2. **储藏过程中引入的杂质**　药物在储藏过程中受外界条件的影响而产生有关杂质,如在温度、相对湿度、微生物、时间等因素的影响和作用下,药物发生水解、氧化、分解、异构化及发霉等变化,使药物中产生有关的杂质。水解反应是药物最容易发生的变质反

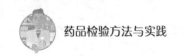

应,苷类、卤烃类、酯类、酰脲类、酰肼类及酰胺类结构的药物,在水分的存在下容易水解。具有酚羟基、巯基、芳香第一胺基、肼基及醛基以及长链共轭双键等结构的药物,在空气中易被氧化引入杂质而使这些药物降效或失效,甚至产生毒性,如麻醉乙醚在日光、空气及湿气的作用下,易氧化分解为醛及有毒的过氧化物,药典规定启封后在 24 h 内使用。在温度、光照等因素的影响下,还可使一些药物产生异构化反应。在水分、温度适宜的条件下,微生物能使某些药物变质。

三、杂质种类

药物中的杂质多种多样,其分类方法也有多种。药品中的杂质按照其来源可分为一般杂质和特殊杂质。

一般杂质是指在自然界中分布较广泛,在多种药物的生产和储藏过程中容易引入的杂质,如氯化物、硫酸盐、重金属、砷盐、干燥失重、炽灼残渣、易炭化物、酸碱度及铁盐等。

特殊杂质是指在药物的生产和储藏过程中,根据药物的性质和生产工艺而引入的杂质,如阿司匹林中的游离水杨酸,甲硝唑中的 2 -甲基- 5 -硝基咪唑等。杂质还可以分为信号杂质和有害杂质。信号杂质本身一般无害,但其含量的多少可以反映出药物的纯度水平,如含量过多,表明药物的纯度差,提示药物的生产工艺不合理或生产控制存在问题。氯化物、硫酸盐就属于信号杂质。有害杂质如重金属、砷盐等,对人体有毒害作用或影响药物的稳定性,在质量标准中应严格加以控制,以保证用药安全。

四、杂质对药物安全性的影响

药物的杂质与药品安全性的关系是一个受很多因素影响的复杂的关系,通常药物中的杂质大多具有潜在的生物活性,有的甚至与药物相互作用从而影响药物的效能和安全性,严重的可能产生毒性作用。

1. **由于药物的杂质而产生的毒副作用** 如 β-内酰胺环作用生成的青霉噻唑蛋白具有免疫原性,是其外源性过敏原,储存过程中 β-内酰胺环开环自身聚合生成的高分子聚合物是内源性过敏原,这些都是 β-内酰胺类抗生素容易引发过敏反应的原因。此外,如杂环药物中最常见的合成杂质 N -甲基- 4 -苯基- 1,2,3,6 -四氢基吡啶(MPTP)能选择性地破坏黑质和苍白球的多巴能神经元,诱发与帕金森病类似的症状;四环素中的降解产物引起范科尼(Fanconi)综合征;甲氨蝶呤的副产物产生发热反应等。

2. **手性化合物的光学异构体对药品安全性的影响** 手性化合物有的对映体药理学作用相同但程度不同,而有的具有互补性作用,但大多数药物的光学异构体会影响药物的效能,甚至是严重的不良反应。有报道指出手性化合物的光学异构体对药物效能的影响主要表现在以下几个方面:①使药物效能降低,如喹诺酮类抗生素氧氟沙星外消旋体的作用仅为左消旋体的一半;②药理学作用相反,如扎考比利的 R -对映体为 5 - HT3 受体拮抗剂,而 S -对映体为 5 - HT3 受体激动剂;③产生严重的不良反应,如沙利度胺

(thalidomide)R–异构体及其体内的两个代谢产物均有很强的对胚胎毒性和致畸作用。

五、 杂质的限量检查及有关计算

1. 杂质的限量检查　从药物中杂质产生的影响来考虑，杂质的含量越少越好，但若要将杂质完全除去，势必造成生产上操作处理的困难，增加生产成本，降低收效，在经济上加重患者的负担。另一方面，要除尽杂质，对药物的效用、储存、调剂上也没有必要，而且也不能完全除尽杂质。所谓的纯是相对的，只要药物中的杂质含量在一定的限度内，对人体不产生毒害，不影响药物的疗效和稳定性，就可供医疗保健用。杂质的限量是指药物中所含杂质的最大允许量。药典规定的杂质检查主要为限量检查。检查时，一般不需测出杂质的准确含量，只要杂质的含量控制在限量范围内，即为合格。

药物中杂质的限量控制有 3 种方法：对照法、灵敏度法和比较法。其中对照法应用广泛。

（1）对照法：系取一定量被测杂质的纯物质或对照品配成标准溶液，与一定量供试品配成的供试液经同样处理后，比较两者的反应结果，从而确定所含杂质是否超过限量规定。使用此类方法时，需注意平行原则，供试品溶液和标准溶液应在完全相同的条件下反应，如加入的试剂、反应的温度、放置的时间等均应相同。只有这样，反应的结果才有可比性。

（2）灵敏度法：即在供试品溶液中加入试剂，在一定条件下反应，观察有无正反应出现，以不出现正反应为合格，即以该检测条件下反应的灵敏度来控制杂质限量。如纯化水中氯化物的检查是在 50 ml 样品中加入稀硝酸和硝酸银试液，不得发生浑浊。本法不需对照品。

（3）比较法：是对某些测定数值（如 pH 值、炽灼残渣量、干燥失重量、吸收度等）要求不得超过其限量值或范围。如注射用青霉素钠在 105 ℃ 干燥减失重量不得过 1.0%。本法不需对照品。

2. 杂质的限量计算　从杂质的来源考虑，完全除去药品中的杂质，既不可能，也无必要。因此，在不对人体有毒害、不影响药品稳定性和疗效、可供医疗保健使用的前提下，允许药品中存有一定量的杂质。这一允许量被称为杂质的限量，系指药品中所含杂质的最大允许量。药品中杂质的检查多数采用限量检查（limit test）。该检查不要求测定杂质的准确含量，而只检查其是否超过限量。

杂质的限量通常用百分之几或百万分之几来表示。对危害人体健康或影响药品稳定性的杂质允许限量值很低，如砷盐毒性较大，其限量规定一般不超过 10 mg/kg，药品标准中多数药品的砷盐限量为 1～2 mg/kg。重金属易在体内积蓄引起慢性中毒，还会影响药品的稳定性，其限量一般不超过 50 mg/kg，药品标准中多数药品的重金属限量为 10 mg/kg 左右。药品中杂质限量除需考虑杂质本身的性质外，还要根据生产所能达到的水平并参考各国药典的标准来制订。

根据定义，药品中杂质的限量可按照下式来计算：

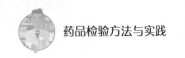

$$杂质限量(L)=\frac{杂质最大允许量}{供试品量}\times100\% \qquad (8-1)$$

由于供试品中所含杂质的量是通过与一定量杂质标准溶液进行比较,所以杂质的最大允许量可由杂质标准溶液的体积(V)与被度(c)的乘积获得,上式又可以表达为:

$$杂质限量(L)=\frac{杂质标准溶液的体积\times杂质标准溶液的浓度}{供试品量}\times100\% \qquad (8-2)$$

或

$$L(\%)=\frac{V\times c}{m}\times100\% \qquad (8-3)$$

$$L(\mathrm{mg/kg})=\frac{V\times c}{m}\times10^{6} \qquad (8-4)$$

药品中杂质限量的计算可分为以下5个类型,以具体实例说明。

(1) 药品中杂质限量的计算:

【示例1】对乙酰氨基酚中氧化物的检查:取对乙酰氨基酚2.0 g,加水100 ml,加热溶解后,冷却,过滤,取滤液25 ml,依法检查(参见《中国药典》2015年版),与标准氯化钠溶液5.0 ml(1 ml相当于10 μg Cl$^-$)制成的对照液比较,不得更浓。问氯化物的限量是多少?

解:

$$氯化物限量=\frac{V\times c}{m}\times100\%=\frac{5\times0.01}{\dfrac{2\times1\,000\times25}{100}}\times100\%=0.01\%$$

(2) 标准溶液体积计算:

【示例2】葡萄糖中重金属检查:取葡萄糖4.0 g,加水23 ml溶解后,加醋酸盐缓冲液(pH 3.5)2 ml,依法检查(参见《中国药典》2015年版),含重金属不得超过百万分之五。问应取标准铅溶液多少毫升(1 ml相当于10 μg Pb)?

解:

$$5\,\mathrm{mg/kg}=\frac{V\times c}{m}\times10^{6}=\frac{V\times10}{4\times10^{6}}\times10^{6}$$

$$V=\frac{5\times4\times10^{6}}{10\times10^{6}}=2.0(\mathrm{ml})$$

(3) 供试品量的计算:

【示例3】葡萄糖中砷盐检查:取1 ml含砷1 μg的标准溶液2.0 ml制备砷斑,规定含砷量不得超过百万分之一,问应取供试品多少克?

解:

$$1\,\mathrm{mg/kg}=\frac{2\times1\times10^{-6}}{m}\times10^{6}$$

$$m=2\times10^{-6}\times10^{6}=2.0(\mathrm{g})$$

（4）标准溶液浓度的计算：

【示例4】 三氧化二砷标准溶液浓度的计算：精密称取三氧化二砷 0.132 g，置 1 000 ml 量瓶中，加 20％氢氧化钠溶液 5 ml 溶解后，用适量的稀硫酸中和，再加稀硫酸 10 ml，用水稀释至刻度，摇匀，作为储备液。临用前，精密量取储备液 10 ml，置 1 000 ml 量瓶中，加稀硫酸 10 ml，用水稀释至刻度，摇匀，即配成标准砷溶液。求砷储备液的浓度和标准砷溶液的浓度（μg/ml）？

解：

$$砷储备液浓度=\frac{0.132\times10^{6}\times\dfrac{2\mathrm{As}}{\mathrm{As_2O_3}}}{1\,000}=100(\mu\mathrm{g/ml})$$

$$标准砷溶液的浓度=\frac{10\times100}{1\,000}=1(\mu\mathrm{g/ml})$$

（5）特殊杂质限量的计算：

【示例5】 磷酸可待因中吗啡检查：取本品 0.10 g，加盐酸溶液（9→1 000）5 ml 使溶解，加亚硝酸钠试液 2 ml，放置 15 min，加氨试液 3 ml，与吗啡溶液［取无水吗啡 2.0 mg，加盐酸溶液（9→1 000）使溶解成 100 ml］5.0 ml 用同一方法制成的对照液比较，不得更深。问限量为多少？

解：

$$吗啡限量=\frac{\dfrac{5\times2}{100}}{0.01\times1\,000}\times100\%=0.1\%$$

六、 杂质控制

药物中的所有杂质都会不同程度地影响药物的稳定性和安全性。因此，有必要在药物的生产和储存过程中严格控制药物杂质的含量。杂质检查是控制药物质量的一项重要指标，药物的杂质检查分为一般杂质检查和特殊杂质检查。

1. **一般杂质检查** 对于一般杂质的检查，《中国药典》规定了氯化物、硫酸盐、硫化物、硒、氟、氰化物、铁盐、重金属、砷盐、铵盐以及酸碱度、澄清度、溶液的颜色、干燥失重、水分、炽灼残渣、易炭化物、有机溶剂残留量等项目的检查方法及限度。

2. **特殊杂质的检查** 特殊杂质通常是指药物在生产和储存过程中，因为药物的性质、生产方式和工艺条件等因素而引入的杂质。这类杂质随药物的不同而不同，由于特殊杂质多种多样，所以检查方法也不尽相同，常用的方法有以下几种。

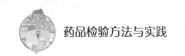

（1）物理法：利用药物与杂质在嗅、味、挥发性、颜色、溶解性及旋光性等方面的差异，检查所含有的杂质是否符合杂质限量规定。

（2）化学反应法：通常有容量分析法、重量分析法、比色法和比浊法等方法。

（3）化学分析法：常用的有紫外分光光度法、毛细管区带电泳法（CZE）及高效毛细管电泳法（HPCE）。如用紫外分光光度法检测三磷酸胞苷二钠在 280 nm 与 260 nm 波长处测吸收度，比值应为 2.00～2.20；用 HPCE 分离测定枸橼酸托瑞米芬的 Z、E 异构体及四环素中的杂质脱水四环素、脱水差向四环素和金霉素等。

（4）色谱法：这是目前最常用也是最有效的药物杂质分析方法，由于灵敏度高、准确性好、简单、易行、快速高效等特点，现在越来越多地被各国药典用于控制药物的杂质。

第二节　一般杂质检查

在原料药及其制剂的生产过程中，常用到酸、碱、反应试剂、催化剂等，从而引入无机杂质。这些杂质的产生主要与生产工艺过程有关，可反映生产工艺水平，并直接影响药品的稳定性。检查无机杂质对评价药品生产工艺的状况有重要意义。

一、氯化物的检查

1. 原理　利用氯化物在硝酸酸性溶液中与硝酸银试液的作用，生成氯化银白色浑浊液，与一定量的标准氯化钠溶液在相同条件下生成的氯化银浑浊液比较，不得更浓。

$$Ag^+ + Cl^- \longrightarrow AgCl\downarrow$$

2. 方法　除另有规定外，取各品种项下规定量的供试品，加水溶解使成 25 ml（溶液如显碱性，可滴加硝酸使成中性），再加稀硝酸 10 ml；溶液如不澄清，应滤过；置 50 ml 纳氏比色管中，加水使成约 40 ml，摇匀，即得供试品溶液。另取该品种项下规定量的标准氯化钠溶液，置 50 ml 纳氏比色管中，加稀硝酸 10 ml，加水使成 40 ml，摇匀，即得对照溶液。于供试品溶液与对照溶液中，分别加入硝酸银试液 1.0 ml，用水稀释使成 50 ml，摇匀，在暗处放置 5 min，同置黑色背景上，从比色管上方向下观察、比较，即得。

供试品溶液如带颜色，除另有规定外，可取供试品溶液 2 份，分别置 50 ml 纳氏比色管中，一份中加硝酸银试液 1.0 ml，摇匀，放置 10 min，如显浑浊，可反复滤过，至滤液完全澄清，再加规定量的标准氯化钠溶液与水适量使成 50 ml，摇匀，在暗处放置 5 min，作为对照溶液；另一份中加硝酸银试液 1.0 ml 与水适量使成 50 ml，摇匀，在暗处放置 5 min，按上述方法与对照溶液比较，即得。

3. 注意事项

（1）在测定条件下，氯化物浓度以 50 ml 中含 50～80 μg 的 Cl⁻（相当于标准氯化钠溶液 5.0～8.0 ml)为宜,所产生的浑浊梯度明显。因此,取用供试品量,应使氯化物的浓度处在此范围中。

(2) 为使所产生的氯化银浑浊均匀,应先制成约 40 ml 水溶液后,再加硝酸银试液,以免在较高浓度的氯化物存在时产生沉淀,影响比浊结果。加入硝酸银试液后,应缓慢混匀,如过快则生成的浑浊减少。

(3) 在硝酸酸性条件下,可避免弱酸银盐如碳酸银、磷酸银以及氧化银沉淀的形成而干扰检查,同时还可加速氯化银沉淀的生成并产生较好的乳浊物。

(4) 供试品溶液如不澄清,可用含硝酸的水溶液洗净滤纸中的氯化物后,再用此滤纸过滤供试品溶液。

(5) 温度对产生氯化银的浊度有影响,30～40 ℃产生的浑浊最大。但作为限度检查,只要对照溶液与供试溶液在相同条件下操作后比较,仍可在室温进行。

(6) 检查有机氯杂质,需经有机破坏,将有机氯转变为离子状态后,再依法检查。可采用 600～700 ℃炽灼法或氧瓶燃烧法。

二、硫酸盐的检查

1. 原理　药物中微量中的硫酸盐在稀盐酸酸性介质中与氯化钡生成硫酸钡白色浑浊,与一定量的标准硫酸钾溶液在相同条件下生成的硫酸钡浑浊液比较,不得更浓。

$$Ba^{2+} + SO_4^- \longrightarrow BaSO_4 \downarrow（白色）$$

2. 方法　除另有规定外,取各品种项下规定量的供试品,加水溶解使成约 40 ml(溶液如显碱性,可滴加盐酸使成中性);溶液如不澄清,应过滤;置 50 ml 纳氏比色管中,加稀盐酸 2 ml,摇匀,即得供试溶液。另取该品种项下规定量的标准硫酸钾溶液,置 50 ml 纳氏比色管中,加水使成约 40 ml,加稀盐酸 2 ml,摇匀,即得对照溶液。于供试溶液与对照溶液中,分别加入 25％氯化钡溶液 5 ml,用水稀释至 50 ml,充分摇匀,放置 10 min,同置黑色背景上,从比色管上方向下观察、比较,即得。

供试溶液如带颜色,除另有规定外,可取供试溶液 2 份,分置 50 ml 纳氏比色管中,一份中加 25％氯化钡溶液 5 ml,摇匀,放置 10 min,如显浑浊,可反复过滤,至滤液完全澄清,再加规定量的标准硫酸钾溶液与水适量使成 50 ml,摇匀,放置 10 mm,作为对照溶液;另一份中加 25％氯化钡溶液 5 ml 与水适量使成 50 ml,摇匀,放置 10 min,按上述方法与对照溶液比较,即得。

3. 注意事项

(1) 在测定条件下,硫酸盐的浓度以 50 ml 中含 0.1～0.5 mg 的 SO_4^{2-}(相当于标准硫酸钾溶液 1.0～5.0 ml)为宜,所产生的浑浊梯度明显。因此,取用供试品量,应使硫酸盐的浓度处在此范围中。

(2) 在盐酸酸性条件下,可防止碳酸钡或磷酸钡等沉淀的形成而干扰检查。但溶液的酸度过大则灵敏度下降,以溶液的 pH 值约为 1 为宜,即 50 ml 中含有稀盐酸 2 ml。

（3）供试品溶液如不澄清，可用含盐酸的水溶液洗净洁滤纸中的硫酸盐后，再用此滤纸过滤供试品溶液。

（4）氯化钡试液的浓度和反应温度对测定也有影响，氯化钡溶液的浓度在 10%～25% 范围内所呈硫酸钡的浑浊度差异不大。但以氯化钡浓度为 25%，反应温度控制在 30～35 ℃，测定结果比较稳定。另外，在加入氯化钡试液后，应立即充分摇匀，防止因局部过浓而影响产生浑浊的程度。

三、 铁盐的检查（硫氰酸盐法）

微量铁盐的存在可能会加速药物的氧化和降解，因而要控制铁盐的限量。《中国药典》2015 年版采用硫氰酸盐法，如下。

1. 原理 在盐酸酸性条件下，铁盐与硫氰酸铵生成红色可溶性硫氰酸铁配位离子，在与一定量的标准铁溶液用同法处理后所呈的颜色进行比较，颜色不得更深。

$$Fe^{3+} + 6SCN^- \longrightarrow [Fe(SCN)_6]^-$$

2. 方法 除另有规定外，取各品种项下规定量的供试品，加水溶解使成 25 ml，置于 50 ml 纳氏比色管中，加稀盐酸 4 ml 与过硫酸铵 50 mg，用水稀释使成 35 ml 后，加 30% 硫氰酸铵溶液 3 ml，再加水适量稀释成 50 ml，摇匀；如显色，立即与定量标准铁溶液制成的对照溶液（取该品种项下规定量的标准铁溶液，置 50 ml 纳氏比色管中，加水使成 25 ml，加稀盐酸 4 ml 与过硫酸铵 50 mg，用水稀释使成 35 ml 后，加 30% 硫氰酸铵溶液 3 ml，再加水适量稀释成 50 ml，摇匀）比较，即得。如供试管与对照管色调不一致时，可分别移至分液漏斗中，各加正丁醇 20 ml 提取，待分层后，将正丁醇层移置 50 ml 纳氏比色管中，再用正丁醇稀释至 25 ml，比较，即得。

3. 注意事项

（1）在测定条件下，当 50 ml 中含 5～90 μg 的 Fe^{3+} 时，溶液的吸收度与浓度呈良好线性关系。目视比色时以 50 ml 溶液中含 10～50 μg 的 Fe^{3+}（相当于标准铁溶液 1.0～5.0 ml）为宜，所产生的溶液色泽梯度明显、易于区别。因此，取用供试品量应使铁盐的浓度处在此范围中。

（2）在盐酸酸性条件下反应，可防止 Fe^{3+} 的水解，以 50 ml 溶液中含稀盐酸 4 ml 为宜。加入氧化剂过硫酸铵即可氧化供试品中 Fe^{2+} 成 Fe^{3+}，又可防止由于光线使硫氰酸铁还原或分解褪色。

（3）某些药物（如葡萄糖、糊精和硫酸镁等）在检查过程中需加硝酸处理，硝酸也可将 Fe^{2+} 氧化成 Fe^{3+}。因硝酸中可能含亚硝酸，它能与硫氰酸根离子作用，生成红色亚硝酰硫氰化物，影响比色，所以剩余的硝酸必须加热煮沸除去。

（4）铁盐与硫氰酸根离子的反应为可逆反应，因此，加入过量的硫氰酸铵，不仅可以增加生成的配位离子的稳定性，提高反应灵敏度，还能消除因氯化物等与铁盐形成配位化合物而引起的干扰。

(5) 某些有机药物特别是具环状结构的有机药物,在实验条件下不溶解或对检查有干扰,则需经炽灼破坏,使铁盐转变成 Fe_2O_3 留于残渣中,处理后再依法检查。

四、 重金属的检查

重金属是指在实验条件下能与硫代乙酰胺或硫化钠作用显色的金属杂质,如银、铅、汞、铜、镉、铋、锑、锡、锌、钴及镍等。重金属影响药物的稳定性及安全性。因为在药品生产中遇到铅的机会较多,且铅易积蓄引起中毒,故各国药典中对重金属检查时,均以铅为重金属的代表,以铅的限量表示重金属限量。《中国药典》规定了重金属检查的 3 种方法:硫代乙酰胺法、炽灼后的硫代乙酰胺法和硫化钠法。

1. 第一法:硫代乙酰胺法 适用于溶于水、稀酸和乙醇的药物,为最常用的方法。

(1) 原理:硫代乙酰胺在弱酸性(pH3.5 醋酸盐缓冲液)条件下水解,产生硫化氢,与微量银、铅、铜、汞、镉、锡、钴、锡及镍等金属离子生成黄色到棕黑色的硫化物均匀混悬液,在与一定量的标准铅溶液用同法处理后所呈的颜色进行比较,颜色不得更深。

$$CH_3CSNH_2 + H_2O \longrightarrow CH_3CONH_2 + H_2S$$

$$Pb^{2+} + H_2S \longrightarrow PbS\downarrow + 2H^+$$

(2) 方法:除另有规定外,取 25 ml 纳氏比色管 3 支,甲管(标准管)中加标准铅溶液一定量与醋酸盐缓冲液(pH3.5)2 ml 后,加水或各品种项下规定的溶剂稀释成 25 ml;乙管(供试品管)中加入按该品种项下规定的方法制成的供试品溶液 25 ml;丙管(标准加样管)中加入与乙管相同重量的供试品,加配制供试品溶液的溶剂适量使溶解,再加与甲管相同量的标准铅溶液与醋酸盐缓冲液(pH3.5)2 ml 后,用溶剂稀释成 25 ml;再在甲、乙、丙 3 管中分别加硫代乙酰胺试液各 2 ml,摇匀,放置 2 min,同置白纸上,自上向下透视,当丙管中显出的颜色不浅于甲管时,乙管中显示的颜色与甲管比较,不得更深。如丙管中显出的颜色浅于甲管,应取样按第二法重新检查。

(3) 注意事项:

1) 在测定条件下,当 27 ml 溶液含 $10 \sim 20\ \mu g$ 的 Pb^{2+} 时,目视比色最为适宜(相当于标准铅溶液 $1.0 \sim 2.0$ ml)。因此,取用供试品量应使铅的浓度处在此范围中。

2) 供试品中如含有高铁盐,在弱酸性溶液中易氧化硫化氢析出硫,产生浑浊,影响重金属检查。这时,可先在各管中分别加入维生素 C $0.5 \sim 1.0$ g,使高铁离子还原为亚铁离子后,再按上述方法检查。

3) 溶液的 pH 值对于金属离子与硫化氢呈色影响较大。当 pH3.0～3.5 时,硫化铅沉淀较完全;酸度增大,重金属离子与硫化氢呈色变浅,甚至不显色。因此,若供试品用强酸溶解,或在处理中使用了强酸,在加入硫代乙酰胺试液前,应先加氨水至溶液对酚酞指示剂显中性,再加 pH3.5 醋酸盐缓冲液调节溶液的酸度。

4) 配制供试品溶液时,如使用的盐酸超过 1 ml,氨试液超过 2 ml,或加入其他试剂进行处理时,为避免标准管的基质差异,应当进行平行处理:除另有规定外,甲管溶液应取同样同量的试剂置瓷皿中蒸干后,加醋酸盐缓冲液(pH3.5)2 ml 与水 15 ml,微热溶解后,移至纳氏比色管中,加标准铅溶液一定量,再用水或各品种项下规定的溶剂稀释成 25 ml。

2. 第二法:炽灼后的硫代乙酰胺法　本法适用于难溶于水、稀酸或与水互溶有机溶剂的有机药物,以及含有可与金属离子强配位基团的芳环、杂环药物。

(1)原理:将供试品炽灼破坏后,加硝酸加热处理,使有机物分解。破坏完全后,再按第一法进行检查。

(2)方法:除另有规定外,取该品种炽灼残渣项下遗留的残渣,加硝酸 0.5 ml,蒸干,至氧化氮蒸气除尽后(或取供试品一定量,缓缓炽灼至完全炭化,放冷,加硫酸 0.5～1.0 ml,使恰湿润,用低温加热至硫酸除尽后,加硝酸 0.5 ml,蒸干,至氧化氮蒸气除尽后,放冷,在 500～600 ℃炽灼使完全灰化),放冷,加盐酸 2 ml,置水浴上蒸干后加水 15 ml,滴加氨试液至对酚酞指示液显中性,再加醋酸盐缓冲液(pH3.5)2 ml,微热溶解后,移置纳氏比色管中,加水稀释成 25 ml,作为乙管(供试品管);另取配制供试溶液的试剂,置瓷皿中蒸干后,加醋酸盐缓冲液(pH3.5)2 ml 与水 15 ml,微热溶解后,移置纳氏比色管中,加标准铅溶液一定量,再用水稀释成 25 ml,作为甲管(标准管);再在甲、乙两管中分别加硫代乙酰胺试液各 2 ml,摇匀,放置 2 min,同置白纸上,自上向下透视,乙管中显出的颜色与甲管比较,不得更深。

(3)注意事项:

1)炽灼温度对重金属检查影响较大,温度越高,重金属损失越多。例如,铅在 700 ℃炽灼 6 h,回收率仅为 32%。因此,应控制供试品炽灼温度在 500～600 ℃,减少重金属的损失。

2)炽灼残渣加硝酸加热处理后,必须蒸干,除尽氧化氮,否则亚硝酸可氧化硫化氢析出硫,影响比色。

3)为了消除盐酸或其他试剂中夹杂重金属的影响,在配制供试品试液时,如使用盐酸超过 1 ml(或与盐酸 1 ml 相当的稀盐酸),使用氨试液超过 2 ml,以及用硫酸与硝酸进行有机破坏或其他试剂处理时,除另有规定外,甲管(标准管)应取同样同量试剂置瓷皿中蒸干后,依法检查。

4)含钠盐或氟的有机药物,在炽灼时能腐蚀瓷坩埚,而引入重金属,应改用铂坩埚或硬质玻璃蒸发皿。

3. 第三法:硫化钠法　本法适用于溶于碱性水溶液而难溶于稀酸或在稀酸中即生成沉淀的药物,如磺胺类、巴比妥类药物等。

(1)原理:在碱性介质中,以硫化钠为沉淀剂,使 Pb^{2+} 生成 PbS 微粒的混悬液,与一定量的标准铅溶液经同法处理后所呈的颜色进行比较,判断供试品中重金属是否符合限量规定。

$$Pb^{2+} + S^{2-} \longrightarrow PbS \downarrow$$

(2)方法:除另有规定外,取供试品适量,加氢氧化钠试液 5 ml 与水 20 ml 溶解后,置纳氏比色管中,加硫化钠试液 5 滴,摇匀,与一定量的标准铅溶液同样处理后的颜色比较,不得更深。

（3）注意事项:

1）硫化钠试液对玻璃有一定的腐蚀性,且久置后会产生絮状物,应临用新制。

2）饱和硫化氢水溶液:上述方法中使用的硫化钠试液或硫代乙酰胺试液,均可以使用新制的饱和硫化氢溶液替代。硫化氢气体均使用硫化铁(FeS)细粒与稀盐酸作用新鲜制得,经导气管引入纯净水中被吸收,即得饱和硫化氢水溶液,应现配现用,否则硫化氢易被氧化析出硫,产生浑浊,影响重金属检查。

五、 砷盐的检查

砷盐为毒性杂质,须严格控制其限量。砷盐多由药物生产过程所使用的无机试剂引入,多种药物中要求检查砷盐。

1. 第一法:古蔡氏法

（1）原理:金属锌与酸作用产生新生态的氢,与药物中微量砷盐反应生成具有挥发性的砷化氢,遇溴化汞试纸产生黄色至棕色的砷斑,与一定量砷标准溶液所生成的砷斑比较,颜色不得更深。

$$As^{3+} + 3Zn + 3H^+ \rightarrow 3Zn^{2+} + AsH_3 \uparrow$$
$$AsO_3^{3-} + 3Zn + 9H^+ \rightarrow 3Zn^{2+} + 3H_2O + AsH_3 \uparrow$$
$$AsH_3 + 3HgBr_2 \rightarrow 3HBr + As(HgBr)_3 (黄色)$$

（2）仪器装置:如图 8-1 所示。

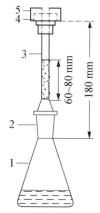

1—标准磨口锥形瓶;2—中空的标准磨口塞;3—导气管;
4—具孔的有机玻璃旋塞;5—具圆孔的有机玻璃旋塞盖。

图 8-1　古蔡氏法砷盐检查仪器装置

（3）方法:测试时,于导气管 3 中装入醋酸铅棉花 60 mg(装管高度约 60～80 mm),

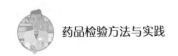

再于旋塞 4 的顶端平面上放一片溴化汞试纸(试纸大小以能覆盖孔径而不露出平面外为宜),盖上旋塞盖 5 并旋紧,即得。

1) 标准砷斑的制备:精密量取标准砷溶液 2 ml,置瓶 1 中,加盐酸 5 ml 与水 21 ml,再加碘化钾试液 5 ml 与酸性氯化亚锡试液 5 滴,在室温放置 10 min 后,加锌粒 2 g,立即将按上法装妥的导气管 3 密塞于瓶 1 上,并将瓶 1 置 25～40 ℃水浴中,反应 45 min,取出溴化汞试纸,即得。

若供试品需经有机破坏后再行检砷,则应取标准砷溶液代替供试品,按照该品种项下规定的方法同法处理后,依法制备标准砷斑。

2) 检查法(样品砷斑的制备):取按各品种项下规定方法制成的供试品溶液,置瓶 1 中,照标准砷斑的制备,自"再加碘化钾试液 5 ml"起,依法操作。将生成的砷斑与标准砷斑比较,不得更深。

(4) 注意事项:

1) 标准砷溶液 1 ml 相当于 1 μg 的 As。砷溶液浓度过大或偏小,制得的砷斑过深或偏浅,会影响比色的正确性。因此,当药物的含砷限量不同时,供试品的取用量应按规定改变。

2) 氢气发生的速度过缓或过于剧烈,都将影响砷化氢的逸出速度,使砷斑的色泽和清晰程度受影响。因氢气的发生速度与溶液的酸度、锌粒的粒度与用量以及反应温度等有关。应使用无砷锌粒,粒度较大时,用量应酌情增加,反应时间应延长为 1 h。

3) 加入碘化钾及氯化亚锡将五价砷还原为三价砷,有利于生成砷化氢的反应不断进行。另外,氯化亚锡与碘化钾还可抑制锑化氢的生成,消除锑存在的干扰。

4) 仪器与试剂要求:所用仪器和试液等照本法检查,均不应生成砷斑,或至多生成仅可辨认的斑痕。

2. 第二法:二乙基二硫代氨基甲酸银法(DDC–Ag)

(1) 原理:金属锌与酸作用产生新生态的氢,与药物中微量砷盐反应,生成具有挥发性的砷化氢;砷化氢遇二乙基二硫代氨基甲酸银,使其还原产生红色的胶态银,用目视比色法或在 510 nm 波长处测定吸光度,再与一定量标准砷溶液同法处理后得到的有色溶液进行比较。

(2) 仪器装置:如图 8–2 所示。

(3) 方法:测试时,于导气管 3 中装入醋酸铅棉花 60 mg(装管高度约 80 mm),并于 4 管中精密加入二乙基二硫代氨基甲酸银试液 5.0 ml。

1) 标准砷对照液的制备:精密量取标准砷溶液 5 ml,置瓶 1 中,加盐酸 5 ml 与水 21 ml,再加碘化钾试液 5 ml 与酸性氯化亚锡试液 5 滴,在室温放置 10 min 后,加锌粒 2 g,立即将导气管 3 与瓶 1 密塞,使生成的砷化氢气体导入管 4 中,并将瓶 1 置 25～40 ℃水浴中,反应 45 min 后,取出管 4,添加三氯甲烷至刻度,混匀,即得。

若供试品需经有机破坏后再行检砷,则应取标准砷溶液代替供试品,按照该品种项下规定的方法同法处理后,依法制备标准砷对照液。

2) 检查法:取按照各品种项下规定方法制成的供试品溶液,置瓶 1 中,按照标准砷对

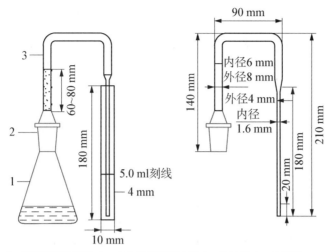

1—标准磨口锥形瓶；2—中空的标准磨口塞；3—导气管；4—玻璃管。

图 8-2　DDC-Ag 法砷盐检查法仪器装置

照液的制备，自"再加碘化钾试液 5 ml"起，依法操作。将所得溶液与标准砷对照液同置白色背景上，从管 4 上方向下观察、比较，所得溶液的颜色不得比标准砷对照液更深。必要时，可将所得溶液转移至 1 cm 吸收池中，按照紫外-可见分光光度法(《中国药典》2015年版通则 0401)在 510 nm 波长处以二乙基二硫代氨基甲酸银试液作空白，测定吸光度，与标准砷对照液按同法测得的吸光度比较，即得。

（4）注意事项：

1）当 As 浓度为 1～10 μg/ml 范围内时，线性关系良好，显色在 2 h 内稳定，重现性好，并可测得砷盐含量。

2）所用仪器和试液等按照本法检查，均不应生成砷斑，或至多生成仅可辨认的斑痕。

3）制备标准砷斑或标准砷对照液，应与供试品检查同时进行。

4）本法所用锌粒应无砷，以能通过一号筛的细粒为宜，如使用的锌粒较大时，用量应酌情增加，反应时间亦应延长为 1 h。

5）醋酸铅棉花系取脱脂棉 1.0 g，浸入醋酸铅试液与水的等混合液 12 ml 中，湿透后，挤压除去过多的溶液，并使之疏松，在 100 ℃以下干燥后，储于玻璃塞瓶中备用。

六、易炭化物的检查

1. **定义**　易炭化物检查法是检查药品中遇硫酸易炭化或易氧化而呈色的微量有机杂质。这类杂质大多数结构未知，用硫酸呈色的方法可以简便地控制它们的总量。

2. **方法**　取内径一致的比色管两支：甲管中加各品种项下规定的对照溶液 5 ml；乙管中加硫酸[含硫酸 94.5％～95.5％(g/g)]5 ml 后，分次缓缓加入规定量的供试品，振摇

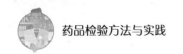

使溶解。除另有规定外,静置 15 min 后,将甲乙两管同置白色背景前,平视观察,乙管中所显颜色不得较甲管更深。

供试品如为固体,应先研成细粉。如需加热才能溶解时,可取供试品与硫酸混合均匀,加热溶解后,放冷,再移置比色管中。

3. 注意事项

(1) 比色时,应将甲、乙两管同置白色背景前,平视观察比较,判断结果。

(2) 硫酸的浓度、反应温度与时间均影响易炭化物所呈现的颜色,必须按规定严格控制。

七、 炽灼残渣的检查

炽灼残渣系指有机药品经炭化或挥发性无机药品加热分解后,高温炽灼,所产生的非挥发性无机杂质的硫酸盐灰分。此检查法用于控制有机药品和挥发性无机药品中存在的非挥发性无机杂质。

1. 方法　取供试品 1.0~2.0 g 或各品种项下规定的重量,置已炽灼至恒重的坩埚(如供试品分子中含有碱金属或氟元素,则应使用铂坩埚)中,精密称定,加硫酸 0.5~1 ml 使湿润,缓缓炽灼至完全炭化,放冷至室温。除另有规定外,加硫酸 0.5~1 ml 使湿润,低温加热至硫酸蒸气除尽后,在 700~800 ℃ 炽灼使完全灰化,移置干燥器内,放冷至室温。精密称定后,再在 700~800 ℃ 炽灼至恒重,即得。如需将残渣留作重金属检查,则炽灼温度必须控制在 500~600 ℃。

$$炽灼残渣含量(\%)=\frac{残渣及坩埚重-空坩埚重}{供试品重}\times 100\% \qquad (8-5)$$

2. 注意事项

(1) 残渣限量一般控制在 0.1%~0.2%,即炽灼残渣量为 1~2 mg。供试品的取用量应根据炽灼残渣限量和称量误差决定。样品量过多,炭化和灰化的时间太长;样品量太少,称量误差增大。

(2) 为避免供试品炭化时骤然膨胀逸出,可采用将坩埚斜置方式,缓缓加热,直至完全灰化(不产生烟雾)。在进入高温炉内炽灼前,务必蒸发除尽硫酸,以免硫酸蒸气腐蚀炉膛,造成漏电事故。

(3) 恒重系指供试品连续 2 次炽灼后的重量差异在 0.3 mg 以下。炽灼至恒重的第 2 次称重应在继续炽灼 30 min 后进行。

(4) 瓷坩埚编号可采用蓝黑墨水与三氯化铁溶液的混合液涂写,经烘烤后编号不易除去。

八、 干燥失重的检查

干燥失重系指药品在规定的条件下,经干燥后所减失的量,以百分率表示。干燥失重的内容物主要指水分,也包括其他挥发性物质,如残留的挥发性有机溶剂等。干燥失重的量应恒重。由干燥至恒重的第2次及以后各次称重均应在规定的条件下继续干燥1 h后进行。连续2次干燥后的重量差异在0.3 mg以下。

干燥失重测定方法主要有以下几种。

1. 常压恒温干燥法 本法适用于受热较稳定的药品。

(1)方法:取供试品,混合均匀(如为较大的结晶,应先迅速捣碎使成2 mm以下的小粒),取约1 g或各品种项下规定的重量,置于供试品相同条件下干燥至恒重的扁形称量瓶中,精密称定,除另有规定外,在105 ℃干燥至恒重,由减失的重量和取样量计算供试品的干燥失重。

$$干燥失重(\%)=\frac{减失的重量}{取样量}\times 100\% \qquad (8-6)$$

(2)注意事项:

1)供试品干燥时,为了使水分及挥发性物质易于挥散,应平铺于扁形称量瓶中,厚度不超过5 mm,如为疏松物质,厚度不超过10 mm。放入烘箱或干燥器进行干燥时,应将瓶盖取下,置称量瓶旁,或将瓶盖半开进行干燥。取出时,须先将称量瓶盖盖好,置干燥器中放冷至室温,然后称定重量。

2)某些药品中含有较大量的水分,熔点又较低,直接在105 ℃干燥,供试品易融化,表面结成一层薄膜,使水分不易继续挥发。应先将供试品于较低的温度下干燥至大部分水分除去后,再按规定的条件干燥。

3)某些易吸湿或受热发生相变而达不到恒重的药品,可采用一定温度下、干燥一定时间所减失的重量代表干燥失重。

4)当供试品为膏状物时,应先取一含洗净粗沙粒及一小玻棒的称量瓶于规定条件下干燥至恒重,然后称入一定量的供试品,用玻棒搅匀、干燥,并在干燥过程中搅拌数次,促使水分挥发,直至恒重。

2. 干燥剂干燥法 本法适用于受热易分解或易于挥发的药品。

(1)方法:将供试品置于干燥器内,利用干燥器内储放的干燥剂,吸收供试品的水分,干燥至恒重。常用的干燥剂有硅胶、硫酸及五氧化二磷等。

(2)注意事项:

1)五氧化二磷的吸水效率、吸水容量和吸水速度均较好,但五氧化二磷价格较贵,且不能反复使用。

2)硫酸的吸水效率与吸水速度次于五氧化二磷,但吸水容量比五氧化二磷大,价格也较便宜。含水硫酸置烧杯中加热至冒白烟,并保持在110 ℃左右约30 min,即可除去水分,可反复使用。

3)硅胶的吸水效率次于五氧化二磷,大于硫酸。含水硅胶在105 ℃下干燥后又可恢复为无水物。因变色硅胶具有使用方便、价廉、无腐蚀性且可重复使用的特点,是最常用的干燥剂。

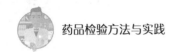

3. 减压干燥法与恒温减压干燥法 本法适用于熔点低或受热分解的供试品,采用减压干燥器(通常为室温)干燥时,除另有规定外,压力应在 2.67 kPa(20 mmHg)以下,温度为 60 ℃。

干燥器中常用的干燥剂为五氧化二磷、无水氯化钙或硅胶;恒温减压干燥器中常用的干燥剂为五氧化二磷。应及时更换干燥剂,使其保持在有效状态。有时也可不用干燥剂。

减压干燥器初次使用时,应做好防护后再进行减压,以防炸裂伤人。开盖时,必须先将活塞缓缓旋开,使空气缓缓进入,切忌气流进入得太快,将称量瓶中的供试品吹散;在供试品取出后应立即关闭活塞。

九、 溶液颜色的检查

有色杂质可能在药品的生产过程中引入,也可能从储藏过程中产生,药品溶液的颜色及其与规定颜色的差异能在一定程度上反映药品的纯度。本法系将药品溶液的颜色与规定的标准比色液相比较,或在规定的波长处测定其吸光度,以检查其颜色。

标准比色液,是由三基色的“比色用重铬酸钾液(0.800 mg $K_2Cr_2O_7$/ml,黄色)”“比色用硫酸铜液(62.4 mg $CuSO_4 \cdot 5H_2O$/ml,蓝色)”和“比色用氯化钴液(59.5 mg $CoCl_2 \cdot 6H_2O$/ml,红色)”按照一定比例与水混合制得不同色调(绿黄色、黄绿色、黄色、橙黄色、橙红色和棕红色)的标准储备液,再取 0.25 ml、0.50 ml、1.0 ml、1.5 ml、⋯、10 ml 等不同的递增体积,分别加水稀释至 10 ml 的方法,而制得各色调的色号为 0.5、1、2、3～10 的标准比色液。

若规定为“无色”,系指供试品溶液的颜色相同于水或所用溶剂;“几乎无色”,系指供试品溶液的颜色不深于相应色调 0.5 号标准比色液。

1. 目视比色法 将规定浓度的药物溶液的颜色与规定色调和色号的标准比色液的颜色进行目视比较。根据颜色的深浅来判断检查的结果:规定不得更深。方法如下:除另有规定外,取各品种项下规定量的供试品,加水溶解,置于 25 ml 的纳氏比色管中,加水稀释至 10 ml。另取规定色调或色号的标准比色液 10 ml,置于另一 25 ml 的纳氏比色管中,2 管同置白色背景上,自上向下透视,或同置白色背景前,平视观察,供试品管呈现的颜色与对照管比较,不得更深。如供试品管呈现的颜色与对照管的颜色深浅非常接近或色调不尽一致,使目视观察无法辨别两者的深浅时,应改用色差计法测定,并将其测定结果作为判定依据。

检查时,根据供试品所含有色杂质的颜色及对有色杂质限量要求,选择相应色号的标准比色液作为对照液,进行比较。

2. 吸光度比较法 除另有规定外,取各品种项下规定量的供试品,加水溶解成 10 ml,必要时过滤(除去不溶性杂质对吸光度测定的干扰),滤液按照分光光度法于规定波长处测定,吸光度不得超过规定值。

3. 色差计法 色差计法系使用具备透射测量功能的测色色差计直接测定溶液的透

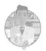

射三刺激值,对其颜色进行定量表述和分析的方法。供试品溶液与标准比色液之间的差异,可以通过分别比较它们与水之间的色差值(ΔE^*)来测定,也可以通过直接比较它们之间的色差值来测定。限度规定:供试品溶液与水的色差值应不超过标准比色液与水的色差值。

十、 溶液澄清度的检查

澄清度可反映药品溶液中的微量不溶性杂质存在情况,在一定程度上又可反映药品的质量和生产工艺水平,对于供制备注射液用原料药品的纯度检查尤为重要。

1. **原理** 当药物溶液中存在分散的细微颗粒时,直线光通过溶液时,细微颗粒可引起光的散射,测量光的散射就可以体现溶液的浊度。

2. **方法** 在室温条件下,将用水稀释至一定浓度的供试品溶液与等量的浊度标准液分别置于配对的比浊用玻璃管(内径 15~16 mm,平底,具塞,以无色、透明、中性硬质玻璃制成)中,在浊度标准液制备后 5 min,在暗室内垂直同置于伞棚灯下,照度为 1 000 lx,从水平方向观察、比较;用以检查溶液的澄清度或其浑浊程度。除另有规定外,供试品溶解后应立即检视。品种项下规定的"澄清",系指供试品溶液的澄清度相同于所用溶剂,或未超过 0.5 号浊度标准液。

浊度标准储备液的制备:称取于 105 ℃ 干燥至恒重的硫酸肼 1.00 g,置 100 ml 量瓶中,加水适量使溶解,必要时可在 40 ℃的水浴中温热溶解,并用水稀释至刻度,摇匀后放置 4~6 h;取此溶液与等容量的 10% 乌洛托品溶液混合、摇匀,于 25 ℃避光静置 24 h 即得。本液置冷处避光保存,可在 2 个月内使用,用前摇匀。

浊度标准原液的制备:取浊度标准贮备液 15.0 ml,置 1000 ml 量瓶中,加水稀释至刻度,摇匀,取适量,置 1 cm 吸收池中,按照紫外-可见分光光度法在 550 nm 的波长处测定,其吸光度应将 0.12~0.15 范围内。本液应在 48 h 内使用,用前摇匀。

3. **注意事项**

(1) 光线和温度对混悬液的形成有影响。在阳光直射下形成的混悬液的浊度较低;在自然或荧光灯下形成的混悬液的浊度相近,在暗处形成的混悬液的浊度最高。

(2) 浊度标准液的制备,在低温(−1 ℃)时反应不能进行,不产生沉淀;温度较高时形成的混悬液的浊度稍低。因此,规定在 25 ℃避光静置 24 h,制备浊度标准储备液。

(3) 多数药物的澄清度检查以水为溶剂,但也有或同时有用酸、碱或有机溶剂(如乙醇、甲醇、丙酮)作溶剂的情况。强调用"新沸过的冷水",这是因为水中若溶有二氧化碳,将影响溶液的澄清度。

(4) 供制备注射用的原料药物,往往既要检查溶液澄清度,又要检查溶液颜色,如美罗培南的检查。

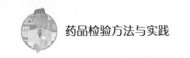

第三节　特殊杂质检查

检查药物中存在的微量杂质,首要的问题就是要选择一个专属性强的方法。药物不能干扰杂质的检测,所以药物中杂质的检查主要依据药物与杂质在物理性质或化学性质上的差异来进行的。药物与杂质在物理性质上的差异,主要指药物与杂质在外观性状、分配或吸附以及对光的吸收等性质的差异;在化学性质上的差异,主要指药物与杂质对某一化学反应的差别,一般是杂质与试剂反应,而药物不发生反应。根据杂质控制要求,可以进行限量检查,也可以对杂质进行定量测定。

一、色谱分析法

药品中的一些杂质,如反应的中间体、副产物、分解产物等,和药品结构相近,与某些试剂的反应也相同或相似,也需分离后再检查。由于色谱法可以利用药品与杂质的吸附或分配性质的差异,将它们分离、检测,因而被广泛应用于药品的杂质检查中。

1. **薄层色谱法**　薄层色谱法被许多国家的药典要求用于药物中杂质的检查,其具有设备简单、操作简便、分离速度快、灵敏度和分辨率较高等优点。常用的方法有以下3种。

(1) 杂质对照品法:适用于已知杂质并能制备杂质对照品的情况。根据杂质限量,取供试品溶液和一定浓度的杂质对照品溶液,分别点样于同一硅胶(或其他吸附剂)薄层板上,展开、定位、检查,供试品中所含杂质的斑点的大小,不得超过相应杂质的对照斑点的大小。

【示例6】克霉唑中咪唑的检查:取本品,加三氯甲烷制成 100 mg/ml 的溶液,作为供试品溶液;另取咪唑对照品,加三氯甲烷制成 0.5 mg/ml 的培液,作为对照品溶液。按照薄层色谱法试验,吸取上述两种溶液各 5 μl,分别点于同一硅胶 G 薄层板上,以二甲苯-正丙醇-浓氨溶液(180:20:1)为展开剂,展开后,晾干,在碘蒸气中显色。供试品溶液如显与对照品溶液相应的杂质斑点,其颜色与对照品溶液的主斑点比较,不得更深(0.5%)。

(2) 供试品自身对照法:适用于杂质的结构不能确定,或无杂质对照品的情况。要求供试品与所检杂质对显色剂所显的颜色应相同,显色灵敏度也应相同或相近。将供试品溶液按限量要求稀释至一定浓度作为对照品溶液,与供试品溶液分别点于同一薄层板上,展开、定位、检查,供试品溶液所显杂质斑点,不得深于对照溶液所显主斑点颜色(或荧光强度)。

【示例7】托吡卡胺中有关物质的检查:取本品,加三氯甲烷制成 20 mg/ml 的溶液,作为供试品溶液;精密量取适量,加三氯甲烷稀释制成 0.2 mg/ml 的溶液,作为对照品溶液。吸取上述 2 种溶液各 10 μl,分别点于同一硅胶 GF_{254} 薄层板上,以三氯甲烷-甲醇-浓氨溶液(190∶10∶1)为展开剂,展开,晾干,置紫外光灯(254 nm)下检视。供试品溶液如显杂质斑点,与对照品溶液的主斑点比较,不得更深。

当供试品中有多个杂质存在时,可以配制几种限量的对照品溶液,加以比较。

【示例8】盐酸异丙嗪中有关物质检查:盐酸异丙嗪是以吩噻嗪为母核经缩合而成,在缩合反应时产生 N,N,β -三甲基- 10OH -吩噻嗪- 10 -乙胺异构体,虽然经过丙酮精制等步骤,仍难以除去成品中可能带入此杂质及吩噻嗪等,且前者量较大。此外,本品不太稳定,在储存过程中也可能产生分解产物,因此规定用薄层色谱法检查。

取供试品,加二氯甲烷制成 10 mg/ml 的溶液,作为供试品溶液;精密量取试液适量,加二氯甲烷稀释成 0.15 mg/ml 和 0.05 mg/ml 的溶液,作为对照液①和②。吸取上述 3 种溶液各 10 μl,分别点于同一硅胶 GF_{254} 薄层板上,以己烷-丙酮-二乙胺(8.5∶1∶0.5)为展开剂,展开后,晾干,置紫外灯(254 nm)下检视。供试品溶液如显杂质斑点,不得多于 3 个;其杂质斑点与对照品溶液②的主斑点比较,不得更深;如有一点超过,应不深于对照溶液①的主斑点。

(3)对照药物法:当无适当的杂质作对照品,尤其是供试品所显示的杂质斑点颜色与主成分斑点有差异,难以判断限量时,可以采用与供试品相同的药品作为对照品,此对照药品中所含待检杂质需符合限量要求,且稳定性好。

【示例9】门冬氨酸中其他氨基酸的检查:取本品,加水微热使溶解,制成 10 mg/ml 的供试品溶液;另取门冬氨酸对照品适量,加水制成 0.05 mg/ml 的对照溶液。按照薄层色谱法试验,吸取上述两种溶液各 5 μl,分别点于同一硅胶 G 薄层板上,以正丙醇-水-冰醋酸(2∶2∶1)为展开剂,展开,晾干,在 90 ℃ 干燥 10 min,喷以茚三酮的丙酮溶液(1→50),在 90 ℃ 加热至显色,立即检视。供试品溶液如显杂质斑点,与对照溶液的主斑点比较,不得更深。

此外,少数药物还利用试验条件下显色剂对杂质的检测量来控制其限量。如盐酸阿米替林中有关物质检查:取本品,加乙醇制成 10 mg/ml 的溶液,按照薄层色谱法试验,吸取上述溶液 5 μl,点于硅胶 G 薄层板上,以三氯甲烷-甲苯(1∶1)为展开剂,展开,晾干,喷以甲醛溶液-硫酸(4∶96)使显色,立即置紫外光灯(365 nm)下检视,除主斑点外,不得显其他斑点。

此法受条件影响较大,薄层板的厚度、显色剂的量等均可影响检测限,应尽量避免使用。

2. 纸色谱法 通常用于极性较大物质的分离、分析。有时也用于检查放射性药物注射液(或溶液)中的放射性化学杂质。纸色谱法展开时间长,斑点较扩散,不能用强酸等腐蚀性显色剂等,因而应用不如薄层色谱法广泛。

【示例10】盐酸苯乙双胍中有关物质的检查:取本品 1.0 mg,置 10 ml 量瓶中,加甲醇溶解并稀释至刻度、摇匀,按照纸色谱法试验,精密吸取上述溶液 0.2 ml,分别点于两张色谱滤纸条(7.5 cm×50 cm)上,并以甲醇作空白点于另一色谱滤纸条,样点直径约为0.5～1 cm;按照试验方法,将上述色谱滤纸条同置展开室内,以乙酸乙酯-乙醇-水(6∶3∶1)为展开剂,展开至前沿距下端约 7 cm 处,取出,晾干,用显色剂(取 10% 铁氰化钾溶

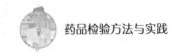

液 1 ml,加 10%亚硝基铁氰化钠溶液与 10%氢氧化钠溶液各 1 ml,摇匀、放置 15 min,加水 10 ml 与丙酮 12 ml,混匀)喷其中一张点样纸条(有关双胍显红色带,R_f 值约为 0.1),参照比色谱带,在另一张点样及空白纸条上,剪取其相应部分并向外延伸 1 cm,并分剪成碎条,精密量取甲醇各 20 ml 分别进行萃取后。按照紫外-可见分光光度法,在 232 nm 的波长处测定吸光度,不得超过 0.48。

3. 高效液相色谱法 高效液相色谱法不仅分离效能高,而且可以准确地测定各组分的峰面积,在杂质检查中应用日益增多,特别是已使用高效液相色谱法测定含量的药品,可采用同一色谱条件进行杂质检查。

采用高效液相色谱法检查杂质,按各项下要求,对仪器进行系统适用性试验,以保证仪器达到要求。色谱图的记录时间,除考虑各杂质的保留时间外,一般为主峰保留时间倍数。为了对杂质峰准确积分,检查前应使用一定浓度的对照品溶液调节仪器的灵敏度。

杂质检查方法有 5 种类型。

(1) 面积归一法:通常用于粗略考察供试品中的杂质。具体方法如下:取供试溶液适量,进样经高效液相色谱分离、测定后,计算各杂质峰面积及其总和占总峰面积(含药物的峰面积,而不含溶剂峰面积)的百分率,不得超过限量。

注意事项:峰面积归一法检查杂质虽简便、易行,但当杂质与药品的吸收程度不一致时,测定误差大。

【示例 11】依托咪酯中有关物质的检查:用十八烷基硅烷键合硅胶为填合剂,以甲醇-0.062%醋酸铵溶被(60∶40)为流动相;检测波长为 240 nm,柱温为 50 ℃。理论板数按依托咪酯峰计算不低于 2 000。依托咪酯峰和降解产物峰的分离度应符合要求。方法如下:取本品适量,加流动相溶解并稀释制成 1 mg/ml 的溶液,作为供试品溶液;精密量取 1 ml,置 100 ml 量瓶中,用流动相稀释至刻度,摇匀,作为预试溶液。取预试溶液 5 μl 注入液相色谱仪,调节检测灵敏度,使主成分色谱峰的峰高约为满量程的 15%,再取供试品溶液 5 μl 注入液相色谱仪,记录色谱图;量取降解产物和依托咪酯的峰面积,按归一化法计算,降解产物应不超过 0.5%。

(2) 不加校正因子的主成分自身对照法:用于没有杂质对照品时杂质的限量检查。方法如下:按规定将供试品溶液稀释成与杂质限度相当的浓度,作为对照液,分别取供试品溶液和对照溶液进样,计算供试品溶液色谱图上各杂质峰面积及其总和,与对照溶液主成分峰面积比较。以确定杂质是否超过限量。

注意事项:若供试品所含的部分杂质峰与溶剂峰完全分离,则按规定先记录色谱图(Ⅰ),再记录等体积纯溶剂的色谱图(Ⅱ),从图上杂质峰的总面积(含溶剂峰面积)减去图上溶剂峰的面积,即得总杂质峰的校正面积,然后依法计算。

【示例 12】阿替洛尔中有关物质的检查:以十八烷基硅烷键合硅胶为填充剂,以磷酸盐缓冲液(取磷酸二氢钾 6.8 g,加水溶解并稀释至 1 000 ml,用磷酸调节 pH 值至 3.0,即得)700 ml,加甲醇 300 ml 与辛烷磺酸钠 1.30 g,混匀,为流动相,检测波长为 275 nm。理论板数按阿替洛尔峰计算不低于 2 000。方法如下:取本品适量,加流动相,超声处理使溶解并稀释制成 0.1 mg/ml 的溶液,作为供试品溶液。精密量取 1 ml,置 100 ml 量瓶中,加流动相稀释至刻度,摇匀,作为对照溶液。按照含量项下的色谱条件,取对照溶液 20 μl 注入液相色谱仪,调节检测灵敏度,使主成分色谱峰的峰高约为满量程的 20%;精密量取供试品溶液与对照品溶被各 20 μl,分别注入液相色谱仪,记录色谱图至主成分峰保留时间的 3 倍。供试品溶液色谱图中如有杂质峰,各杂质峰面积的和不得大于对照溶液主峰面积。

(3) 校正因子的成分自身对照法:用于有杂质对照品时杂质的含量测定。方法如下:各品种项下的校正因子(f)是在方法建立时,采用杂质对照品和药品对照品配制一定浓度的溶液,进行色谱分离、分析后,按下式计算所得:

$$f = \frac{\dfrac{A_S}{C_S}}{\dfrac{A_R}{C_R}} \tag{8-7}$$

式中,A_S 为药物对照品的峰面积;A_R 为杂质的峰面积;C_S 为药物对照品的浓度,单位 g/ml;C_R 为杂质的浓度,单位 g/ml。

此校正因子可用于校正杂质的实测峰面积。按规定测定杂质的峰面积时,将供试品溶液稀释成与杂质限度相当浓度的溶液,作为对照液调节仪器灵敏度,使主成分色谱峰高约达满量程的 10%~25%,再分别取供试品溶液和对照品溶液进样,测量供试品溶液色谱图上各杂质峰面积,将这些面积分别乘以相应的校正因子后与对照溶液主成分的峰面积比较,依法计算各杂质的含量。

$$C_x = f \cdot \frac{A_x}{\dfrac{A_S'}{C_S'}} \tag{8-8}$$

式中,A_x 为供试品溶液中杂质的峰面积;C_x 为杂质的浓度,单位 g/ml;f 为校正因子;A_S' 为药品对照品的峰面积;C_S' 为药品对照品的浓度,单位 g/ml。

(4) 内标法加校正因子测定供试品中杂质的含量:用于有杂质对照品时杂质的含量测定。方法如下:按规定配制含有内标的供试品溶液,进样分析,测量供试品中杂质和内标的峰面积,按下式计算杂质的浓度:

$$C_x = f \cdot \frac{A_x}{\dfrac{A_i}{C_i}} \tag{8-9}$$

式中,A_x 为供试品溶液中杂质的峰面积;C_x 为杂质的浓度,单位 g/ml;f 为校正因子;A_i 为内标的峰面积;C_i 为内标的浓度,单位 g/ml。

注意事项:与"加校正因子的主成分自身对照法"不同,此法中的校正因子是通过选取药品和杂质以外的化合物作为内标物测得的。测定时需要有杂质对照品。若测定校正因子和测定供试品溶液采用同一份内标溶液,则内标溶液不必准确配制。

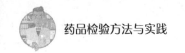

（5）外标法测定供试品中某个杂质或主成分的含量：用于有杂质对照品或杂质对照品易制备的情况。方法如下：配制杂质对照品溶液和供试品溶液，分别取一定量注入色谱仪，测定对照品和供试品中杂质的峰面积，按外标法计算杂质的浓度。

注意事项：由于微量注射器不易精确控制进样量，采用外标法时，宜用定量环进样。

【示例13】丁溴东莨菪碱中莨菪碱及有关物质的检查：以十八烷基硅烷键合硅胶为填充剂，0.004 mol/L磷酸溶液-乙腈（50：50）配制的0.008 mol/L十二烷基硫酸钠溶液为流动相，检测波长为210 nm。理论板数按丁溴东莨菪碱峰计算不低于3 000，丁溴东莨菪碱与氢溴酸东莨菪碱峰的分离度应符合要求。具体方法如下：取氢溴酸东莨菪碱对照品适量，精密称定，用流动相制成0.01 mg/ml的溶液，作为对照品溶液。取供试品，用流动相制成2.5 mg/ml的溶液，作为供试品溶液。取对照品溶液10 μl注入液相色谱仪，调节检测灵敏度，使主成分色谱峰的峰高约为满量程的20%。精密量取对照品溶液与供试品溶液各10 μl，分别注入液相色谱仪，记录色谱图至主成分峰保留时间的2倍。供试品溶液的色谱图中，如有与氢溴酸东莨菪碱峰保留时间相应的色谱峰，其峰面积不得大于对照品溶液主峰面积（0.4%）。各杂质峰（除去溶剂峰附近的溴离子峰）面积的和不得大于对照品溶液峰面积的2倍。

有些药品的杂质检查同时采用外标法和不加校正因子的主成分自身对照法，如格列本脲中有关物质的检查。

4. 气相色谱法　除药品中残留溶剂外，一些挥发性特殊杂质也可以采用气相色谱法检查。检查的方法与高效液相色谱法相同。

【示例14】三唑仑中有关物质的检查：取本品适量，精密称定，加三氯甲烷制成50 mg/ml的溶液，摇匀，作为供试品溶液。按照气相色谱法试验，用酸洗并经硅烷化处理的硅藻土（60～80目）为载体，以FS-1265为固定液，涂布浓度为13%，在检测器温度275 ℃、柱温260 ℃下测定。取供试品溶液0.4 μl注入气相色谱仪，记录时间为主成分峰保留时间的3倍，按峰面积计算，除溶剂峰外所有杂质峰峰面积的总和不得超过主峰面积的1.5%。

【示例15】氨苄西林中N,N-二甲基苯胺的检查：取本品约1.0 g，精密称定，置具塞试管中，加1 mol/L氢氧化钠溶液5 ml，精密加入内标物（精密称取萘适量，加环己烷溶解制成0.05 mg/ml的溶液）1 ml，强烈振摇，静置，取上层液作为供试品溶液。取N,N-二甲基苯胺50 mg，精密称定，置50 ml量瓶中，加盐酸2 ml和水20 ml振摇混匀后，加水稀释至刻度，摇匀，精密量取5 ml，置250 ml量瓶中，加水稀释至刻度，摇匀，精密量取1 ml，置具塞试管中，精密加入内标物1 ml，强烈振摇，静置，取上层液，作为对照品溶液。按照气相色谱法测定，以硅酮（OV-17）为固定相，涂布浓度为3%；柱温120 ℃，N,N-二甲基苯胺峰与内标峰的分离度应符合要求。精密量取供试品溶液与对照品溶液各2 μl，分别注入气相色谱仪，记录色谱图，按内标法以峰面积计算，含N,N-二甲基苯胺不得超过百万分之二十。

二、光谱分析法

光谱分析法依据药物与杂质对光的选择吸收性质的差异进行药物的杂质检查。

1. **紫外分光光度法**　利用药物与杂质紫外特征吸收的差异进行检查,如果药物在杂质的最大吸收波长处没有吸收,则可在此波长处测定样品溶液的吸收度,通过控制样品溶液的吸收度来控制杂质的量。如地蒽酚中二羟基的检查,后者是地蒽酚制备的原料和氧化分解产物,它的三氯甲烷溶液在 432 nm 处有最大吸收,而地蒽酚在该波长处几乎无吸收。所以,《中国药典》用 0.01% 的地蒽酚三氯甲烷溶液在 432 nm 处测定,吸收度不得大于 0.12,即相当于含二羟基蒽醌的量不大于 2.0%。两性霉素 A 是两性霉素 B 发酵过程中的副产物,两者的紫外吸收曲线中,在 305 nm 处两性霉素 A 的吸收最强,而两性霉素 B 的吸收很小,《中国药典》通过测定两性毒素 B 供试品溶液在 305 nm 处的吸收度来控制两性霉素 A 的限量。

地蒽酚结构式为:

二羟基蒽醌结构式为:

2. **红外分光光度法**　红外分光光度法在杂质检查中主要用于药物中无效或低效晶型的检查。某些多晶型药物由于其晶型结构不同,一些化学键的键长、键角等发生不同程度的变化,从而导致红外吸收光谱中某些特征峰的频率、峰形和强度出现显著差异。利用这些差异,可以检查药物中低效(或无效)晶型杂质,结果可靠,方法简便。甲苯咪唑有 3 种晶型,其中 C 晶型为有效晶型,A 晶型为无效晶型,采用红外分光光度法进行检查。无效 A 晶型在 640 cm^{-1} 处有强吸收,药物 C 晶型在此波长的吸收很弱,而在 662 cm^{-1} 处,A 晶型的吸收很弱,C 晶型却有较强吸收。当供试品中含有 A 晶型时,在上述二波数处的吸光度比值将发生改变。《中国药典》采用供试品与对照品同法操作、供试品的吸光度比值应小于对照品比值的方法,限制 A 晶型的量。检查方法为:取供试品与含 10%A 晶型的甲苯咪唑对照品各约 25 mg,分别用液状石蜡法测定红外光谱,在 620 cm^{-1} 和 803 cm^{-1} 处的最小吸收峰间连接一基线,以消除背景吸收;再于约 640 cm^{-1} 和 662 cm^{-1} 处的最大吸收峰顶处作垂线使与基线相交,从而得到二波数处的最大吸收峰的校正吸收值(即用基线法消除背景吸收后的吸收值)。供试品在约 640 cm^{-1} 和 662 cm^{-1} 处的

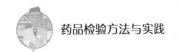

校正吸收值之比,不得大于 10％A 晶型甲苯咪唑对照品在该波长处的校正吸收值之比。

3. 原子吸收分光光度法　原子吸收分光光度法是一种灵敏度很高的测定方法,广泛用于超微量元素的分析,在杂质检查中,主要是用于药物中金属杂质的检查,通常采用标准加入法控制金属杂质的限量:取供试品,按各品种项下的规定,制备供试品溶液;另取等量的供试品,加入限度量的待测元素溶液,制成对照品溶液。设对照品溶液的读数为 a,供试品溶液的读数为 b,b 值应小于 $a-b$,否则为不合格。具体应用如维生素 C 中铁盐和铜盐的检查。

三、化学分析法

当药物中杂质与药物的化学性质相差较大时,可选择合适的试剂,使之与杂质发生化学反应产生颜色、沉淀或气体,药物不发生该反应,从而检查杂质的限量。当杂质与试剂产生颜色时,采用比色法控制杂质的限量,既可目视比色,也可用分光光度计测定供试品溶液的吸收度。当杂质与试剂产生沉淀时,采用比浊法控制杂质的限量。当杂质与试剂产生气体时,采用相应的气体检查法来控制杂质的限量。

【示例 16】呋塞米中芳香第一胺的检查:呋塞米遇酸可分解产生 2 -氨基- 4 -氯- 5 -氨磺酰基苯甲酸。此杂质的结构中具有芳伯氨基,可发生重氮化-偶合反应,而呋塞米无芳伯氨基则无此反应。在盐酸的存在下,杂质与亚硝酸钠反应生成重氮盐,加氨基磺酸除去过量的亚硝酸后,加入二盐酸萘基乙二胺呈色,在 530 nm 波长处测定,吸光度不得＞0.12。

呋塞米与 2 -氨基- 4 -氯- 5 -氨磺酰基苯甲酸的结构式分别为:

【示例 17】氯硝柳胺中 5 -氯水杨酸的检查: 5 -氯水杨酸是生产原料之一,利用 5 -氯水杨酸可与三氯化铁试液反应生成紫色配位化合物进行检查,而氯硝柳胺不发生反应。

氯硝柳胺的结构式为:

【示例 18】乳酸钠溶液中还原糖的检查:《中国药典》和《美国药典》均采用还原糖可与碱性酒石酸铜反应,产生氧化亚铜的红色沉淀进行检查。方法:取本品 0.5 g,加水 10 ml 混匀,加碱性酒石酸铜试液 6 ml,加热煮沸 2 min,不得生成红色沉淀。

四、 物理分析法

根据药物与杂质在性状上的不同,如臭味和挥发性的差异、颜色的差异、溶解行为的差异和旋光性等物理性质的差异进行检查。

药物中如存在具有特殊气味的杂质,可以由气味判断该杂质的存在。例如,乙醇中杂醇油的检查:取本品 10 ml,加水 5 ml 与甘油 1 ml,摇匀后,分次滴加在无臭滤纸上,使乙醇自然挥散,始终不得发生异臭。乙醇用淀粉发酵制备时,可能引入某些沸点高的副产物,如正丙醇、异丁醇、戊醇及异戊醇等。杂油醇带有异臭味并且挥发性较弱,能与甘油混合。乙醇在常温下挥发,杂油醇则在滤纸上留下异臭味。

某些药物自身无色,但从生产中引入了有色的有关物质,或其分解产物有颜色。采用检查供试品溶液颜色的方法,可以控制药物中有色杂质的量。例如,盐酸胺碘酮中游离碘的检查:取本品 0.5 g,加水 10 ml,振摇 30 s,放置 5 min,滤过,滤液加稀硫酸 1 ml 与三氯甲烷 2 ml,振摇,三氯甲烷层不得显色。游离碘是由于盐酸胺碘酮的合成反应中未反应完全或氧化分解而引入,它能溶于三氯甲烷中即显紫红色。

有的药物可溶于水、有机溶剂或酸、碱中,而其杂质不溶;或反之,杂质可溶而药物不溶。例如,高三尖杉酯碱如果吸湿水解或混有非酯碱杂质,用其配制注射液时,会出现难溶性的黏胶状物或小白点、假毛等,故需要检查溶液的澄清度。方法:取本品 10 mg,加 1%酒石酸溶液 10 ml 溶解后,溶液应澄清。

比旋度可以用来反映药物的纯度,限定杂质的含量。如《中国药典》规定黄体酮在乙醇中的比旋度为+186°～+198°,若供试品的测定值不在此范围,则表明其纯度不符合要求。这是因为黄体酮及其生产中间体(醋酸双烯醇酮、醋酸妊娠烯醇酮)在乙醇中的比旋度差异很大,若供试品中所含的这些杂质超过限量,则测得的比旋度将偏离规定范围。若药物本身没有旋光性,而其杂质有,则可以通过限定药物溶液的旋光度来控制相应杂质的量。例如,《中国药典》对硫酸阿托品中莨菪碱的检查规定:供试品水溶液(50 mg/ml)的旋光度不得超过−0.4°。

参考文献

[1] 杭太俊.药物分析 [M].8 版.北京:人民卫生出版社,2016.

[2] 凌沛学.药品检测技术 [M].北京:中国轻工业出版社,2007.

[3] 王金香.药物检测技术 [M].北京:人民卫生出版社,2013.

第九章
药品的含量测定

第一节　概述

　　药物的含量是评价药物质量的主要指标之一。药物的含量测定就是运用化学、物理化学或生物化学的方法和技术，测定药物中主要有效成分的含量。凡是能用理化方法测定药物含量的，称"含量测定（assay）"；凡是只能以生物学方法（包括生物检定和微生物检定）或酶学方法测定药物效价的，称"效价测定（assay of potency）"。

　　药物的含量测定方法要求准确、简便，测定结果要有良好的重复性和重现性。通常对于化学原料药（active pharmaceutical ingredient，API）含量测定方法的选择应强调测定结果的精密度；而对于制剂的含量测定则偏重于方法的选择性。这是因为化学 API 的纯度较高，含量限度要求严格，若方法的精密度较差，就无法以含量测定结果去评价药品质量的优劣；而制剂的含量限度一般要求较宽，但其成分复杂，辅料或制剂中其他共存成分可能干扰测定，故须选择专属性强的方法才能消除这些干扰，准确评价制剂的质量。

　　药物的含量限度表示方法通常有以下几种形式：

　　API 以百分含量表示，一般应换算成干燥品的含量，根据检查项下规定的"干燥失重"或"水分"，分别写成"按干燥品计算"（如地塞米松磷酸钠："按干燥品计算，含 $C_{22}H_{28}FNaO_8P$ 应为 96.0%～102.0%）或"按无水物计算"（如硫酸庆大霉素"本品按无水物计算，每 1mg 的效价不得少于 590 庆大霉素单位"）；若无"干燥失重"等检查项目，则直接写含量限度（如阿司匹林"含 $C_9H_6O_4$ 不得少于 99.5%"）。对于少数规定"炽灼失重"的无机药品，应写成"按炽灼至恒重后计算"（如氧化锌"本品按炽灼至恒重后计算，含 ZnO 不得少于 99.0%"）；若含挥发性有机溶剂（未包括在干燥失重内），也应写明扣除溶剂后计算（如秋水仙碱"按无溶剂的干燥品计算，含 $C_{22}H_{25}NO_8$ 应为 97.0%～103.0%"）；少数不稳定药物则以另一种组成形式计算含量（如氢氧化铝"本品含氢氧化铝按 Al_2O_3 计算，不得少于 48.0%"）。

　　制剂的含量限度范围，系根据主药含量的多少、测定方法、生产过程和储存期间可能产生的偏差或变化而制定的,生产中应按标示量 100％投料。如已知某一成分在生产或储存期间含量会降低,生产时可适当增加投料量,以保证在有效期(或使用期限)内含量符合规定。制剂的含量限度多数按标示量计算[例如"本品含盐酸普萘洛尔($C_{16}H_{21}NO_2 \cdot HCl$)应为标示量的 93.0％～107.0％"];当制剂标准中列有处方或未列"规格"时,以百分浓度计算或以每一单元制品中含有量范围计算[如复方碘溶液"含碘(I)应为 4.50％～5.50％,含碘化钾(KI)应为 9.5％～10.5％";复方磺胺甲噁唑片"每片含磺胺甲噁唑($C_{10}H_{11}N_5O_5S$)应为 0.360～0.440 g,含甲氧苄氨嘧啶($C_{14}H_{18}N_4O_5$)应为 72.0～88.0 mg"];粉针剂按"装量差异"项下的平均装量计算[如注射用异烟肼"按平均装量计算,含异烟肼($C_6H_7N_3O$)应为标示量的 95.0％～105.0％"],少数检查"含量均匀度"的则按平均含量计算;部分抗生素粉针还订有纯度要求[如注射用头孢呋辛钠"含头孢呋辛($C_{16}H_{16}N_4O_8S$),按无水物计算,不得少于 86.0％;按平均装量计算,应为标示量的 90.0％～110.0％"];另外,气雾剂订有药液浓度的规定[如盐酸异丙肾上腺素气雾剂"含盐酸异丙肾上腺素($C_{11}H_{17}NO_3 \cdot HCl$)应为标示量的 90.0％～120.0％";盐酸异丙肾上腺素在药液中的浓度应为 0.200％～0.325％]。

根据药物的理化性质,选择合适的方法进行分析。常用的药物含量测定方法包括容量分析法、光谱分析法和色谱分析法。其中,容量分析法操作简便、结果准确、方法耐用性高,但方法缺乏专属性,主要适用于对结果准确度与精密度要求较高的样品测定;光谱分析法简便、快速,灵敏度高、并具有一定的准确度,但方法专属性稍差,主要适用于对灵敏度要求较高、样品量较大的分析项目;色谱分析法则具有高灵敏度与高专属性,并具有一定的准确度,但其结果计算需要对照品,本法主要适用于对方法的专属性与灵敏度要求较高的复杂样品的含量测定。本章重点讨论应用范围较广的分析方法。

无论采用何种方法对药物进行鉴别、检查和含量测定,为确保其分析结果的可靠性,要求分析方法应准确、稳定及耐用。所以,需要对所建立的方法进行方法学验证。验证内容包括准确度、精密度、专属性、检测限、定量限、线性、范围与耐用性。

第二节 容量分析法

容量分析也称滴定分析,是经典的分析方法,由于其具有耐用性好、经济、精密度高等优点,一直来被广泛应用,其主要的不足是取样量较大和专属性较差,因此容量分析多用于 API 的含量测定。容量分析使用的主要仪器是滴定管、移液管、容量瓶等玻璃仪器。这些玻璃仪器的体积精度均有一定的误差范围要求,显然,容量越大相对误差越小。为符合容量分析测定误差要求,有时需要校正容量仪器。通常采用重复称重容量仪器按标示体积量入或放出水的重量,并将称得的水的重量除以实验温度时 1 ml 水的重量,即为该容量仪器标示刻度的真实体积。

根据被测物与滴定剂的作用形式,容量分析可分为直接滴定法和间接滴定法,后者又可分为剩余滴定和置换滴定,直接滴定和置换滴定可以根据滴定剂消耗的体积(V)、滴定剂的摩尔浓度(mol/L)和被测物的滴定度(T)计算出被测物的量。而剩余滴定法中需要 2 种滴定剂,第 1 滴定剂与被测物作用,剩余的滴定剂用第 2 滴定剂回滴,通常采用空白试验加以校正,由回滴定中空白试验和样品消耗的滴定剂的体积差(V_0-V)、滴定剂的摩尔浓度和被测物的滴定度计算出被测物的量。

直接滴定法:

$$样品 \% = \frac{V \times F \times T}{W} \times 100\% \qquad (9-1)$$

剩余滴定法:

$$样品 \% = \frac{(V_0 - V) \times F \times T}{W} \times 100\% \qquad (9-2)$$

式中,W 为样品取用量,单位 mg;F 为滴定剂的浓度校正因子,单位 $mol \cdot L^{-1}_{实际}/mol \cdot L^{-1}_{理论}$。

滴定剂的实际浓度需经基准物质(standard substances)标定,容量分析中常用滴定剂与相应的基准物质见表 9-1。

表 9-1　常用滴定剂与相应的基准物质

反应类型	滴定剂	基准物质	指示剂
酸碱滴定法	氢氧化钠滴定液	邻苯二甲酸氢钾	酚酞
酸碱滴定法	盐酸/硫酸滴定液	无水碳酸钠	甲基红-溴甲酚绿
非水酸碱滴定法	高氯酸-冰醋酸滴定液	邻苯二甲酸氢钾	结晶紫
碘量法	碘滴定液	三氧化二砷	淀粉
碘量法	硫代硫酸钠滴定液	重铬酸钾	淀粉
络合滴定法	乙二胺四醋酸二钠滴定液	氧化锌	铬黑 T
亚硝酸钠法	亚硝酸钠滴定液	对氨基苯磺酸	永停法
银量法	硝酸银滴定液	氯化钠	荧光黄

根据基准物质取用量和滴定度、滴定剂的消耗体积,按下式计算滴定剂的摩尔浓度(mol/L)或浓度校正因子(F):

$$c(\text{mol/L}) = \frac{W \times 1\,000 \times c_{规定}}{T \times V} \qquad (9-3)$$

$$F = \frac{W \times 1\,000}{T \times V} \qquad (9-4)$$

滴定度(titer,T)是指与 1 ml 规定(理论)浓度的标准溶液所相当的被测物的质量通常用毫克(mg)表示。$T = (M_{被测物}/a) \times \text{mol/L}_{标准液(理论)}$,式中 a 为与 1 摩尔被测物相当的标准液摩尔数。

以上为 API 的含量计算,若为制剂则需根据含量限度要求、制剂规格、平均单剂重量,计算每个单元制品中的含有量或相当于标示量的百分含量。

$$每单元制品中的含有量 = \frac{V \times F \times T}{W} \times 平均单剂重量 \qquad (9-5)$$

$$相当于标示量的百分含量 = \frac{V \times F \times T}{W} \times \frac{平均单剂重量}{标示量} \times 100\% \qquad (9-6)$$

对于固体制剂,式中"平均单剂重量"即为平均片重、平均粒重、平均袋重等,而液体制剂则为每瓶(支)的标示装量体积。"标示量"即制剂的规格量、生产时的处方量。

一、 酸碱滴定法

酸碱滴定法(acid-base titration)是以质子转移反应为基础的滴定分析方法,包括强酸强碱的滴定、一元弱酸弱碱的滴定和多元酸碱的滴定。在药物分析中,由于多数药物为弱酸弱碱或其盐类,故最常见的是应用强酸强碱滴定弱碱弱酸,常用的滴定剂有盐酸、硫酸及氢氧化钠等。根据药物的酸碱性、溶解度、稳定性等性质,选用水或中性乙醇为溶剂,如枸橼酸(以水为溶剂)、阿司匹林、丙磺舒、水杨酸、布洛芬及苯甲酸等(以中性乙醇为溶剂)。以酚酞为指示剂,用氢氧化钠滴定剂直接滴定;一些弱酸弱碱性药物也可在水/与水混溶的有机溶剂中用氢氧化钠滴定剂直接滴定,如巴比妥类药物、二氟尼柳、盐酸利多卡因等,在该混合溶剂中,有机溶剂不仅增加了药物的溶解度、稳定性,同时可增加滴定突跃范围(图 9-1 表明了不同比例甲醇-水为溶剂对盐酸利多卡因的滴定突跃影响)。对于有机酸的碱金属盐通常采用水-乙醚双相溶剂中用盐酸滴定剂滴定,例如苯甲酸钠的含量测定。对于酯结构的药物,可采用加碱水解后用酸回滴的剩余滴定法,如氯贝丁酯、阿司匹林片的含量测定。

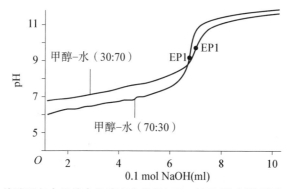

图 9-1　盐酸利多卡因的电位滴定曲线(以 50 ml 不同比例的甲醇-水为溶剂)

此外,一些药物与某一滴定剂作用,置换出相应的酸或碱,可用酸碱置换滴定法,如茶碱的含量测定;药典附录中脂肪及脂肪油的酸值、皂化值、羟值的测定,分别采用直接、剩余和置换法测定。现分述如下。

【示例1】茶碱的含量测定：取本品约0.3g，精密称定，加水50ml，微温溶解后，放冷，加硝酸银滴定液(0.1mol/L)25ml，再加溴麝香草酚蓝指示液1ml，摇匀，用氢氧化钠滴定液(0.1mol/L)滴定至溶液显蓝色。每1ml氢氧化钠滴定液(0.1mol/L)相当于18.02mg的$C_7H_8N_4O_2$。其方程式为：

$$HNO_3 + NaOH \longrightarrow NaNO_3 + H_2O$$

【示例2】脂肪及脂肪油的酸值测定：酸值系指中和脂肪、脂肪油或其他类似物质1g中含有的游离脂肪酸所需氢氧化钾的重量(mg)，但在测定时可采用氢氧化钠滴定液(0.1mol/L)进行滴定。按表9-2规定的重量，精密称取供试品，置250ml锥形瓶中，加乙醇-乙醚(1:1)混合液[临用前加酚酞指示液1.0ml，用氢氧化钠滴定液(0.1mol/L)调至微显粉红色]50ml，振摇使完全溶解，用氢氧化钠滴定液(0.1mol/L)滴定，至粉红色持续30s不褪色。以消耗氢氧化钠滴定液(0.1mol/L)的容积(ml)为A，供试品的重量(g)为W，照下式计算酸值：

$$供试品的酸值 = \frac{A \times 5.61}{W} \tag{9-7}$$

表9-2 酸值与取样量

酸值	称重/g	酸值	称重/g
0.5	10	100	1
1	5	200	0.5
10	4	300	0.4
50	2		

【示例3】脂肪及脂肪油的皂化值测定：皂化值系指中和并皂化脂肪、脂肪油或其他类似物质1g中含有的游离酸类和酯类所需氢氧化钾的重量(mg)。取供试品适量[其重量(g)约相当于250/供试品的最大皂化值]，精密称定，置250ml锥形瓶中，精密加入0.5mol/L氢氧化钾乙醇溶液25ml，加热回流30min，然后用乙醇10ml，冲洗冷凝管的内壁和塞的下部，加酚酞指示液1.0ml，用盐酸滴定液(0.5mol/L)滴定剩余的氢氧化钾，至溶液的粉红色刚好褪去，加热至沸，如溶液又出现粉红色，再滴定至粉红色刚好褪去；同时做空白试验。以供试品消耗的盐酸滴定液(0.5mol/L)的容积(ml)为A，空白试验消耗的容积(ml)为B，供试品的重量(g)为W，照下式计算皂化值：

$$供试品的皂化值 = \frac{(B-A) \times 28.05}{W} \qquad (9-8)$$

【**示例4**】脂肪及脂肪油的羟值的测定：羟值系指供试品 1 g 中含有的羟基,经用下法酰化后,所需氢氧化钾的重量(mg)。按表 9-3 规定的重量,精密称取供试品,置干燥的 250 ml 具塞锥形瓶中,精密加入酰化剂(取对甲苯磺酸 14.4 g,置 500 ml 锥形瓶中,加乙酸乙酯 360 ml,振摇溶解后,缓缓加入醋酐 120 ml,摇匀,放置 3 日后备用)5 ml,用吡啶少许湿润瓶塞,稍拧紧,轻轻摇动使完全溶解,置(50±1)℃水浴中 25 min(每 10 min 轻轻摇动)后,放冷,加吡啶-水(3：5)20 ml,5 min 后加甲酚红-麝香草酚蓝混合指示液 8～10 滴,用氢氧化钾(或氢氧化钠)滴定液(1 mol/L)滴定至溶液显灰蓝色或蓝色;同时做空白试验。以供试品消耗的氢氧化钾(或氢氧化钠)滴定液(1 mol/L)的容积(ml)为 A,空白试验消耗的容积(ml)为 B,供试品的重量(g)为 W,供试品的酸值为 D,照下式计算羟值:

$$供试品的羟值 = \frac{(B-A) \times 56.1}{W} + D \qquad (9-9)$$

表 9-3　羟值与取样量

羟值	称重/g
10～100	2.0
100～150	1.5
150～200	1.0
200～250	0.75
250～300	0.6

这是测定醇羟基的有效方法,药典对苯甲醇的含量测定也是采用此法。吡啶在酰化反应中起催化剂作用;供试品中的游离脂肪酸将消耗氢氧化钾滴定液,使剩余滴定值(A)偏高,致使计算得到的羟值偏低,故在计算公式中需加上酸值 D 以校正。其化学反应方程式为:

$$R\!-\!CH_2OH + (CH_3CO)_2O \longrightarrow R\!-\!CH_2OCOCH_3 + \begin{cases} CH_3COOH \\ 剩余(CH_3CO)_2O \end{cases}$$

$$\begin{cases} CH_3COOH \\ 剩余(CH_3CO)_2O \end{cases} + NaOH \longrightarrow CH_3COONa + H_2O$$

二、 非水溶液滴定法

非水溶液滴定法(non-aqueous titration)是容量分析中应用最为广泛的一种方法。在药典采用的分析方法中,其应用的频率仅次于 HPLC 和 UV 光谱法。主要用于测定有机碱及其氢卤酸盐、磷酸盐、硫酸盐或有机酸盐,以及有机酸碱金属盐类药物的含量,也

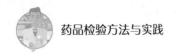

用于测定某些有机弱酸的含量。在 API 的含量测定中广为应用。

药典收载了两种方法。第一法为测定有机弱碱及其盐类;第二法为测定有机弱酸及其盐类。常用的非水溶剂种类见表 9-4。常用指示剂有结晶紫、喹哪啶红、百里酚蓝及偶氮紫等。

表 9-4 常用非水溶剂种类

溶剂种类	最常用溶剂	特性
酸性溶剂	冰醋酸,醋酐,甲酸	可增强有机弱碱的相对碱度
碱性溶剂	乙二胺、乙醇胺、二甲基甲酰胺	可增强有机弱酸的相对酸度
两性溶剂	甲醇、乙醇	兼有酸碱两性,用作不太弱的酸碱物质的介质
惰性溶剂	苯,三氯甲烷,二氧六环	无酸碱性,常与上述溶剂混合使用,增加滴定突跃和试样的溶解性

第一法:除另有规定外,精密称取供试品适量[约消耗高氯酸滴定液(0.1 mol/L)8 ml],加冰醋酸 10~30 ml 使溶解,加各药品项下规定的指示液 1~2 滴,用高氯酸滴定液(0.1 mol/L)滴定。终点颜色应以电位滴定时的突跃点为准,并将滴定的结果用空白试验校正。

非水滴定受温度、水分、溶剂的选择、指示终点方法以及被测物酸根等因素影响,必须加以注意以下几点。

(1) 若滴定供试品与标定高氯酸滴定液时的温度差别超过 10 ℃,则应重新标定;若未超过 10 ℃,则可根据下式将高氯酸滴定液的浓度加以校正。

$$N_1 = \frac{N_0}{1 + 0.0011(t_1 - t_0)} \tag{9-10}$$

式中,0.0011 为冰醋酸的膨胀系数;t_0 为标定高氯酸滴定液时的温度;t_1 为滴定供试品时的温度;N_0 为 t_0 时高氯酸滴定液的浓度;N_1 为 t_1 时高氯酸滴定液的浓度。

(2) 反应体系中不应有水分,因为水既是质子的受体,又是质子的供体,可与弱酸弱碱发生竞争,影响终点判断。因此,应采取适当措施,除去滴定剂、溶剂、仪器中的水分。其反应方程式如下:

$$
\begin{array}{cc}
H_2O & H_2O \\
+ & + \\
RHN_2 + H^+ \rightleftharpoons RNH_3^+ \qquad & ROH + B \rightleftharpoons RO^- + BH^+ \\
\updownarrow & \updownarrow \\
H_3O^+ & OH^- \\
 & + \\
 & BH^+
\end{array}
$$

(3) 本法主要用于 $K_b < 10^{-8}$ 的有机碱盐,对于不同碱性的杂环类药物,只有选择合

适的溶剂和指示终点方法才能获得满意的滴定结果。表 9-5 为弱碱性药物的 K_b 与可选溶剂。此外,在冰醋酸中加入不同量甲酸也能增大突跃范围。在常用的指示剂中,结晶紫为多元弱碱,在不同 pH 中显示不同的颜色变化,在滴定不同强度的碱性药物时终点颜色不同,滴定碱性较强的药物时,终点颜色以蓝色或蓝绿色为主,滴定碱性较弱的药物时,一般以绿色为终点,滴定更弱的碱性药物时,终点颜色为黄色。在确定指示剂的终点颜色变化时应以电位法为对照。

表 9-5 药物的 K_b 与溶剂选择

杂环类药物 K_b	合适的溶剂
$10^{-8} \sim 10^{-10}$	冰醋酸
$10^{-10} \sim 10^{-12}$	冰醋酸-醋酐
$< 10^{-12}$	醋酐

(4) 弱碱性药物大多以盐的形式存在,当在非水溶剂中用高氯酸滴定时,实质是一个强酸置换出弱酸的过程:$BH^+ \cdot A^- + HClO_4 \rightleftharpoons BH^+ \cdot ClO_4^- + HA$(式中 $BH^+ \cdot A^-$ 代表生物碱盐类;HA 代表被置换出的弱酸)。由于被置换出的 HA 性质各不相同,必须注意各种酸根对测定的影响。各种 HA 在醋酸中的酸性强弱顺序为:$HClO_4 > HBr > H_2SO_4 > HCl > HSO_4^- > HNO_3 > H_3PO_4$。

供试品若为氢卤酸(HCl,HBr)盐,由于该类酸在冰醋酸中显强酸性,影响终点判断,应加入 3~5 ml 的醋酸汞试液,使之生成难解离的卤化汞而消除干扰($2BH^+ \cdot X^- + Hg(Ac)_2 \longrightarrow 2BH^+ \cdot AC^- + HgX_2 \downarrow$),然后再用高氯酸滴定液滴定。醋酸汞的加入量以其理论量的 1~3 倍为宜,若加入量不足,则会使结果偏低。

供试品若为硝酸盐,因硝酸可氧化指示剂,使其褪色,终点难观察,故应以电位法指示终点为宜。

供试品若为硫酸盐,可直接滴定,因弱碱性药物与硫酸成盐时一般为 2 分子碱性药物与 1 分子硫酸成盐,且硫酸的二级电离作用弱。因此,用高氯酸滴定时可滴定至硫酸氢盐[$(BH^+)_2 \cdot SO_4^{2-} + HClO_4 \rightleftharpoons BH^+ \cdot ClO_4^- + BH^+ \cdot HSO_4^-$]。

供试品若为磷酸盐或有机酸盐,因它们的酸性弱,不影响终点判断,可直接滴定。

胺类药物中的盐酸利多卡因、重酒石酸去甲肾上腺素、盐酸克仑特罗、硫酸沙丁胺醇等;含氮杂环类药物氢溴酸东莨菪碱、硫酸奎宁、硝酸毛果芸香碱、马来酸氯苯那敏等;维生素类药物维生素 B_1 等均采用非水滴定法测定含量。

第二法:除另有规定外,精密称取供试品适量[约消耗碱滴定液(0.1 mol/L)8 ml],加各品种项下规定的溶剂使溶解,再加规定的指示液 1~2 滴,用规定的碱滴定液(0.1 mol/L)滴定。终点颜色应以电位滴定时的突跃点为准,并将滴定的结果用空白试验校正。

该法中常用的碱滴定液为甲醇钠滴定液、甲醇锂滴定液等。在滴定过程中应注意防止溶剂和碱滴定液吸收大气中的二氧化碳和水蒸气,以及滴定液中溶剂的挥发。药典采用第二法测定异维 A 酸、苄氟噻嗪及环吡酮等含量。

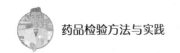

【示例 5】 异维 A 酸的含量测定：取本品约 0.24 g，精密称定，加二甲基甲酰胺 30 ml 溶解后，加麝香草酚蓝的二甲基甲酰胺溶液（1→100）3 滴，用甲醇钠滴定液（0.1 mol/L）滴定至溶液显绿色，并将滴定结果用空白试验校正。每 1 ml 甲醇钠滴定液（0.1 mol/L）相当于 30.04 mg 的 $C_{20}H_{28}O_2$。其反应方程式为：

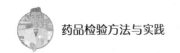

电位滴定：采用玻璃电极为指示电极，饱和甘汞电极（玻璃套管内装氯化钾的饱和无水甲醇溶液）为参比电极。选择指示剂变色域时，应于电位滴定前加入指示剂，观察滴定突跃点前后的颜色变化，以选定被测物在滴定终点时的指示剂颜色。应用电位法指示终点时，可省略空白试验。

三、 银量法

银量法（argentimetric titration）是以硝酸银为滴定剂的沉淀滴定法。按滴定情况不同，分为直接滴定法和间接滴定法。直接滴定法是在中性或弱碱性溶液中用 $AgNO_3$ 滴定液直接滴定被测物，间接滴定法是先加定量过量的 $AgNO_3$ 滴定液于被测物中，再用 NH_4SCN 滴定剂回滴剩余的 $AgNO_3$。根据所用指示剂不同，分为铬酸钾法、铁铵矾指示剂法和吸附指示剂法。本法主要用于能与 Ag^+ 或 SCN^- 形成沉淀的药物，如氯化钠、氯化钾及其制剂，二巯丁二钠、二巯丁二酸及其制剂的含量测定。

【示例 6】 二巯丁二钠的含量测定：取干燥至恒重的本品约 0.1 g，精密称定，置 100 ml 量瓶中，加水 30 ml 溶解后，加稀醋酸 2 ml，精密加入硝酸银滴定液（0.1 mol/L）50 ml，强力振摇，置水浴中加热 2～3 min，放冷，加水稀释至刻度，摇匀，滤过，精密量取续滤液 50 ml，置具塞锥形瓶中，加硝酸 2 ml 与硫酸铁铵指示液 2 ml，用硫氰酸铵滴定液（0.1 mol/L）滴定，并将滴定结果用空白试验校正。每 1 ml 硝酸银滴定液（0.1 mol/L）相当于 5.656 mg 的 $C_4H_4Na_2O_4S_2$。

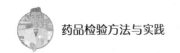

剩余 $AgNO_3$ + NH_4SCN ⟶ AgSCN↓

在该反应中，二巯丁二钠与硝酸银滴定液的摩尔比为 1：4，二巯丁二钠 $[(C_4H_4Na_2O_4S_2(3H_2O)]$ 的分子量为 280.23。

$$T = \frac{280.23 - 3 \times 18}{4} \times 0.1 = 5.656 (\text{mg}) \tag{9-11}$$

$$含量(\%) = \frac{(V_0 - V) \times T \times F}{W \times (50/100) \times 1\,000} \times 100\%　\qquad (9-12)$$

在药物分析中,直接银量法还用于巴比妥类药物的含量测定,如苯巴比妥、异戊巴比妥及其制剂的含量测定。在碳酸钠溶液中巴比妥类药物与 $AgNO_3$ 作用生成可溶性一银盐,用电位法指示终点。

四、 碘量法和溴量法

碘量法(iodometric titration)是以碘为氧化剂或以碘化物为还原剂进行滴定的方法。根据滴定方式不同,分为直接滴定、剩余滴定和置换滴定。直接滴定法用于测定具有较强还原性的药物,反应只能在酸性、中性或弱碱性溶液中进行,一般于滴定前加入淀粉指示剂,用碘滴定液直接滴定至蓝色出现,如维生素 C、安乃近等。但也有不加淀粉指示剂,直接以过量 1 滴碘的微黄色指示终点的,如二巯丙醇及其制剂的含量测定。

【示例7】二巯丙醇含量测定:取本品约 0.1 g,精密称定,加乙醇 10 ml,摇匀,用碘滴定液(0.05 mol/L)滴定至溶液显持续的微黄色,并将滴定结果用空白试验校正。每 1 ml 碘滴定液(0.05 mol/L)相当于 6.211 mg 的 $C_3H_8OS_2$。

二巯丙醇结构中巯基具有强还原性,1 摩尔二巯丙醇与 1 摩尔碘相当。二巯丙醇($C_3H_8OS_2$)的分子量为 124.23,故滴定度 $T = 124.23 \times 0.05 = 6.211$(mg/ml)。

置换滴定法主要用于强氧化剂的测定,在供试品溶液中加入碘化钾,氧化剂将碘化钾氧化成碘,再用硫代硫酸钠滴定液滴定置换出的碘,滴定近终点时加入淀粉指示剂,继续滴定至蓝色消失。如药典采用该法标定硫代硫酸钠。

【示例8】硫代硫酸钠标定:取在 120 ℃ 干燥至恒重的基准重铬酸钾 0.15 g,精密称定,置碘瓶中,加水 50 ml 使溶解,加碘化钾 2.0 g,轻轻振摇使溶解,加稀硫酸 40 ml,摇匀,密塞,在暗处放置 10 min 后,加水 250 ml 稀释,用本液滴定至近终点时,加淀粉指示液 3 ml,继续滴定至蓝色消失而显亮绿色,并将滴定的结果用空白试验校正。每 1 ml 硫代硫酸钠滴定液(0.1 mol/L)相当于 4.903 mg 的重铬酸钾。根据本液的消耗量与重铬酸钾的取用量,算出本液的浓度,即得。

$$K_2Cr_2O_7 + 6KI + 14H_2SO_4 \rightleftharpoons 2Cr^{3+} + 7H_2O + 3I_2$$
$$I_2 + 2Na_2S_2O_3 \rightleftharpoons 2I^- + S_4O6^{2-}$$

硫代硫酸钠滴定液(0.1 mol/L)的浓度校正因子:

$$F = \frac{W \times 1\,000}{4.903 \times (V - V_0)}　\qquad (9-13)$$

剩余滴定法是在供试液中先加入定量、过量的碘滴定液,待碘与被测物反应完全后,

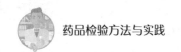

再用硫代硫酸钠滴定液滴定剩余的碘,同时做空白试验,空白试验与供试液消耗的硫代硫酸钠滴定液的体积差即为被测物消耗的碘滴定液。淀粉指示剂也应于滴定近终点时加入。如右旋糖酐 20 葡萄糖注射液中葡萄糖的含量测定、安钠咖注射液中咖啡因的含量测定,就使用本法。

【示例 9】右旋糖酐 20 葡萄糖注射液中葡萄糖的含量测定:精密量取本品 2 ml,置具塞锥形瓶中,精密加碘滴定液(0.05 mol/L)25 ml,边振摇边滴加氢氧化钠滴定液(0.1 mol/L)50 ml,在暗处放置 30 min,加稀硫酸 5 ml,用硫代硫酸钠滴定液(0.1 mol/L)滴定,至近终点时,加淀粉指示液 2 ml,继续滴定至蓝色消失,并将滴定结果用 0.12 g(6% 规格)或 0.20 g(10% 规格)的右旋糖酐 20 做空白试验校正。每 1 ml 碘滴定液(0.05 mol/L)相当于 9.909 mg 的 $C_6H_{12}O_6 \cdot H_2O$。

葡萄糖分子中的醛基有还原性,能在碱性条件下被碘氧化成羧基:

$$I_2 + 2NaOH \rightleftharpoons NaIO + NaI + H_2O$$

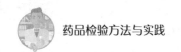

在碱性溶液中:

$$3NaIO \xrightarrow{NaOH} NaIO_3 + 2NaI$$

溶液经酸化:

$$NaIO_3 + 5NaI + 3H_2SO_4 \rightleftharpoons 3I_2 + 3Na_2SO_4 + 3H_2O$$

最后用 $Na_2S_2O_3$ 滴定液滴定剩余的碘(I_2)。

以上滴定中,1 摩尔的 I_2 相当于 1 摩尔的 NaIO,1 摩尔的 NaIO 相当于 1 摩尔葡萄糖,葡萄糖的分子量($C_6H_{12}O_6 \cdot H_2O$)为 198.17,所以每 1 ml 碘滴定液(0.05 mol/L)相当于 9.909 mg 的 $C_6H_{12}O_6 \cdot H_2O$。供试品中葡萄糖含量按标示量计为:

$$含量(\%) = \frac{(V_0 - V) \times T \times F}{2 \times 1000 \times 标示量} \times 100\% \qquad (9-14)$$

【示例 10】安钠咖注射液中咖啡因的含量测定:精密量取本品 5 ml,置 50 ml 量瓶中,加水稀释至刻度,摇匀。精密量取 10 ml,置 100 ml 量瓶中,加水 20 ml 与稀硫酸 10 ml,再精密加碘滴定液(0.05 mol/L)50 ml,加水稀释至刻度,摇匀,在暗处静置 15 min,用干燥滤纸滤过,精密量取续滤液 50 ml,用硫代硫酸钠滴定液(0.1 mol/L)滴定,至近终点时,加淀粉指示液 2 ml,继续滴定至蓝色消失,并将滴定结果用空白试验校正。每 1 ml 碘滴定液(0.05 mol/L)相当于 4.855(mg/ml)的 $C_8H_{10}N_4O_2$。

咖啡因为生物碱类药物,碱性很弱,几近中性,一般生物碱的测定方法均不适用,但其在酸性条件下可与碘定量生成复盐沉淀($C_8H_{10}N_4O_2 \cdot HI \cdot I_4$),故可采用剩余碘量法测定含量。1摩尔咖啡因与2摩尔碘相当,其滴定度 $T = M/2 \times 0.05 = 4.855$(mg/ml)($C_8H_{10}N_4O_2 \cdot H_2O = 212.21$)。本品按无水咖啡因计应为标示量的93.0%~107.0%。

$$含量(\%) = \frac{(V_0 - V) \times T \times F}{\dfrac{5 \times 10 \times 50}{50 \times 100} \times 10^3 \times 标示量} \times 100\% \qquad (9-15)$$

　　溴量法(bromine titration)因溴滴定液易挥发和浓度不稳定而难以操作,通常采用剩余滴定法,利用溴酸钾和溴化钾在酸性溶液中能立即反应生成溴的性质,配制一定比例的溴酸钾和溴化钾的混合溶液代替溴液。滴定时将过量、定量的该混合液加到含被测物的酸性溶液中,溴酸钾和溴化钾立即反应生成溴,与被测物作用,再向溶液中加入过量的碘化钾,与剩余的溴作用,置换出化学计量的碘,用硫代硫酸钠滴定,同时做空白试验。根据空白试验与供试液消耗的硫代硫酸钠的体积差计算被测物含量。因此,溴量法的实质是一种利用元素溴的化学反应和置换碘量法相结合的滴定方法。

　　溴量法主要用于能与溴发生加成反应(如司可巴比妥钠)、取代反应(如盐酸去氧肾上腺素)或氧化反应(如盐酸肼屈嗪)的一些药物。

　　【示例11】盐酸肼屈嗪的含量测定:取本品约0.2 g,精密称定,置100 ml量瓶中,加水溶解并稀释至刻度,摇匀,精密量取25 ml,置碘瓶中,精密加溴滴定液(0.05 mol/L)25 ml,加盐酸5 ml,立即密塞,摇匀,在暗处放置15 min,小心微启瓶塞,加碘化钾试液7 ml,立即密塞,摇匀,用硫代硫酸钠滴定液(0.1 mol/L)滴定,至近终点时,加淀粉指示液2 ml,继续滴定至蓝色消失,并将滴定结果用空白试验校正。每1 ml溴滴定液(0.05 mol/L)相当于4.916 mg的$C_8H_8N_4 \cdot HCl$。

$$KBrO_3 + 5KBr \xrightarrow{HCl} 3Br_2 + 3H_2O$$

剩余的Br_2与KI作用,置换出等当量的I_2,用硫代硫酸钠滴定。

五、　亚硝酸钠法

　　以亚硝酸钠(nitrite titration)为滴定剂,在盐酸性条件下测定具有芳伯氨基或潜在芳伯氨基的药物含量,采用永停法指示终点。永停法为电流滴定法,根据电流变化曲线可分为3种类型:①滴定剂为可逆电对,被测物为不可逆电对;②滴定剂为不可逆电对,被测物为可逆电对;③滴定剂和被测物均为可逆电对。

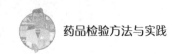

亚硝酸钠法属于第(1)种类型。终点前溶液中无可逆电对存在,故检流计指针处在零电流位置。终点时,过量1滴的亚硝酸钠滴定剂在两电极上发生电解反应而产生电流,使检流计指针突然偏转不再回到零位而指示终点。

阳极:

$$NO + H_2O \longrightarrow HNO_2 + H^+ + e$$

阴极:

$$HNO_2 + H^+ + e \longrightarrow NO + H_2O$$

亚硝酸钠与芳伯氨基的反应为分子反应,反应速度较慢,影响因素较多。本法主要用于磺胺类药物以及其他含芳伯氨基(如对氨基水杨酸钠、盐酸普鲁卡因、苯佐卡因等)或潜在芳伯氨基(如醋氨苯砜)药物的含量测定。

六、 络合滴定法

络合滴定法(complexometric titration)又称配位滴定法,是以络合反应为基础的滴定分析方法,主要用于金属盐的测定。滴定剂乙二胺四醋酸二钠(Na_2EDTA)与各种金属(碱金属如钠、钾除外)在合适的pH条件下形成1:1的稳定络合物:

$$M^{n+} + Na_2EDTA \longrightarrow (MEDTA)^{n-4} + 2H^+$$

影响络合滴定的因素主要有:络合物形成平衡常数和络合物形成速度,前者主要受溶液pH值影响。为使滴定反应进行完全,半衡常数必须足够大。因此,需要用缓冲液控制溶液pH。不同的金属离子测定时有不同的pH要求。例如,碱土金属钙、镁离子在低pH值下形成的络合物是不稳定的,通常在pH10的氯化铵缓冲液中进行滴定反应;而铝盐在pH6的醋酸铵缓冲溶液中进行滴定反应。对于络合物形成速度慢的金属可采用剩余滴定法,如铝的测定,加过量定量的EDTA滴定液与铝盐反应,经煮沸10 min后用锌滴定液回滴剩余的EDTA滴定液。

络合滴定中所用指示剂称为金属指示剂,本身也是一种络合剂。在滴定条件下,指示剂与少量被测金属离子形成络合物,待滴定终点时,过量1滴的EDTA滴定液置换出指示剂——金属络合物中的指示剂,导致颜色变化。为使指示剂能在化学计量点产生敏锐的颜色变化,对金属指示剂的选择和使用有以下要求。

(1)在实验条件下,游离的指示剂的颜色必须与其成络合状态下(指示剂-金属)的颜色有明显的不同,以便于目视观察。

(2)指示剂-金属络合物的平衡常数要足够大,但应小于EDTA-金属络合物的平衡常数约两个数量级;并且指示剂与金属的络合反应必须是快速而可逆的,这样才能在滴定终点时产生敏锐的颜色变化。

(3)金属指示剂一般在不同pH条件下有不同的颜色,游离和络合状态下的颜色也不相同。因此,在指示剂的选择上必须考虑反应液的pH值,以及其他共存离子的影响,必要时可加另外的络合剂对干扰离子进行掩蔽。

在药物分析中主要用于含 Mg、Ca、Al、Zn 或 Bi 药物的含量测定。方法的重点在于供试液的 pH 与指示剂的选择。

【示例 12】复方氢氧化铝片的含量测定:

处方:氢氧化铝 245 g,三硅酸镁 105 g,颠茄流浸膏 2.6 ml;制成 1 000 片。

含量限度:本品每片中含氢氧化铝按氧化铝(Al_2O_3)计算,不得少于 0.116 g;含三硅酸镁按氧化镁(MgO)计算,不得少于 0.020 g。

含量测定:①氧化铝测定。取本品 10 片,精密称定,研细,精密称取适量(约相当于 1/4 片),加盐酸 2 ml 与水 50 ml,煮沸,放冷,滤过,残渣用水洗涤;合并滤液与洗液,滴加氨试液至恰析出沉淀,再滴加稀盐酸使沉淀恰溶解,加醋酸-醋酸铵缓冲液(pH6.0)10 ml,精密加乙二胺四醋酸二钠滴定液(0.05 mol/L)25 ml,煮沸 10 min,放冷,加二甲酚橙指示液 1 ml,用锌滴定液(0.05 mol/L)滴定至溶液由黄色转变为红色,并将滴定的结果用空白试验校正。每 1 ml 乙二胺四醋酸二钠滴定液(0.05 mol/L)相当于 2.549 mg 的 Al_2O_3。计算公式为:

$$每片\ Al_2O_3\ 的克数 = \frac{(V_{空白} - V_{回滴}) \times F_锌 \times 2.549 \times 平均片重}{供试品重(mg)} \qquad (9-16)$$

②氧化镁测定。精密称取上述细粉适量(约相当于 1 片),加盐酸 5 ml 与水 50 ml,加热煮沸,加甲基红指示液 1 滴,滴加氨试液使溶液由红色变为黄色,再继续煮沸 5 min,趁热滤过,滤渣用 2%氯化铵溶液 30 ml 洗涤,合并滤液与洗液,放冷,加氨试液 10 ml 与三乙醇胺溶液(1→2)5 ml,再加铬黑 T 指示剂少量,用乙二胺四醋酸二钠滴定液(0.05 mol/L)滴定至溶液显纯蓝色。每 1 ml 乙二胺四醋酸二钠滴定液(0.05 mol/L)相当于 2.015 mg 的 MgO。计算公式为:

$$每片\ MgO\ 的克数 = \frac{V \times F \times 2.015 \times 平均片重}{供试品重(mg)} \qquad (9-17)$$

七、 卡尔·费歇尔滴定法

卡尔·费歇尔滴定法(Karl-Fischer titration)又称测水滴定法,为非水氧化还原滴定反应,采用的滴定液称费休氏试液,由碘、二氧化硫、吡啶和无水甲醇组成。利用碘氧化二氧化硫时需要一定的水分参加反应,每消耗 1 摩尔碘就需要 1 摩尔水参与。因此,从消耗的碘量可以测定出水分含量。

$$I_2 + SO_2 + H_2O \Longleftrightarrow 2HI + SO_3$$

该反应是可逆的,生成的酸性物质需要用适当的碱性物质中和,费歇尔试液中吡啶的作用就是吸收生成的 HI 和 SO_3,形成氢碘酸吡啶($C_5H_5N \cdot HI$)和硫酸酐吡啶($C_5H_5N \cdot SO_3$),维持溶液 pH 在 4~7 最佳范围(也可用其他合适的碱性物质,如咪唑及二乙醇胺等)。但硫酸酐吡啶不稳定,溶剂无水甲醇(或其他合适的溶剂)可使其转变成

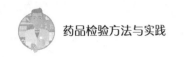

稳定的甲基硫酸氢吡啶($C_5H_5N \cdot HSO_4CH_3$)。滴定的总反应为：

$$H_2O + I_2 + SO_2 + 3C_5H_5N + CH_3OH \longrightarrow 2C_5H_5N \cdot HI + C_5H_5N \cdot HSO_4CH_3$$

本法专属性强,准确度高,适用于受热易被破坏的药物的水分测定,如抗生素类药物的水分测定。指示终点的方法有目视法和永停法。

(1) 测定方法：精密称取供试品适量(约消耗费歇尔试液 1～5 ml),除另有规定外,溶剂为无水甲醇,用水分测定仪直接测定。或将供试品置干燥的具塞玻瓶中,加溶剂 2～5 ml,在不断振摇(或搅拌)下用费歇尔试液滴定至溶液由浅黄色变为红棕色,或用永停滴定法指示终点,另做空白试验,按下式计算：

$$供试品中的水分含量(\%) = \frac{(A - B) \times F}{W} \times 100\% \qquad (9-18)$$

式中,A 为滴定所消耗费歇尔试液的容积(ml)；B 为空白所消耗费歇尔试液的容积(ml)；F 为每 1 ml 费歇尔试液相当于水的重量(mg,标定值)；W 为供试品的重量(mg)。

(2) 注意事项：

1) 每 1 ml 新配的费歇尔试液约相当于 5 mg 的水,由于试液不稳定,逐渐变质。因此,费歇尔试液需在临用前 1 h 内标定。一般 F 值应在 4.0 mg/ml 以上,当 F 值降低到 3.0 mg/ml 以下时,滴定终点不敏锐,不宜再用。

2) 本法测定结果的精确度取决于多种因素,如试剂成分的相对浓度、溶解样品的溶剂性质、操作技术及空气湿度等,尤其是测定系统中的水分。因此,必须严格规范操作,所用仪器必须干燥,并能避免空气中水分的侵入,操作宜在干燥处进行,并注意避光,整个操作应迅速,不应在阴雨天或空气湿度太大时进行测定。

第三节　光谱分析法

当物质吸收辐射能(或热能)后,其内部发生能级跃迁。记录由能级跃迁所产生的辐射能随波长的变化所得到的图谱称为光谱。利用物质的光谱进行定性、定量和结构分析的方法称为光谱分析法。通过测定被测物质在光谱的特定波长处或一定波长范围内的吸收度或发光强度,对该物质进行定性或定量分析的方法称为分光光度法。《中国药典》收载的光谱分析法有紫外-可见分光光度法、红外分光光度法、原子吸收分光光度法、荧光分析法和火焰光度法等。用于药物含量测定的主要是紫外-可见、荧光和原子吸收分光光度法。

一、紫外-可见分光光度法

1. 比耳-朗伯(Beer-Lambert)定律　紫外-可见分光光度法(UV-VIS)是根据物质分子对波长为 200 nm～760 nm 范围的电磁波的吸收特性建立起来的光谱分析法。其定

量基础是比耳-朗伯定律:

$$A = -\lg T = ECL \qquad (9-19)$$

式中,A 为吸光度;T 为透光率;C 为溶液浓度;L 为液层厚度,即吸收池直径(通常为 1 cm),E 为吸收系数,即单位浓度、单位液层厚度时的吸光度,该定律说明了物质的吸光度与其浓度和液层厚度的关系。浓度 C 有两种表示方法:摩尔浓度(mol)和百分浓度(％),由此得到的吸光系数也有两种表示方式:摩尔吸光系数(ε)和百分吸光系数($E_{1cm}^{1\%}$),两者之间存在如下关系:

$$\varepsilon = \frac{M}{10} \times E_{1cm}^{1\%} \qquad (9-20)$$

物质对光的选择性吸收波长,以及相应的吸收系数是该物质的物理常数。当已知某纯物质在一定条件下的吸收系数后,可在同样条件下配制该供试品溶液,测定其吸光度,根据比耳-朗伯定律公式($A=ECL$)计算出供试品中该物质的含量。

2. 含量测定方法　在药物定量分析中应用的吸收系数主要是 $E_{1cm}^{1\%}$ 值,其物理意义是当溶液浓度为 1%(g/ml),液层厚度为 1 cm 时的吸光度数值。药典收载的含量测定方法有以下 4 种。

(1) 对照品比较法:按各品种项下方法,分别配制供试品溶液和对照品溶液,对照品溶液中所含被测成分的量应为供试品溶液中被测成分标示量的(100 ± 10)％,所用溶剂也应完全一致,在规定的波长下测定供试品溶液和对照品溶液的吸光度后,按下式计算供试品溶液中被测物的浓度:

$$c_{供试} = \frac{A_{供试}}{A_{对照}} \times c_{对照} \qquad (9-21)$$

该法的优点是可以消除不同仪器、不同操作人员、不同操作时间和不同实验室之间的测定误差,但要求有对照品,USP 全部采用此法定量。

(2) 吸收系数法:按各品种项下的方法配制供试品溶液,在规定的波长处测定其吸光度,再以该品种在规定条件下的吸收系数计算含量。用本法测定时,$E_{1cm}^{1\%}$ 值通常应>100。被测溶液的百分浓度 c 按下式计算:

$$c(\%) = \frac{A}{E_{1cm}^{1\%} \times L} \qquad (9-22)$$

这是《中国药典》采用的主要定量方法,其优点是简便,不需要对照品,但不能消除不同仪器、不同操作人员、不同操作时间和不同实验室之间的测定误差,仪器的精度对测定结果有较大影响。因此,不主张用该法测定 API 的含量。

(3) 计算分光光度法:本法有多种形式,如双波长分光光度法(复方磺胺类药物的含量测定)、维生素 A 的三点校正法、解线性方程组法等,使用时应注意,当在吸收曲线的陡然上升或下降的部位测定吸光度时,波长的微小变化可对测定结果造成显著影响。

(4) 比色法:供试品本身在紫外-可见区没有强吸收,或在紫外区虽有吸收但为了避免干扰或提高灵敏度,可加入适当的显色剂显色后测定。比色法的影响因素较多,定量方法一般采用标准曲线法或对照品比较法,应取供试品和对照品同时操作。

3. 仪器检定

(1) 波长校正:由于温度变化对机械部分的影响,仪器的波长经常会略有变动。因此,除应定期对所用的仪器进行全面校正检定外,还应于测定前校正测定波长。常用汞灯中较强谱线或仪器中氘灯的 486.02 nm 与 656.10 nm 谱线进行校正。目前,这些校正方法包含在 UV 仪器的操作软件中,可以自动进行校正。

(2) 吸光度的准确度检定:用重铬酸钾的硫酸溶液检定。取在 120 ℃ 干燥至恒重的基准重铬酸钾约 60 mg,精密称定,用 0.005 mol/L 硫酸溶液溶解并稀释至 1 000 ml,在规定的波长处测定并计算其吸收系数,与规定的吸收系数比较,应符合规定。

(3) 杂散光的检查:按表 9-6 所列的试剂和浓度,配制成水溶液,置于 1 cm 石英吸收池中,在规定的波长处测定透光率,应符合表中的规定。

表 9-6 杂散光的检查

试剂	浓度%/(g/ml)	测定用波长/nm	透光率%
碘化钠	1.00	220	<0.8
亚硝酸钠	5.00	340	<0.8

(4) 分辨率测定:仪器的分辨率由调节狭缝宽度来控制。规定用 0.02%(w/v)的甲苯-己烷溶液测定仪器的分辨率,规定该溶液在 269 nm 和 266 nm 处的吸光度比值至少达到 1.5。

4. 测定要求

(1) 对溶剂的要求:测定供试品前,应先检查所用的溶剂在供试品所用的波长附近是否符合要求,即用 1 cm 石英吸收池盛溶剂,以空气为空白(即空白光路中不置任何物质)测定其吸光度。溶剂和吸收池的吸光度规定如表 9-7 所示。

表 9-7 溶剂和吸收池的吸光度要求

波长范围/nm	吸光度值
220~240	不得过 0.40
241~250	不得过 0.20
251~300	不得过 0.10
300 以上	不得过 0.05

(2) 测定波长核对:以配制供试品溶液的同批溶剂为空白对照,采用 1 cm 的石英吸收池,在规定的吸收峰波长±2 nm 以内测试几个点的吸光度,以核对供试品的吸收峰波长位置是否正确。除另有规定外,吸收峰波长应在该品种项下规定的波长±2 nm 以内,否则应考虑该试样的真伪、纯度以及仪器波长的准确度,并以吸光度最大的波长作为测

定波长。

（3）吸光度读数范围：一般供试品溶液的吸光度读数，应控制在 0.3～0.7 之间，此时测定误差最小。

（4）仪器的狭缝宽度：狭缝波带宽度应小于供试品吸收带的半宽度的 1/10，否则测得的吸光度会偏低。狭缝宽度的选择，应以减小狭缝宽度时供试品的吸光度不再增大为准。

（5）空白试验：由于吸收池和溶剂本身可能有吸收，因此测定供试品前，应用溶解样品的同批溶剂进行空白试验，记录空白吸收读数。并将样品测得的吸光度减去空白读数（或由仪器自动扣除空白读数），再计算含量。

5. **方法的特点与影响因素**　UV 法操作简便、快速，方法灵敏（10^{-4}～10^{-7} g/ml），有一定专属性和准确度（相对误差 2% 左右）。应用范围广，适合于多种药物制剂的含量测定、溶出度测定和含量均匀度测定，仪器价廉易普及。在药物分析中使用频率仅次于 HPLC 法，但不是 API 含量测定的首选方法。

应用 UV 法测定含量，在描述供试品制备时，必须列出溶剂名称。因为一些物质的紫外吸收光谱随溶剂种类和溶液的 pH 值不同会有显著差别。如普鲁卡因和去氧肾上腺素在溶液中的吸收光谱有很大差别。这是因为前者芳伯氨基上的氮原子具有一对未共用电子对，在碱性条件下起助色团作用，使吸收波长红移，吸光度大大增加，而在酸性条件下，芳伯氨基被质子化，失去了助色团功能，故吸收光谱有很大差别。后者分子结构中的酚羟基，在酸性和碱性条件下均起助色团作用，氧原子在酸、碱溶剂中分别具有 2 对和 3 对未共用电子对，使吸收光谱发生蓝移和红移。又如巴比妥类药物在不同 pH 溶液中，紫外吸收光谱有很大差别。

$E_{1\,cm}^{1\%}$ 值的大小反映了药物对某一波长光的吸收能力，也反映了测定反应的灵敏度。采用 $E_{1\,cm}^{1\%}$ 法测定含量时，一般取 3 位有效数字表示，$E_{1\,cm}^{1\%}$ 值＜100 的一般不宜采用。

比色法的专属性要优于紫外分光光度法。在药物分析中用比色法测定含量的有：含氮碱性药物的酸性染料比色法（如硫酸阿托品片、氢溴酸东莨菪碱片等的含量测定）；甾体激素类药物制剂的四氮唑比色法、异烟肼比色法和科伯（Kober）反应法；蛋白质的双缩脲反应、硫酸软骨素的含量测定；中药制剂中总黄酮、总生物碱的测定等。

二、荧光分光光度法

荧光分光光度法（fluorescence spectrophotometry）测定的是物质分子的发射光谱。一些具有发色团和刚性结构的物质受紫外光或可见光照射激发后能发射出比激发光波长较长的荧光。在一定条件下，物质的浓度与其荧光（也称发射光）强度成正比关系，可用于定量分析。

1. **测定方法**　荧光法不易测定物质的绝对荧光强度，一般是在一定条件下，用对照品溶液测定荧光强度与浓度的线性关系。当线性关系良好时，可在每次测定前，用一定浓度的对照品溶液校正仪器的灵敏度，然后在相同条件下，读取对照品溶液及其试剂空

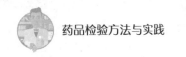

白的荧光强度和供试品溶液及其试剂空白的荧光强度,按下式计算供试品溶液的浓度:

$$c_x = \frac{R_x - R_{xb}}{R_r - R_{rb}} \times c_r \qquad (9-23)$$

式中,c_x 为供试品溶液的浓度,c_r 为对照品溶液浓度,R_x 和 R_{xb} 分别为供试品溶液和其试剂空白的荧光强度,R_r 和 R_{rb} 分别为对照品溶液和其试剂空白的荧光强度。

荧光分析中,药物的浓度与相应的荧光读数之间的线性范围较窄,故 $(R_x - R_{xb})/(R_r - R_{rb})$ 应在 0.5～2,如超过此范围,应调节溶液浓度后再测定。

2. 荧光分析法的特点

(1) 天然具有荧光的物质不多,且在荧光分析中有两个波长需要设定:激发波长(λ_{ex})和发射波长(λ_{em})。因此,与 UV 法相比,该方法灵敏度高(检测限可达 $10^{-10} \sim 10^{-12}$ g/ml),专属性好。

(2) 若溶液浓度太大,荧光会发生"自熄灭"现象;以及液面附近溶液会吸收激发光,使荧光强度下降,导致荧光强度与溶液浓度不成正比。因此,荧光分析法适合于低浓度溶液的分析。

(3) 荧光分析干扰因素较多,如溶剂种类与纯度、溶液 pH、温度,共存物质、溶液中的悬浮物(采用过滤或离心法除去)、玻璃仪器的洁净度以及仪器因素等均能影响物质的荧光强度。因此,荧光分析必须做空白试验。

对于易被光分解或弛豫时间(弛豫是指物质系统从较高的能量状态向较低能量状态的转变,弛豫时间系指电子在较高能态的平均寿命)较长的品种,为使仪器灵敏度定标准确,避免因激发光多次照射而影响荧光强度。可选择一种激发光和发射光波长与之近似而对光稳定的物质配成适当浓度的溶液,作为基准溶液。在测定供试品溶液时用基准溶液代替对照品溶液校正仪器的灵敏度。常用的基准溶液有硫酸奎宁的稀硫酸溶液(蓝色荧光)、荧光素钠水溶液(黄绿色荧光)及罗丹明 B 水溶液(红色荧光)等。

3. 应用范围　能直接测定药物荧光的情况不多,通常是加适当试剂,使无荧光或弱荧光物质转变成强荧光性衍生物后进行测定。如药典采用荧光法测定利血平和洋地黄毒苷片剂的含量。常用的试剂有荧胺、过氧化氢及铁氰化钾等。

【示例 13】洋地黄毒苷片的含量测定:取本品 20 片,精密称定,研细,精密称取适量(约相当于洋地黄毒苷 0.4 mg),置 100 ml 量瓶中,加甲醇-水(1∶1)约 60 ml,振摇 1 h,使洋地黄毒苷溶解,用甲醇-水(1∶1)稀释至刻度,摇匀,经滤膜(孔径不得大于 0.8 μm)滤过,取续滤液作为供试品溶液;另取洋地黄毒苷对照品适量,精密称定,加甲醇-水(1∶1)溶解并定量稀释制成 1 ml 中约含 4 μg 的溶液,作为对照品溶液。精密量取供试品溶液与对照品溶液各 1 ml,分别置 10 ml 量瓶中,依次各加 0.1% 抗坏血酸的甲醇溶液 3 ml 与 0.009 mol/L 过氧化氢溶液(用前应精密标定)0.2 ml,每加一种试液后立即摇匀,再加盐酸稀释至刻度,摇匀,准确放置半小时,照荧光分析法,在激发光波长 400 nm 与发射光波长 565 nm 处测定荧光强度,进行计算。

$$相当于标示量(\%) = \frac{(R_{样} - R_{样0}) \times 4 \times 100 \times 平均片重}{(R_{对} - R_{对0}) \times W(mg) \times 10^3 \times 规格} \times 100\% \quad (9-24)$$

本法中抗坏血酸、过氧化氢和盐酸的作用是使洋地黄毒苷产生荧光。

三、 原子吸收分光光度法

原子吸收分光光度法(atomic absorption spectrophotometry, AAS)的测量对象是呈原子状态的金属元素和部分非金属元素。由待测元素作为阴极的空心阴极灯发出的特征谱线,通过供试品经原子化产生的原子蒸气时,被蒸气中待测元素的基态原子所吸收,测定该特征谱线辐射光强度减弱的程度,求出供试品中待测元素的含量。原子吸收遵循一般分光光度法的吸收定律。其具有灵敏度高、专属性好等优点,含量测定方法采用标准曲线法和标准加入法。

(1) 标准曲线法:在仪器推荐的浓度范围内,制备含待测元素的对照品溶液至少3份,浓度依次递增,并分别加入各品种项下制备供试品溶液的相应试剂,同时以相应试剂制备空白对照液。将仪器按规定启动后,依次测定空白对照液和各浓度对照品溶液的吸光度,记录读数。以每一浓度3次吸光度读数的平均值为纵坐标、相应浓度为横坐标,绘制标准曲线。按规定制备供试品溶液,使待测元素的估计浓度在标准曲线浓度范围内,测定吸光度,取3次读数的平均值,从标准曲线上查得相应的浓度,计算元素的含量。

(2) 标准加入法:取同体积按各品种项下规定制备的供试品溶液4份,分别置4个同体积的量瓶中,除1号量瓶外,其他量瓶分别精密加入不同浓度的待测元素对照品溶液,分别用去离子水稀释至刻度,制成从零开始递增的一系列溶液。按(1)中所述标准曲线自"将仪器按规定启动后"操作,测定吸光度,记录读数,将吸光度读数与相应的待测元素加入量作图,延长此直线至与含量轴的延长线相交,此交点与原点间的距离即相当于供试品溶液取用量中待测元素的含量。再以此计算供试品中待测元素的含量。此法仅适用于标准曲线呈线性并通过原点的情况。

AAS法的局限性主要是工作曲线的线性范围较窄,一般为1个数量级;每测一种元素需要更换1个灯,对于多种元素同时测定时非常不便。

第四节 色谱分析法

色谱分析法又称层析法,是指溶质因吸附、分配、溶解性能、分子大小或离子电荷等不同,在相对运动的两相系统中差速迁移而达到分离,从而对被分离的组分进行定性定量分析的一种方法。根据分离方法的不同,色谱法可分为纸色谱、薄层色谱(TLC)、柱色谱法、高效液相色谱法(HPLC)和气相色谱法(GC)等。由于色谱法的分离分析功能和高专属性、高灵敏度等特点,被各国药典广泛用于各类药物的含量测定、杂质检查和鉴别试验。其中高效液相色谱法是药物及其制剂的含量测定中使用率最高的一种方法。

一、 高效液相色谱法

高效液相色谱法(HPLC)是采用高压输液泵将规定的流动相泵入装有填充剂(固定相)的色谱柱进行分离测定的一种色谱方法。根据固定相类型分为分配、吸附及或离子交换色谱等。根据固定相与流动相的极性大小,又可分为正相色谱法(NP-HPLC,通常为吸附机制)和反相色谱法(RP-HPLC,通常以分配机制为主)。RP-HPLC法适合于中等极性或非极性的弱酸、弱碱和中性化合物的分离分析,绝大部分药物均可用 RP-HPLC 法进行定量分析。

1. 色谱柱　表 9-8 为药物分析中常用的 HPLC 色谱柱(chromatographic columns)。在反相色谱系统中最通用的色谱柱是十八烷基硅烷键合硅胶,简称 ODS 或 C_{18} 柱,此外还有 C_8 柱、氨基柱及氰基柱等。正相色谱系统使用极性填充剂,常见的是硅胶柱。以硅胶为载体的一般化学键合固定相适用 pH 值在 2～8 的流动相,当 pH 值>8 时,可使载体硅胶溶解;当 pH 值<2 时,与硅胶相连的化学键合相易水解脱落。当流动相 pH 超出此范围时可选用特殊处理的色谱柱(如二异丙基或二异丁基取代十八烷基硅烷键合硅胶,其大体积侧链能产生空间位阻保护作用)、有机-无机杂化填充剂、包履聚合物填充剂、非硅胶填充剂等。

表 9-8　药物分析中常用的 HPLC 柱

固定相	简称	USP 代号	应用范围
十八烷基硅烷键合硅胶	ODS/C_{18}	L1	适合于绝大多数弱极性和中等极性的药物,用于反相色谱
硅胶		L3	适合于极性大的药物,用于正相色谱
辛基硅烷键合硅胶	C_8	L7	类似于 C_{18}
氰基硅烷键合硅胶	CN	L10	中等极性,根据所用流动相,可作为正相或反相色谱
苯基硅烷键合硅胶	Ph	L11	适用于含芳环的药物
氨基硅烷键合硅胶	NH_2	L18	中等极性,根据所用流动相,可作为正相或反相色谱
手性配体交换键合相		L32	用于手性药物
手性蛋白质键合相		L57	用于手性药物

2. 流动相　常用的反相色谱流动相(mobile phase)为甲醇、乙腈、四氢呋喃和水。这 4 种溶剂的洗脱能力强弱依次为四氢呋喃→乙腈→甲醇→水。选择不同强度的溶剂按一定比例混合,或用磷酸盐、醋酸盐或其他弱酸弱碱调节溶液 pH,可以对不同化合物进行分离分析。调节流动相中有机溶剂比例可调整被测物的保留时间,一个近似的规则是:流动相中有机溶剂降低 10%,溶质的容量因子约增加 3 倍。另一个近似规则是:40%甲醇的强度≌33%乙腈≌23%四氢呋喃。为获得良好的分离,选择合适的溶剂系统很重要,有时也可用以上 3 种、4 种溶剂的混合溶剂作为流动相。图 9-2 表明不同流动相组成对氢化可的松和相关甾体可的松的分离情况。

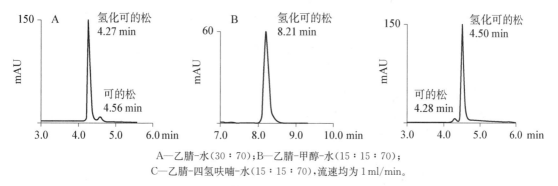

A—乙腈-水(30∶70);B—乙腈-甲醇-水(15∶15∶70);
C—乙腈-四氢呋喃-水(15∶15∶70),流速均为 1 ml/min。

图 9-2 氢化可的松(10 μg/ml)和可的松(0.5 μg/ml)在 C₈ 柱上的分离

在上述 3 种分离情况下 C 是最理想的,B 是最差的,两物质合并为一个色谱峰,没有被分离,A 虽然达到了较好的分离,但一般大峰后面的小峰易被掩盖;有时大峰拖尾,为达到较好的分离,可能需要较长的色谱时间,并造成检测灵敏度减低,不利于杂质的检测。

在反相色谱中,由于 C₁₈ 链在水相环境中不易保持伸展状态,故对于应用 C₁₈ 柱的 RP-HPLC 系统,流动相中有机溶剂的比例应不低于 5%,否则 C₁₈ 链的随机卷曲将导致组分保留值的变化,造成色谱系统不稳定。正相色谱常用的流动相溶剂有正己烷-异丙醇、正己烷-甲醇(乙醇)及正己烷-二氯甲烷等,洗脱能力强弱依次为甲醇→异丙醇→二氯甲烷→正己烷。反相色谱与正相色谱相互转换时,须使用过渡溶剂依次冲洗,如由反相至正相时,依次用甲醇→异丙醇→正己烷冲洗;而由正相至反相时,则以相反顺序进行冲洗。

3. 检测器 HPLC 法中应用的检测器(detectors)包括选择性检测器(紫外、二极管阵列、荧光及电化学检测器)和通用型检测器(示差折光、蒸发光散射检测器),前者响应值不仅与待测溶液的浓度有关,还与化合物的结构有关,而后者对所有的化合物均有响应。此外,还有更专属、更灵敏的质谱检测器。不同的检测器对流动相的要求不同,如紫外检测器采用低波长检测时,应考虑有机相中有机溶剂的截止使用波长;蒸发光散射检测器和质谱检测器通常不允许使用含不挥发盐组分的流动相。

4. 系统适用性试验 各国药典对色谱系统的适用性试验(the system suitability test)均作了规定。在每次开机后,用规定的对照品对仪器进行调试,分析测试色谱柱的理论板数(柱效)、待测组分之间的分离度、重复进样色谱峰面积的精密度和色谱峰的拖尾因子,须达到规定的要求,保证分析的精确性。

(1) 色谱柱的理论板数(number of theoretical plates,N):在规定的色谱条件下,注入供试品溶液或各品种项下规定的内标物质溶液,记录色谱图,量出供试品主成分峰或内标物质峰的保留时间(t_R)和半峰高宽($W_{h/2}$)或峰宽(W),按下列公式计算色谱柱的理论板数:

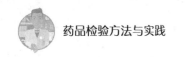
$$N = 16\left(\frac{t}{W}\right)^2 \text{ 或 } N = 5.54\left(\frac{t}{W_{h/2}}\right)^2 \qquad (9-25)$$

如果测得理论板数低于规定的理论板数,应改变色谱柱的某些条件(如柱长、载体性能及色谱柱充填的优劣等),使理论板数达到要求。(注意:测得的各项参数可以采用时间或长度计,但必须取相同单位。)

(2) 分离度(The resolution, R):要求待测物色谱峰与其他峰或内标峰之间的分离度应>1.5或各品种项下规定的值。分离度(R)的计算公式如下:

$$R = \frac{2(t_{R_2} - t_{R_1})}{W_1 + W_2} \text{ 或 } R = \frac{2(t_2 - t_1)}{1.70(W_{1,h/2} + W_{2,h/2})} \qquad (9-26)$$

式中,t_{R1} 和 t_{R2} 为相邻两峰的保留时间,W_1 及 W_2 为此相邻两峰的峰宽,$W_{1,h/2}$ 及 $W_{2,h/2}$ 为此相邻两峰的半峰宽,仪器电子积分时采用后一种计算方法,当有争议时应以峰宽计算为准。(注意:保留时间和峰宽可以采用时间或长度计,但两者必须取相同单位。)

(3) 连续进样重复性(即仪器精密度):取各品种项下的对照溶液,连续进样 5 次,除另有规定外,其峰面积测量值的相对标准偏差(RSD)应不大于 2.0%。也可按校正因子测定项下,配制相当于 80%、100%和 120%的对照品溶液,加入规定量的内标溶液,配成 3 种不同浓度的溶液,分别至少进样 2 次,计算平均校正因子,其相对标准偏差也应不大于 2.0%。这个试验反映了仪器工作性能的稳定性,或称为色谱工作系统的精密度,它是每次开机后首先要做的日常工作,不能作为分析方法学研究中的精密度试验。

(4) 拖尾因子(the tailing factor, T):取对照溶液或样品溶液进样,记录色谱图,按下式计算拖尾因子 T。采用峰高法定量时,要求 T 在 0.95~1.05 之间。

$$T = \frac{W_{0.05h}}{2d_1} \qquad (9-27)$$

式中,$W_{0.05h}$ 为 0.05 峰高处的峰宽;d_1 为峰极大至峰前沿之间的距离(图 9-3)。

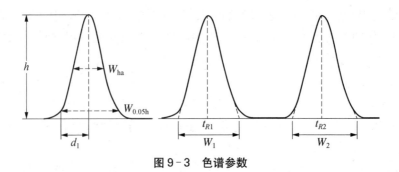

图 9-3　色谱参数

只有系统适用性试验符合要求,测得的结果才能被接受。为此可改变一些色谱条件以符合系统适用性要求。《中国药典》规定:各品种项下规定的条件除固定相种类、流动相组成、检测器类型不得改变外,其余如色谱柱内径、长度、固定相牌号、载体粒度、流动相流速、混合流动相各组成的比例、柱温、进样量及检测器的灵敏度等,均可适当改变,以适应具体的色谱系统并达到系统适用性试验的要求。一般色谱图约于 20 min 内记录完毕。

5. **测定方法** 定量测定时,可根据供试品的具体情况采用峰面积法或峰高法定量,以内标法或外标法计算供试品中主成分含量(具体见药物的杂质检查)。

6. **应用范围** HPLC 法具有的分离分析功能和其高专属性、高准确性和高灵敏度等优点,使其成为药物制剂、多组分样品分析的首选方法,是各国药典收载的方法中应用最广的方法。但在 API 的含量测定中,HPLC 法主要用于多组分抗生素或生化药品,或因所含杂质的干扰测定,而常规方法又难以分离或分离手段繁杂的化学品种,如庆大霉素的组分测定,β-内酰胺类、大环内酯类及四环素类等抗生素的含量测定,甾体激素类药物的含量测定等。

二、气相色谱法

气相色谱法(GC)是一种以气体为流动相的色谱法,该气体流动相称为载气,注入进样口的物质或其衍生物被加热气化后,由载气带入色谱柱进行分离,先后进入检测器被检出。

1. **色谱柱** GC 色谱柱分为填充柱和毛细管柱。填充柱的材质为玻璃或不锈钢,内装吸附剂、高分子多孔小球或涂渍固定液的载体;毛细管柱的材质多为石英,内壁或载体经涂渍或交联固定液。常用固定液有甲基聚硅氧烷、聚乙二醇等,表 9-9 列出了药典使用的 GC 固定相。新柱或长久未用的柱,使用前应老化处理,使基线稳定后再进行测定。

表 9-9 毛细管柱

柱极性	固定相	USP 代号	举例
非极性	100%二甲基聚硅氧烷	G1, G2	DB-1、HP-1、SPB-1 等
弱极性	5%-苯基-95%甲基聚硅氧烷,5%-二苯基-95%二甲基聚硅氧烷	G27	DB-5、HP-5、SPB-5 等
中极性	35%二苯基-65%甲基聚硅氧烷	G42	HP-624、HP-50$^+$、
	50%二苯基-50%二甲基聚硅氧烷	G3	DB-225、
	6%氰丙基苯基-94%二甲基聚硅氧烷	G43	HP-innowax 等
	14%氰丙基苯基-86%二甲基聚硅氧烷	G46	
极性	PEG-20M	G16	HP-20M、HP-FFAP 等
	Carbowax 20M	G25	

2. **载气** 用作流动相的载气(carrier gas)有氮气、氦气和氢气。载气由高纯度气体发生器或高压钢瓶提供,经过适当减压、除湿和纯化后进入进样器和色谱柱,根据供试品性质和检测器种类选择载气,除另有规定外,常用的载气为氮气。对于填充柱一般流速为 30~60 ml/min。

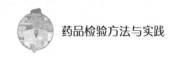

3. 检测器　GC 有多种检测器,如表 9-10 所示,其中最常用的是火焰离子化检测器。其以氢气为燃气,空气为助燃气。检测器温度一般应高于柱温,并不得低于 150 ℃,以免水气凝结,通常检测器温度为 250～350 ℃。

表 9-10　常用检测器及其特点

检测器种类	简称	特点
火焰离子化检测器	FID	对碳氢化合物有良好响应,适合检测大多数药物
氮磷检测器	NPD	对含氮、磷元素的化合物有很高的灵敏度
火焰光度检测器	FPD	对含磷、硫元素的化合物灵敏度高
电子捕获检测器	ECD	适合于含卤素的化合物
质谱检测器	MSD	能给出供试品中某个成分相应的结构信息,可用于初步结构确证
热导检测器	TCD	可用于水分等测定

4. 进样方式　GC 进样方式一般可采用溶液直接进样或顶空进样。溶液直接进样有手动进样和进样器自动进样两种方式,手动进样时应注意操作的一致性,以达到良好的精密度要求。采用毛细管柱时,进样应分流,以免过载影响分离。一般填充柱进样量不超过数微升,毛细管柱进样不超过 1 μl。顶空进样适合固体和液体供试品中挥发性组分的分离和测定。将供试品溶液置密闭的小瓶内,在恒温控制的加热室中加热至供试品中挥发性组分在非气态和气态达至平衡后,由进样器自动吸取一定体积的顶空气体注入色谱柱中。气体进样体积一般为 1 ml。

为使待测物完全气化,进样室(也称气化室)温度一般需高于被测组分沸点,高于柱温 30～50 ℃。

5. 系统适用性试验　GC 的系统适用性试验同 HPLC 项下的规定。为达到系统适用性试验要求,可改变色谱柱内径、长度、载体牌号、粒度、固定液涂布浓度、载气流速、柱温、进样量及检测器的灵敏度等。但不得改变检测器种类、固定液品种及特殊指定的色谱柱材料。一般色谱图约于 30 min 内记录完毕。

6. 含量测定方法　GC 法用于供试品中主成分含量测定的方法有内标法、外标法和标准溶液加入法,前两种方法同 HPLC 法。

7. 应用　应用 GC 法测定 API 及其制剂含量的品种不多,药典仅对维生素 E 及其制剂采用 GC 法测定含量。乙醇、甲醇和有机溶剂残留量等均采用 GC 法测定。

第五节　药物含量测定方法验证

药物的含量测定方法在下列情况下需重新验证:原料药合成方法的改变、制剂组分的改变、分析方法的改变。整个方法学验证中,必须采用经过完全确认的、纯度已知的标准物质来确证。标准物质的纯度要求应与使用目的一致。

一、专属性

专属性(specificity)系指在其他成分(如杂质、降解产物及辅料等)可能存在的情况下,采用的方法能正确测定出被测物的特性。对于干扰组分不清楚的,可采用不同的实验系统加以验证。如色谱方法中可采用不同极性固定相、不同极性流动相(展开剂)、不同检测波长、不同检测器或应用联用技术如 GC/MS、LC/MS、GC/IR 等来研究;通过剧烈条件下的人为破坏试验,比较空白样品、可能存在的干扰物质、粗品、杂质对照品、破坏试验后样品等的实验结果,来确定方法的选择性或专属性。

二、精密度

精密度(precision)系指在规定的测试条件下,同一均匀供试品,经多次取样所测得结果之间的接近程度。在测试过程中,应使用同一均质、可信的样品,多次取样进行一系列试验,包括:称量→溶解(回流提取、超声)→加各种试剂→在相同条件下反应(包括温度、时间、光照等影响)→得到供试液→测定。精密度包括重复性、中间精密度和重现性。重复性要求在规定范围内至少用 9 次测定(3 种浓度/每种 3 个样品)或在 100% 试验浓度时 6 个样品测定的结果进行评价。中间精密度主要用来确定随机事件(如日期、分析者及仪器等)对精密度的影响。重现性则是考察实验室之间的精密度。

三、准确度

准确度(accuracy)系指用该方法测定的结果与真实值或参考值接近的程度,常用回收率(%)表示。通常在规定的线性范围内,用 3 个浓度 9 个样品测定结果进行回收率评价。一般是将一定量药物标准物质加到空白样品基质中如处方量的剂型辅料、添加剂等,经过从样品制备到最后测定的完整分析过程,将其结果与纯溶剂配制的标准物质直接测定值进行比较。如不能得到制剂的全部组分,可向已经测得含量的制剂中加入已知量被测物进行测定。回收率计算公式如下:

$$R = [C_x/C_{std}] \times 100\% \quad 或 [(C_t - C_b)/C_{std}] \times 100\% \tag{9-28}$$

式中,C_x 为测得的标准物质量;C_{std} 为纯溶剂或空白样品中加入的标准物质量;C_t 为测得的药物总量,C_b 为回收率试验前测得的药物本底量。

方法回收率通常要求达到 95%~105%,对测定方法操作复杂的或待测成分含量较低的可放宽到 90%~110%。

四、检测限

检测限(limit of detection,LOD)又称为检出限,指由基质空白所产生的仪器背景信

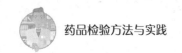

号的 3 倍值的相应量,或者以基质空白产生的背景信号平均值加上 3 倍的均数标准差。它是方法(方法检测限 MDL)和仪器(仪器检测限 IDL)灵敏度体现的重要指标之一。它无须准确定量,只要指出高于或低于该规定的浓度或量即可。药品的鉴别试验和杂质检查方法,均应通过测试确定方法的检测限。常用的方法有目视法、信噪比法和标准偏差法。无论用何种方法,均应用一定数量(如 6 份)的试样,其浓度为近于或等于检测限目标值,进行分析,以可靠地测定检测限。检测限的数据应附测试图谱,说明测试过程和检测限结果。

五、 定量限

定量限(limit of quantitation,LOQ)是指样品中被测物能被定量测定的最低量,其测定结果应具有一定的准确度。定量限体现了分析方法是否具备灵敏的定量检测能力。杂质定量试验需考察方法的定量限,以保证含量很少的杂质能够被准确测出。

LOQ 的测定方法与 LOD 的测定方法相同,只是相应的系数(倍数)不同。因为有关物质定量测定通常选用 HPLC 法,所以 LOQ 的确定常用信噪比法。可通过不同浓度(在低浓度区)的试样测定响应信号后,计算信噪比 S/N=10 时,相应的浓度或注入仪器的量确定定量限。同样地,定量限的数据应附测试图谱,说明测试过程和定量限以及测试结果的准确度与精密度。

六、 线性与范围

线性(linearity)系指在设计的"范围"内,测试结果(响应值)与试样中被测物浓度直接成正比关系的程度。线性是定量测定的基础,涉及定量测定的项目,如含量测定和杂质定量检查均需要验证线性。范围(range)系指能达到一定精密度、准确度和线性、测试方法适用的高低限浓度或量的区间。范围是规定值,应在试验研究开始前确定验证的范围和试验方法。采用至少 5 个浓度系列标准液进行测定,采集相应信号,进行线性关系或函数关系的计算,要求在尽可能大的浓度范围内均能获得良好的线性、精密度和准确性。对于不同的测定目的,规定的最小线性范围分别为:原料药和制剂的含量测定为测试浓度的 80%~120%;制剂含量均匀度测定为测试浓度的 70%~130%;溶出度或释放度测定为规定限度的±20%;若规定了限度范围,则应为下限的-20%至上限的+20%;杂质检查为报告的杂质水平至规定限度的 120%,如果含量测定与杂质检查同时进行,用百分归一化法,则线性范围应为杂质规定限度的-20%至含量限度(或上限)的+20%。

七、 耐用性

耐用性(robustness)系指在测试条件有小的变动时,测定结果不受影响的承受程度。即用来证实某些参数微小的变异后,分析方法仍可靠。耐用性表明测定结果的偏差在可接受范围内,测定条件的最大允许变动范围。为使分析方法可用于常规检验提供依据,开始研究分析方法时,就应考虑其耐用性。如果测试条件要求苛刻,则应在方法中写明。

典型的变动因素有:被测溶液的稳定性、样品提取次数及时间等。液相色谱中典型的变动因素有:流动相的 pH 值变化、流动相的组成变化、柱子不同(不同批号和供应商)、柱温不同及流速不同等。气相色谱法的变动因素有:柱子不同(不同批号和供应商)、温度不同及流速不同等。如果分析方法对分析参数变化是敏感的,则该分析参数就应适当控制或在方法中注明。

【示例 14】地非三唑注射液的 HPLC 含量测定方法学研究:

(1) 本品为油注射液,规格 1 mg/ml。

(2) 仪器和色谱条件:AgiLent 1100 高效液相色谱仪,HP ChemStations 软件;ODS 分析柱(250 mm×4.6 mm,5 μm);甲醇- 10 mmol/L 磷酸二氢钾(pH7.5)缓冲液(65︰35)为流动相,流速 1.0 ml/min;紫外检测波长 235 nm;进样量 20 μl;地西泮为内标准。

(3) 注射液含量测定方法:

1) 校正因子测定液:取地非三唑对照品适量,精密称定,用甲醇溶解并定量稀释制成每 1 ml 中约含 0.2 mg 的溶液作为对照品溶液。另取地西泮适量,加流动相溶解并稀释成每 1 ml 中约含 0.1 mg 的溶液作为内标准溶液。精密量取对照品溶液 0.5 ml,置 85 ℃水浴中挥干甲醇,加内标准溶液 0.50 ml,加流动相稀释到 5.0 ml,作为校正因子测定液。

2) 供试品溶液:精密称取油注射液适量(相当于地非三唑约 1.0 mg,事先测定注射液相对密度),置具塞离心管中,加甲醇 5.0 ml,振摇旋涡提取 10 min,3 500 r/min 离心 10 min,−20 ℃冷冻 30 min。精密量取上清液 0.5 ml,于 85 ℃水浴中挥干甲醇,精密加入内标溶液 0.5 ml,加流动相稀释到 5.0 ml,作为供试品溶液。

3) 测定方法:取上述校正因子测定液和供试品溶液各 20 μl,分别进样测定,按内标法计算注射液中地非三唑含量。

(4) 分析方法验证:

1) 方法专属性:取空白溶剂(即流动相)、空白油注射液、地非三唑原料药溶液及注射剂供试品溶液、合成中间体各 20 μl,分别注入高效液相色谱仪,记录色谱图。另取注射液适量,分别进行剧烈条件下(酸、碱、氧化、加热及光照)破坏性试验,然后按上述色谱条件进行 HPLC 测定。比较以上各溶液所得色谱图(图 9 - 4),结果表明,在实验条件下,各杂质峰均能与地非三唑和内标物质峰基线分离,合成中间体、注射用油、剧烈破坏试验后的各种降解产物均不干扰注射液中地非三唑的含量测定。

2) 线性与范围:取地非三唑对照品适量,精密称定,加流动相溶解并稀释成约 0.5 mg/ml 的对照溶液。另取地西泮适量,加流动相溶解并稀释成约 0.1 mg/ml 的内标溶液。取对照溶液 0.20 ml、0.30 ml、0.40 ml、0.50 ml、0.60 ml,分别置 10 ml 量瓶中,各加内标溶液 1.00 ml,加流动相至刻度,摇匀。取 20 μl 进样测定,记录色谱图。设地非三唑与内标物峰的面积比值为 R,地非三唑浓度为 C,以浓度 C 对峰面积比值 R 进行线性回归,得回归方程 $R=0.055\,96\,C−0.004(r^2=0.999\,1)$,地非三唑 0.01～0.03 mg/ml

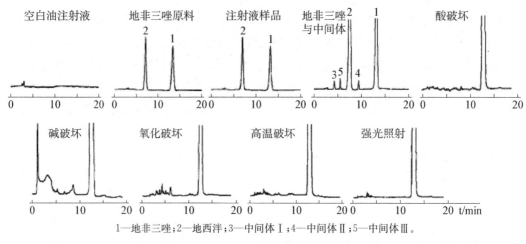

1—地非三唑;2—地西泮;3—中间体Ⅰ;4—中间体Ⅱ;5—中间体Ⅲ。

图 9-4 地非三唑的 HPLC 含量测定方法专属性考察

浓度范围内线性关系良好。

根据方法学验证中规定的原料药和制剂含量测定的最小线性范围为测试浓度的 80%~120% 的要求,本法测试浓度为 0.02 mg/ml,线性范围 0.01~0.03 mg/ml,为测试浓度的 50%~150%。

3) 回收率和精密度试验:根据准确度要求,按注射液处方及制法,分别精密称取地非三唑对照品适量,加处方量的溶媒制成高、中、低 3 个浓度的模拟制剂,相当于注射液标示量的约 80%(0.8 mg/ml)、100%(1.0 mg/ml)和 120%(1.2 mg/ml),按含量测定项下方法操作,每个浓度取样 3 份,计算回收率,同时考察日内精密度,即重复性试验(表 9-11)。并于不同天依法取样测定,考察日间精密度,即中间精密度(表 9-12)。结果测得高、中、低浓度的平均回收率为 99.7%,日内、日间精密度 RSD 均小于 1.0%,表明本法准确度和精密度良好。

表 9-11 方法回收率和精密度试验

加入量/(mg/ml)	测得量/(mg/ml)	回收率/%	平均回收率/%	日内精密度/RSD%
0.804	0.7965	99.1		
	0.7976	99.2		
	0.7978	99.3	(99.2±0.17)	0.17
0.984	0.981	99.7		
	0.986	100.2		
	0.985	100.1	(100.0±0.26)	0.26
1.200	1.196	99.7		
	1.206	100.5		
	1.193	99.4	(99.9±0.40)	0.40

表 9‐12　日间精密度试验

浓度/(mg/ml)	时间/d	回收率/%	平均回收率/%	精密度/RSD%
0.804	1	99.2		
	2	99.1		
	3	98.6	(99.0±0.32)	0.32
0.984	1	100.0		
	2	98.6		
	3	98.6	(99.1±0.82)	0.82
1.200	1	99.9		
	2	100.2		
	3	100.3	(100.1±0.21)	0.21

4）耐用性考察：对流动相的组成、pH 值、流速等变化以及不同牌号的色谱柱考察结果，本法具有较好的耐用性。通过以上方法学验证结果，表明本方法能满足注射液含量测定要求。

5）注射液含量测定结果：按含量测定项下方法测定，测得 3 批注射液含量见表 9‐13。

表 9‐13　注射液含量测定结果($n=3$)

规格	批号	相当于标示量的含量/%	RSD/%
	020501	99.01	0.30
1 mg/ml	020502	98.60	0.64
	020503	100.3	0.42

根据测定结果确定含量限度：含地非三唑（以 $C_{17}H_{17}N_3O$ 计）应为标示量的 90.0%～110.0%（规格 1 mg/ml）。

参考文献

[1]　杭太俊.药物分析［M］.8 版.北京：人民卫生出版社，2016.
[2]　李好枝.体内药物分析［M］.2 版.北京：中国医药科技出版社，2011.
[3]　国家药典委员会.中华人民共和国药典（2015 年版）-四部［M］.北京：中国医药科技出版社，2015.

第十章
固体制剂检验

第一节　片剂、胶囊剂、颗粒剂和散剂常规检验

固体制剂通常包括片剂、胶囊剂、颗粒剂、散剂等。由于其分剂量准确、携带和使用方便、生产自动化程度较高，用途广泛，是最常见的药物制剂。

一般片剂外观应完整、色泽均匀，有适宜的硬度和耐磨性，非包衣片脆碎度要符合要求；胶囊剂外观应整洁，不得有粘结、变形、渗漏或囊壳破裂现象，并应无异臭；颗粒剂应干燥、颗粒均匀，色泽一致，无吸潮、软化、结块及潮解等现象；散剂应干燥、疏松、混合均匀及色泽一致。

一、片剂一般检验

《中国药典》2015 年版附录制剂通则的片剂项下规定有重量差异、崩解时限、融变时限（阴道片）、发泡量（阴道泡腾片）、脆碎度、分散均匀性（分散片）及微生物限度的检查等。

药典规定了凡检查含量均匀度的品种，一般不再进行重量差异的检查；凡检查溶出度、释放度的片剂，一般不再进行崩解时限的检查。

1. **重量差异的检查**　取供试品 20 片，精密称定总重量，求得平均片重后，再分别精密称定每片的重量。每片重量与平均片重相比较（凡无含量测定的片剂或有标示片重的中药片剂，每片重量应与标示片重比较），按表 10-1 的规定，超出重量差异限度的不得多于 2 片，并不得有 1 片超出限度 1 倍。

表 10-1　片重差异限度

平均片重或标示片重	重量差异限度
0.30 g 以下	±7.5%
0.30 g 及 0.30 g 以上	±5%

糖衣的片心应检查重量差异并符合规定,包糖衣后不再检查重量差异。薄膜衣应在包薄膜后检查重量差异并符合规定。

2. 崩解时限的检查

(1) 仪器装置:升降式崩解仪,升降的金属支架上下移动距离为(55±2)mm,往返频率为每分钟30～32次。吊篮[管长(77.5±2.5)mm、内径21.5mm、壁厚2mm的玻璃管6根;透明塑料板2块;不锈钢板1块(放在上面一块塑料板上);不锈钢丝筛网1张(放在下面一块塑料板下)]、挡板[相对密度1.18～1.20、直径(20.7±0.15)mm、厚度(9.5±0.15)mm]。

(2) 试药与试液:(37±1)℃的水于1 000 ml烧杯中。

(3) 操作方法:将吊篮通过上端的不锈钢轴悬挂于金属支架上,浸入1 000 ml烧杯中,并调节吊篮位置使其下降时筛网距烧杯底部25 mm,烧杯内盛有温度为(37±1)℃的水,调节水位高度使吊篮上升时筛网在水面下15 mm处,吊篮顶部不可浸没于溶液中。

(4) 片剂:包括普通片、薄膜衣片、糖衣片、肠溶衣片、含片、舌下片、可溶片、泡腾片及口崩片。

(5) 普通片:除另有规定外,取供试品6片,分别置上述吊篮的玻璃管中,启动崩解仪进行检查,各片均应在15 min内全部崩解。如有1片不能完全崩解,应另取6片复试,均应符合规定

(6) 中药浸膏片、半浸膏片和全粉片:按上述装置,每管加挡板1块,启动崩解仪进行检查,全粉片各片均应在30 min内全部崩解;浸膏片(半浸膏片)各片均应在1 h内全部崩解。如果供试品黏附挡板,应另取6片,不加挡板按上述方法检查,应符合规定。如有1片不能完全崩解,应另取6片复试,均应符合规定。

(7) 薄膜衣片:按上述装置与方法检查,并可改在盐酸溶液(9→1 000)中进行检查,化药薄膜片应在30 min内全部崩解。中药薄膜片,每管加挡板1块,各片均应在1 h内全部崩解,如果供试品黏附挡板,应另取6片,不加挡板按上述方法检查,应符合规定。如有1片不能完全崩解,应另取6片复试,均应符合规定。

(8) 糖衣片:按上述装置与方法检查,化药糖衣片应在1 h内全部崩解。中药糖衣片,每管加挡板1块,各片均应在1 h内全部崩解,如果供试品黏附挡板,应另取6片,不加挡板按上述方法检查,应符合规定。如有1片不能完全崩解,应另取6片复试,均应符合规定。

(9) 肠溶衣片:按上述装置与方法检查,先在盐酸溶液(9→1 000)中进行检2 h,每片均不得有裂缝、崩解或软化现象;然后将吊篮取出,用少量水洗涤后,每管加入挡板1块,再按上述方法在磷酸盐缓冲液(pH6.8)中进行,1 h内应全部崩解。如有1片不能完全崩解,应另取6片复试,均应符合规定。

(10) 肠定位肠溶片:除另有规定外,按上述装置按照品种项下规定检查,各片在盐酸溶液(9→1 000)及pH6.8以下的磷酸盐缓冲液中均不得有裂缝、崩解或软化现象,在pH7.8～8.0的磷酸盐缓冲液中1 h内应完全崩解。如有1片不能完全崩解,应另取6片复试,均应符合规定。

(11) 含片：除另有规定外,按上述装置和方法检查,各片均应在 10 min 内全部崩解或溶化。如有 1 片不能完全崩解,应另取 6 片复试,均应符合规定。

(12) 舌下片：除另有规定外,按上述装置和方法检查,各片均应在 5 min 内全部崩解并溶化。如有 1 片不能完全崩解,应另取 6 片复试,均应符合规定

(13) 可溶片：除另有规定外,水温为(25±5)℃,按上述装置和方法检查,各片均应在 3 min 内全部崩解并溶化。如有 1 片不能完全崩解或溶化,应另取 6 片复试,均应符合规定。

(14) 泡腾片：取 1 片,置 250 ml 烧杯中[内有 200 ml 温度为(25±5)℃的水],即有许多气泡放出,当片剂或碎片周围的气体停止逸出时,片剂应溶解或分散在水中,无聚集的颗粒剩留。除另有规定外,同法检查 6 片,各片均应在 5 分钟内崩解。如有 1 片不能完全崩解,应另取 6 片复试,均应符合规定。

(15) 口崩片：仪器装置为一能升降的支架与下端镶有筛网的不锈钢管。升降的支架上下移动距离为(10±1)mm,往复频率为每分钟 30 次。崩解篮的不锈钢管管长 30 mm,内径 13.0 mm,不锈钢筛网筛孔内径 710 μm。检查时取本品 1 片,置上述不锈钢管中进行检查,应在 60 s 内全部崩解并通过筛网,如有少量轻质上漂或黏附于不锈钢管内壁或筛网,但无硬芯者,可作符合规定论。重复测定 6 片,均应符合规定。如有 1 片不符合规定,应另取 6 片复试,均应符合规定。

3. 融变时限检查

(1) 仪器装置：由透明套筒和金属架组成。透明套筒为玻璃或适宜塑料材料制成,高 60 mm,内径 52 mm 及适当壁厚;金属架由两片不锈钢的金属圆板及 3 个金属挂钩焊接而成。金属架挂钩的钩端向下,倒置于容器中。每个圆板直径为 50 mm,具 39 个孔径为 4 mm 的圆孔,两板相距 30 mm,通过 3 个等距的挂钩焊接在一起。

(2) 阴道片：调节水液面至上层金属圆盘的孔恰为均匀的一层水覆盖,取供试品 3 片,分别置于上面的金属圆盘上,装置上盖一玻璃板,保证空气潮湿。除另有规定,阴道片 3 片,均应在 30 min 内全部溶化或崩解溶散并通过开孔金属圆盘,或仅残留无硬心的软性团块。如有 1 片不符合规定,应另取 3 片复试,均应符合规定。

4. 发泡量检查　阴道泡腾片检查发泡量,除另有规定,取 25 ml 具塞刻度试管(内径 1.5 cm)10 支,按表 10-2 规定加水一定量,置(37±1)℃水浴中 5 min,各管中分别投入供试品 1 片,20 min 内观察最大发泡量的体积,平均发泡体积不得少于 6 ml,且少于 4 ml 的不得超过 2 片。

表 10-2　加水量

平均片重	加水量/ml
1.5 g 及 1.5 g 以下	2.0
1.5 g 以上	4.0

　　5. 脆碎度检查

　　(1) 仪器装置：内径约为 286 mm，深度为 39 mm，内壁抛光，一边可打开的透明耐磨塑料圆筒，筒内有一自中心轴套向外壁延伸的弧形隔片[内径为(80±1)mm，内弧表面与轴套外壁相切]，使圆筒转动时，片剂产生滚动。圆筒固定于同轴的水平转轴上，转轴与电机相连，转速为(25±1)r/min。每转动一圈，片剂滚动或滑动至筒壁或其他片剂上。

　　(2) 非包衣片：片重为 0.65 g 或以下者取若干片，使其总重约为 6.5 g；片重大于 0.65 g 者取 10 片。吹风机吹去片剂脱落的粉末，精密称重，置圆筒中，转动 100 次。取出，同法除去粉末，精密称重，减失重量不超过 1%，且不得检出断裂、龟裂及粉碎的片。如减失重量超过 1%，应复测 2 次，3 次平均减失重量不得过 1%，并不得检出断裂、龟裂及粉碎的片。

　　6. 分散均匀性检查　　分散片，照崩解时限检查法，水温为 15～25 ℃，取供试品 6 片，应在 3 min 内全部崩解并通过筛网。

　　7. 微生物限度检查　　以动物、植物、矿物来源的非单体成分制成的片剂、生物制品片剂，以及黏膜或皮肤炎症或腔道等局部用片剂(如口腔贴片、外用可溶片、阴道片及阴道泡腾片等)，照非无菌产品微生物限度检查，微生物计数法和控制菌检查法及非无菌药品微生物限度标准检查，应符合规定。规定检查杂菌的生物制品片剂，可不进行微生物限度检查。

二、 胶囊剂一般检验

　　《中国药典》2015 年版附录制剂通则的胶囊剂项下规定有重量差异、崩解时限及微生物限度的检查等。

　　药典规定了凡检查含量均匀度的胶囊剂，一般不再进行装量差异的检查；凡检查溶出度、释放度的胶囊剂，一般不再进行崩解时限的检查。

　　1. 装量差异检查　　取供试品 20 粒(中药取 10 粒)，分别精密称定重量，倾出内容物，硬胶囊囊壳用小刷或其他适宜的用具拭净；软胶囊或内容物为半固体或液体的硬胶囊壳用乙醚等易挥发性溶剂洗净，置通风处使溶剂挥尽，再分别精密称定囊壳重量，求出每粒内容物的装量与平均装量。每粒装量与平均装量相比较，超出装量差异限度的不得多于 2 粒，并不得有 1 粒超出限度 1 倍(表 10-3)。

表 10-3　胶囊剂装量差异限度

平均装量或标示装量	装量差异限度
0.30 g 以下	±10%
0.30 g 及 0.30 g 以上	±7.5%(中药±10%)

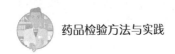

2. 崩解时限检查

(1) 硬胶囊或软胶囊:除另有规定外,取供试品6粒,按片剂的装置与方法(化药胶囊如漂浮于液面,可加挡板;中药胶囊加挡板)检查,硬胶囊应在30 min内全部崩解,软胶囊应在1 h内全部崩解,以明胶为胶囊的软胶囊可改在人工胃液中进行检查。如有1粒不能完全崩解,应另取6粒复试,均应符合规定。

(2) 肠溶胶囊:除另有规定外,取供试品6粒,按上述装置与方法,先在盐酸溶液(9→1000)中不加挡板检查2 h,每粒的囊壳均不得有裂缝或崩解现象;将吊篮取出,用少量水洗涤后,每管加入挡板,再按上述方法,改在人工肠液中进行,1 h内应全部崩解。如有1粒不能完全崩解,应另取6粒复试,均应符合规定。

(3) 结肠肠溶胶囊:除另有规定外,取供试品6粒,按上述装置与方法,先在盐酸溶液(9→1000)中不加挡板检查2 h,每粒的囊壳均不得有裂缝或崩解现象;将吊篮取出,用少量水洗涤后,再按上述方法,在磷酸盐缓冲液(pH6.8)中不加挡板检查3 h,每粒的囊壳均不得有裂缝或崩解现象;将吊篮取出,用少量水洗涤后,每管加入挡板,再按上述方法,改在磷酸盐缓冲液(pH7.8)中检查,1 h内应全部崩解。如有1粒不能完全崩解,应另取6粒复试,均应符合规定。

3. 微生物限度检查 以动物、植物、矿物来源的非单体成分制成的胶囊剂、生物制品胶囊剂,照非无菌产品微生物限度检查,微生物计数法和控制菌检查法及非无菌药品微生物限度标准检查,应符合规定。规定检查杂菌的生物制品胶囊剂,可不进行微生物限度检查。

三、 颗粒剂一般检验

《中国药典》2015年版附录制剂通则的颗粒剂项下规定有粒度、水分、干燥失重、溶化性、装量差异、装量及微生物限度的检查等。

药典规定了凡检查含量均匀度的颗粒剂,一般不再进行装量差异的检查。

1. 粒度检查 除另有规定,照粒度和粒度分布测定法测定,不能通过一号筛与能通过5号筛的总和不得超过15%。

2. 水分检查 中药颗粒剂照水分测定法测定,除另有规定,水分不得超过8.0%。

3. 干燥失重检查 除另有规定,化学药品和生物制品颗粒剂照干燥失重法测定,于105℃干燥(含糖颗粒应在80℃减压干燥)至恒重,减失重量不得超过2.0%。

4. 溶化性检查

(1) 可溶颗粒检查法:取供试品10 g(中药单剂量包装取1袋),加热水200 ml,搅拌5 min,立即观察,可溶颗粒应全部溶化或轻微浑浊。

(2) 泡腾颗粒检查法:取供试品3袋,将内容物分别转移至盛有200 ml水的烧杯中,水温15~25℃,应迅速产生气体而呈泡腾状,5 min内颗粒应完全分散或溶解在水中。

(3) 混悬颗粒以及按规定检查溶出度或释放度的颗粒剂可不进行溶化性检查。

5. 装量差异检查 取供试品10袋,除去包装,分别精密称定每袋内容物重量,求出每袋内容物装量与平均装量。每袋装量与平均装量相比较,超出装量差异限度的颗粒剂不得多于2袋,并不得有1袋超出装量差异限度1倍(表10-4)。

表10-4 颗粒剂装量差异限度

平均装量或标示装量	装量差异限度
1.0g及1.0g以下	±10%
1.0g以上至1.5g	±8%
1.5g以上至6.0g	±7%
6.0g以上	±5%

6. 装量 多剂量包装的颗粒剂,照最低装量检查法检查,应符合规定。

7. 微生物限度检查 以动物、植物、矿物来源的非单体成分制成的颗粒剂、生物制品颗粒剂,照非无菌产品微生物限度检查,微生物计数法和控制菌检查法及非无菌药品微生物限度标准检查,应符合规定。规定检查杂菌的生物制品颗粒剂,可不进行微生物限度检查。

四、 散剂一般检验

《中国药典》2015年版附录制剂通则的散剂项下规定有粒度、外观均匀度、水分、干燥失重、装量差异、装量及微生物限度的检查等。

药典规定了凡检查含量均匀度的化学药和生物制品散剂,一般不再进行装量差异的检查。

散剂可分为口服散剂和局部用散剂。散剂用于烧伤治疗如为非无菌制剂,应在标签上标明"非无菌制剂";产品说明书上应注明"本品为非无菌制剂",同时在适应证下应明确"用于程度较轻的烧伤";注意事项下规定"应遵医嘱使用"。

1. 粒度检查 除另有规定,化学药局部用散剂和用于烧伤或严重创伤的中药局部用散剂及儿科用散剂,取供试品10g,精密称定,照粒度和粒度分布测定法测定,化学药散剂通过7号筛(中药通过6号筛)的粉末重量,不得少于95%。

2. 外观均匀度检查 取供试品适量,置光滑纸上,平铺约5cm²,将其表面压平,在明亮处观察,应色泽均匀,无花纹与色斑。

3. 水分检查 中药散剂照水分测定法测定,除另有规定,不得过9.0%。

4. 干燥失重检查 化学药和生物制品散剂,除另有规定,取供试品,照干燥失重法测定,在105℃干燥至恒重,减失重量不得过2.0%。

5. 装量差异检查 取供试品10袋(瓶),除去包装,分别精密称定每袋(瓶)内容物重量,求出内容物装量与平均装量。每袋(瓶)装量与平均装量相比较,超出装量差异限度的散剂不得多于2袋(瓶),并不得有1袋(瓶)超出装量差异限度1倍(表10-5)。

表 10−5　散剂装量差异限度

平均装量或标示装量	装量差异限度(中药、化学药)	装量差异限度(生物制品)
0.1g 及 0.1g 以下	±15%	±15%
0.1g 以上至 0.5g	±10%	±10%
0.5g 以上至 1.5g	±8%	±7.5%
1.5g 以上至 6.0g	±7%	±5%
6.0g 以上	±5%	±3%

6. 无菌检查　除另有规定,用于烧伤(除程度较轻的烧伤外)、严重创伤或临床必需用无菌的局部用散剂,照无菌检查法检查,应符合规定。

7. 微生物限度检查　除另有规定,照非无菌产品微生物限度检查,微生物计数法和控制菌检查法及非无菌药品微生物限度标准检查,应符合规定。规定检查杂菌的生物制品散剂,可不进行微生物限度检查。

五、 片剂、颗粒剂、胶囊剂的含量测定方法

由于片剂、颗粒剂、胶囊剂在生产制备过程中,除了主要成分以外,需加入适量的不同赋形剂压制或填充制得。因此,药物的含量测定方法多与相应原料药的含量测定方法不同。制剂辅料常常干扰药物的含量测定,故药物制剂的含量测定需采用过滤、提取、色谱分离等方法排除干扰后再进行,或采用选择性强的分析方法(如 HPLC 法)。当制剂辅料不干扰药物含量测定时,可直接采用相应原料药的含量测定方法测定药物制剂的含量。

1. 含量的直接测定法

(1) 对乙酰氨基酚胶囊的含量测定:取装量差异项下的内容物,混合均匀,精密称取适量(相当于对乙酰氨基酚约 40 mg),置 250 ml 量瓶中,加 0.4% 氢氧化钠溶液 50 ml 与水 50 ml,振摇使对乙酰氨基酚溶解,用水稀释至刻度,摇匀,滤过,精密量取续滤液 5 ml,置 100 ml 量瓶中,加 0.4% 氢氧化钠溶液 10 ml,加水至刻度,摇匀,照紫外-可见分光光度法,在 257 nm 的波长处测定吸光度,按 $C_8H_9NO_2$ 的吸收系数 $\left(E\dfrac{1\%}{1\,cm}\right)$ 为 715 计算,依法测定,本品含对乙酰氨基酚应为标示量的 95.0%～105.0%。

(2) 罗通定片的含量测定:取本品 20 片,精密称定,研细,精密称取适量(约相当于罗通定 25 mg),置 50 ml 量瓶中,加甲醇 10 ml,超声 5 min 使罗通定溶解,用流动相稀释至刻度,摇匀,滤过,精密量取续滤液 5 ml,置 50 ml 量瓶中,用流动相稀释至刻度,摇匀,作为供试品溶液。十八烷基硅烷键合硅胶为填充剂;以磷酸盐缓冲液[0.05 mol/L 磷酸二氢钾溶液和 0.05 mol/L 庚烷磺酸钠溶液(1:1),含 0.2% 三乙胺,用磷酸调节 pH 值至 (6.5±0.05)]-甲醇(35:65)为流动相;检测波长为 280 mn。理论板数按罗通定峰计算不低于 2500,精密量取供试品溶液 20 μl 注入液相色谱仪,记录色谱图。另取罗通定对照

品约 25 mg,精密称定,同法测定。本品含罗通定(按 $C_{21}H_{25}NO_4$)应为标示量的 93.0%~107.0%。

(3) 盐酸普鲁卡因胺片的含量测定:取本品 10 片,置 100 ml 量瓶中,加水 50 ml,振摇使盐酸普鲁卡因胺溶解,加水稀释至刻度,摇匀,静置,精密量取上清液 20 ml,照永停滴定法(《中国药典》2005 年版二部附录ⅦA),用亚硝酸钠滴定液(0.1 mol/L)滴定。每 1 ml 亚硝酸钠滴定液(0.1 mol/L)相当于 27.18 mg 的 $C_{13}H_{21}N_3O \cdot HCl$。含盐酸普鲁卡因胺应为标示量的 95.0%~105.0%。

(4) 安乃近片的含量测定:取本品 10 片,精密称定,研细,精密称取适量(约相当于安乃近 0.3 g),加乙醇与 0.01 mol/L 盐酸溶液各 10 ml 使安乃近溶解后,立即用碘滴定液(0.05 mol/L)滴定(控制滴定速度为 3~5 ml/min),至溶液所显的浅黄色(或带紫色)在 30 s 内不褪。每 1 ml 碘滴定液(0.05 mol/L)相当于 17.57 mg 的 $C_{13}H_{16}N_3NaO_4S \cdot H_2O$。含安乃近应为标示量的 95.0%~105.0%。

(5) 枸橼酸哌嗪片的含量测定:取本品 20 片,精密称定,研细,精密称取适量(约相当于枸橼酸哌嗪 0.1 g)加冰醋酸 30 ml,振摇使溶解,加结晶紫指示液 1 滴,用高氯酸滴定液(0.1 mol/L)滴定至溶液显蓝绿色,并将滴定的结果用空白试验校正。每 1 ml 高氯酸滴定液(0.1 mol/L)相当于 12.21 mg 的 $(C_4H_{10}N_2)_3 \cdot 2C_6H_8O_7 \cdot 5H_2O$。含枸橼酸哌嗪应为标示量的 93.0%~107.0%。

2. **预处理后测定药物含量**　赋形剂的存在对测定主药的含量有干扰时,应根据它的性质和特点设法排除。在片剂、颗粒剂、胶囊剂中常用的赋形剂有淀粉、糊精、蔗糖、乳糖、硬脂酸镁、羟丙甲纤维素、预胶化淀粉、硫酸钙、羧甲基纤维素和滑石粉等。糖类以及淀粉、糊精水解后产生的葡萄糖是醛糖形式,它可以被氧化为葡萄糖醛酸,所以用氧化还原法测定主药含量时,醛糖也被氧化,从而干扰测定。如果含有硬脂酸镁,采用络合滴定法测定主药的含量时,在碱性溶液中就会引起干扰,这是由于硬脂酸镁中的镁离子也能与滴定液起络合作用。在非水滴定中,由于硬脂酸镁也能消耗高氯酸,使测定结果偏高。当主药含量大、赋形剂含量少,硬脂酸镁的存在对测定的影响不大时,不需分离除去,可直接进行测定,但当主药含量小、赋形剂含量大,硬脂酸镁影响较大时,必须注意消除硬脂酸镁对药物含量测定的干扰。水中或醇中溶解度较小的赋形剂,如滑石粉硬脂酸镁、硫酸钙及淀粉等,由于可使溶液浑浊,当采用重量法、比色法、紫外分光光度法荧光法及比旋法测定片剂胶囊剂中主药的含量时,会干扰测定,必须注意消除它们的干扰。

(1) 依他尼酸片含量测定:取本品 20 片,精密称定,研细,精密称取适量(约相当于依他尼酸 0.15 g),置分液漏斗中,加 0.1 mol/L 盐酸溶液 25 ml,摇匀,用二氯甲烷振摇提取 3 次,每次 50 ml,合并提取液,滤过,滤液置 250 ml 碘瓶中,在水浴上蒸发至干,加冰醋酸 40 ml 溶解后,精密加溴滴定液(0.05 mmol/L)25 ml,加盐酸 3 ml,立即密塞,摇匀,在暗处放置 1 h,注意微开瓶塞,加碘化钾试液 10 ml,立即密塞,摇匀,再加水 100 ml,用硫代硫酸钠滴定液(0.1 mol/L)滴定,至近终点时,加淀粉指示液 2 ml,继续滴定至蓝色消失,并将滴定的结果用空白试验校正。每 1 ml 溴滴定液(0.05 mol/L)相当于 15.16 mg 的 $C_{13}H_{12}Cl_2O_4$,含依他尼酸应为标示量的 90.0%~110.0%。

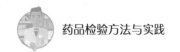

（2）葡萄糖酸亚铁胶囊的含量测定：取装量差异项下的内容物，混合均匀，精密称取适量（约相当于葡萄糖酸亚铁 1.5 g），置具塞锥形瓶中，加水 75 ml 与 1 mol/L 硫酸溶液 15 ml，溶解后，加锌粉 0.75 g 密塞，放置约 20 min，直至溶液脱色。用铺有锌粉的 4 号垂熔漏斗过滤，除去沉淀，滤器用新沸过的冷水 20 ml 洗涤，洗液与滤液合并，加邻二氮菲指示液 0.2 ml，用硫酸铈滴定液（0.1 mol/L）滴定至溶液由橘黄色转变为绿色，并将滴定药品检验的结果用空白试验校正。每 1 ml 硫酸铈滴定液（0.1 mol/L）相当于 48.22 mg 的 $C_{12}H_{22}FeO_{14} \cdot 2H_2O$。含葡萄糖酸亚铁应为标示量的 93.0%～107.0%。

第二节　含量均匀度检查法

含量均匀度检查法用于检查单剂量的固体、半固体和非均相液体制剂含量符合标示量的程度。

一、检查方法

除另有规定外，片剂、硬胶囊剂、颗粒剂或散剂等，每一个单剂量标示量小于 25 mg 或主药含量小于每一个单剂量重量 25% 者；药物间或药物与辅料间采用混粉工艺制成的注射用无菌粉末；内充非均相溶液的软胶囊；单剂量包装的口服混悬液、透皮贴剂和栓剂等品种项下规定含量均匀度应符合要求的制剂，均应检查含量均匀度。复方制剂仅检查符合上述条件的组分，多种维生素或微量元素一般不检查含量均匀度。

凡检查含量均匀度的制剂，一般不再检查重（装）量差异；当全部主成分均进行含量均匀度检查时，复方制剂一般不再检查重（装）量差异。

除另有规定外，取供试品 10 个，按照各品种项下规定的方法分别测定每一个单剂量以标示量为 100 的相对含量 X，求其均值 $\overline{X}$ 和标准差 $s \left[s = \sqrt{\dfrac{\sum (X-\overline{X})^2}{n-1}} \right]$ 以及标示量与均值之差的绝对值 $A(A = |100-X|)$；如 $A+2.2S \leqslant L$，则供试品的含量均匀度符合规定；若 $A+S > L$，则不符合规定；若 $A+2.2S > L$，且 $A+S \leqslant L$，则应另取 20 个复试。根据初、复试结果，计算 30 个单剂量的 $\overline{X}$、S 和 A；当 $A \leqslant 0.25L$ 时，若 $A^2+S^2 \leqslant 0.25L^2$，则供试品的含量均匀度符合规定；若 $A^2+S^2 > 0.25L^2$，则不符合规定。当 $A > 0.25L$ 时，若 $A+1.7S \leqslant L$，则供试品的含量均匀度符合规定；若 $A+1.7S > L$，则不符合规定。

上述公式中 L 为规定值。除另有规定外，$L=15.0$；单价量包装的口服混悬液，内充非均相溶液的软胶囊，胶囊型或泡罩型粉雾剂，单剂量包装的眼用、耳用、鼻用混悬剂，固体或半固体制剂的 $L=20$；透皮贴剂、栓剂的 $L=25$。

如该品种项下规定含量均匀度为±20％或其他数值时，$L=20.0$ 或其他相应的数值。

当各品种正文项下含量限度规定的上下限平均值（T）大于 100.0（％）时，若 $\overline{X}<100.0$，则 $A=100-\overline{X}$；若 $100.0\leqslant\overline{X}\leqslant T$，则 $A=0$；若 $\overline{X}>T$，则 $A=\overline{X}-T$。同上法计算，判定结果，即得。当 $T<100.0$（％）时，应在各品种正文中规定 A 的计算方法。

当含量测定与含量均匀度检查所用方法不同时，而且含量均匀度未能从响应值求出每一个单剂量含量情况下，可取供试品 10 个，按照该品种含量均匀度项下规定的方法，分别测定，得仪器测得的响应值 Y_i（可为吸光度、峰面积等），求其均值 $\overline{Y}$。另由含量测定法测得以标示量为 100 的含量 X_A，由 X_A 除以响应值的均值 $\overline{Y}$，得比例系数 K（$K=X_A/\overline{Y}$）。将上述诸响应值 Y_i 与 K 相乘，求得每一个单剂以标示量为 100 的相对含量（％）X_i（$X_i=KY_i$），同上法求 $\overline{X}$ 和 S 以及 A，计算，判定结果，即得。如需复试，应另取供试品 20 个，按上述方法测定，计算 30 个单剂的均值 $\overline{Y}$、比例系数 K、相对含量（％）X_i、标准差 S 和 A，判定结果，即得。

二、注意事项

含量均匀度检验过程中因操作不当，势必会造成检验结果的准确性与真实值发生偏离，数据可信度降低，因此在药品含量均匀度检查操作中，应注意以下事项。

（1）供试品 10 片（个）操作过程应保持一致，加入溶剂的数量应准确一致，且加入溶剂的顺序应一致。

（2）采用对照品作参比物质时，其操作过程、加入溶剂的数量及加入顺序应与供试品操作一致。

（3）所使用的溶剂应符合各品种项下的具体要求，避免随意性。

第三节　溶出度与释放度测定法

溶出度系指药物从片剂、胶囊剂或颗粒剂等固体制剂在规定条件下溶出的速率和程度。释放度系指口服药物从缓释制剂、控释制剂在规定溶剂中释放的溶出速度和程度。

一、仪器装置

1. 第一法（篮法）

（1）仪器装置：包括转篮、溶出杯、篮轴与电动机相连等。

（2）转篮：分篮体与篮轴两部分，均由不锈钢或其他惰性材料制成。篮体 A 由方孔

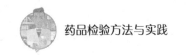

筛网[丝径(0.28±0.03)mm，网孔(0.40±0.04)mm]制成，呈圆柱形，转篮内径为(20.2±1.0)mm，上下两端都有封边。篮轴B的直径为(9.75±0.35)mm，轴的末端连一圆片，作为转篮的盖；盖上有一通气孔[孔径(2.0±0.5)mm]；盖边系两层，上层直径与转篮外径相同，下层直径与转篮内径相同；盖上的3个弹簧片与中心呈120°。

（3）溶出杯：由硬质玻璃或其他惰性材料制成的透明或棕色的、底部为半球形的1 000 ml杯状容器，内径为(102±4)mm(圆柱部分内径最大值与内径最小值之差不得大于0.5 mm)，高为(185±25)mm；溶出杯配有适应的盖子，盖上有适当的孔，中心孔为篮轴的位置，其他孔供取样或测量温度用。溶出杯置恒温水浴或其他适当的加热容器中。

篮轴与电动机相连，由速度调节装置控制电动机的转速，使篮轴的转速在各品种项下规定转速的±4%范围之内。运转时整套装置应保持平稳，均不能产生明显的晃动或振动(包括装置所处的环境)。转篮旋转时，篮轴与溶出杯的垂直轴任一点的偏离均不得大于2 mm，转篮下缘的摆动幅度不得偏离轴心1.0 mm。

仪器一般配有6套测定装置，可一次测定供试品6片(粒、袋)。

2. 第二法(桨法)　仪器装置：除将转篮换成搅拌桨外，其他装置和要求与第一法相同。搅拌桨的下端及桨叶部分可涂适当的惰性物质的材料(如聚四氯乙烯)。桨杆对称度(即桨轴左侧距桨叶左边缘距离与桨轴右侧距桨叶右边缘距离之差)不得超过0.5 mm，桨轴和桨叶垂直度(90±0.2)°；桨杆旋转时，桨轴与溶出杯的垂直轴在任一点的偏差均不得大于2 mm；搅拌桨旋转时A、B两点的摆动幅度不得超过0.5 mm。

3. 第三法(小杯法)

（1）仪器装置：包括搅拌桨和溶出杯。

（2）搅拌桨：由不锈钢或其他惰性材料制成(同第一法)；桨杆上部直径为(9.75±0.35)mm，桨杆下部直径为(6.0±0.2)mm；桨杆对称度(即桨轴左侧距桨叶左边缘距离与桨轴右侧距桨叶右边缘距离之差)不得超过0.5 mm，桨轴和桨叶垂直度(90±0.2)°；桨杆旋转时，桨轴与溶出杯的垂直轴在任一点的偏差均不得大于2 mm；搅拌桨旋转时，A、B两点的摆动幅度不得超过0.5 mm。

（3）溶出杯：由硬质玻璃或其他惰性材料制成的透明或棕色的、底部为半球形的250 ml杯状容器，内径为(62±3)mm(圆柱部分内径最大值与内径最小值之差不得大于0.5 mm)，高为(126±6)mm，其他要求同第一法。

桨杆与电动机相连，转速应在各品种项下规定转速的±4%范围内。其他要求同第二法。

4. 第四法(桨碟法)

（1）方法1：搅拌桨、溶出杯按第二法，溶出杯放入用于放置贴片的不锈钢网碟。

（2）方法2：除更换网碟外，其他装置和要求与第一法相同。

5. 第五法(转筒法)　溶出杯按第二法，但搅拌桨另用不锈钢转筒装置替代。组成搅拌装置的杆和转筒均由不锈钢制成。

二、测定法

1. 第一法和第二法

(1) 普通制剂:测定前,应对仪器装置进行必要的调试,使转篮或桨叶底部距溶出杯的内底部(25±2)mm。分别量取溶出介质置各溶出杯中,实际量取的体积与规定体积的偏差应在±1%范围内,待溶出介质温度恒定在(37±0.5)℃后,取供试品6片(粒、袋),如为第一法,分别投入6个干燥的转篮内,将转篮降入溶出杯中;如为第二法,分别投入6个溶出杯内(当品种项下规定需要使用沉降篮时,可将胶囊剂先装入规定的沉降篮内;品种项下未规定使用沉降篮时,如胶囊剂浮于液面,可用一小段耐腐蚀的细金属丝轻绕于胶囊外壳)。注意避免供试品表面产生气泡,立即按各品种项下规定的转速启动仪器,计时。至规定的取样时间[取样位置应在转篮或桨叶顶端至液面的中点,距溶出杯内壁10 mm处;需多次取样时,所量取溶出介质的体积和应在溶出介质的1%之内,如超出总体积的1%时,应及时补充相同体积的温度为(37±0.5)℃的溶出介质,或在计算时加以校正],立即用适当的微孔滤膜,自取样至过滤应在30 s内完成。取澄清滤液,按照该品种项下规定的方法测定,计算每片(粒、袋)的溶出量。

缓释制剂或控释制剂:照普通制剂方法操作,但至少采用3个取样时间点,在规定取样时间点,吸取溶液适量,及时补充相同体积的温度为(37±0.5)℃的溶出介质,滤过,自取样至过滤应在30 s内完成。按照该品种项下规定的方法测定,计算每片(粒)的溶出量。

(2) 肠溶制剂:

1) 方法1:

A. 酸中溶出量:除另有规定,分别量取0.1 mol/L盐酸溶液750 ml置各溶出杯中,实际量取的体积与规定体积的偏差应在±1%范围之内,待溶出介质温度恒定在(37±0.5)℃,取供试品6片(粒)分别投入转篮或溶出杯中(当品种项下规定需要使用沉降篮时,可将胶囊剂先装入规定的沉降篮内;品种项下未规定使用沉降篮时,如胶囊剂浮于液面,可用一小段耐腐蚀的细金属丝轻绕于胶囊外壳),注意避免供试品表面产生气泡,立即按各品种项下规定的转速启动仪器,2 h后在规定取样点吸取溶出液适量,滤过,自取样至过滤应在30 s内完成。按照该品种项下规定的方法测定,计算每片(粒)的酸中溶出量。

其他操作同第一法和第二法项下普通制剂。

B. 缓冲液中溶出量:上述酸液中加入温度为(37±0.5)℃的0.2 mol/L磷酸钠溶液250 ml(必要时用2 mol/L氢氧化钠溶液调节pH值至6.8),继续运转45 min,或按各品种项下规定的时间,在规定取样点吸取溶出液适量,滤过,自取样至过滤应在30 s内完成。按照该品种项下规定的方法测定,计算每片(粒)的缓冲液中溶出量。

2) 方法2:

A. 酸中溶出量:除另有规定,量取0.1 mol/L盐酸溶液900 ml,注入每个溶出杯中,照方法1酸中溶出量项下进行测定。

B. 缓冲液中溶出量:弃去上述各溶出杯中酸液,立即加入温度为(37±0.5)℃的磷酸盐缓冲液(pH6.8)(取 0.1 mol/L 盐酸溶液和 0.2 mol/L 磷酸钠溶液,按 3:1 混合均匀,必要时用 2 mol/L 盐酸溶液或 2 mol/L 氢氧化钠溶液调节 pH 值至 6.8)900 ml,或将每片(粒)转移入另一盛有温度为(37±0.5)℃的磷酸盐缓冲液(pH6.8)900 ml 的溶出杯中,照方法 1 缓冲液中溶出量项下进行测定。

2. 第三法

(1) 普通制剂:测定前,应对仪器装置进行必要的调试,使桨叶底部距溶出杯的内底部(15±2)mm。分别量取溶出介质置各溶出杯中,介质体积 150～250 ml,实际量取的体积与规定体积的偏差应在±1%范围内(当品种项下规定需要使用沉降篮时,可将胶囊剂先装入规定的沉降篮内;品种项下未规定使用沉降篮时,如胶囊剂浮于液面,可用一小段耐腐蚀的细金属丝轻绕于胶囊外壳)。以下操作同第二法,取样位置应在桨叶顶端至液面的中点,距溶出杯内壁 6 mm 处。

(2) 缓释制剂或控释制剂:照第三法普通制剂方法操作,其余要求同第一法和第二法项下缓释制剂或控释制剂。

3. 第四法 透皮贴剂:分别量取溶出介质置各溶出杯中,实际量取的体积与规定体积的偏差应在±1%范围内,待溶出介质预温至(32±0.5)℃;将透皮贴剂固定于两层碟片之间(方法 1)或网碟上(方法 2),溶出面朝上,尽可能使其保持平整。再将网碟水平放置于溶出杯下部,并使网碟与桨底旋转面平行,两者相距(25±2)mm,按品种正文规定的转速启动装置,在规定取样时间点,吸取溶出液适量,及时补充相同体积的温度为(32±0.5)℃的溶出介质。其他操作同第一法和第二法项下缓释制剂或控释制剂。

4. 第五法 透皮制剂:分别量取溶出介质置各溶出杯中,实际量取的体积与规定体积的偏差应在±1%范围内,待溶出介质预温至(32±0.5)℃;除另有规定,按下述进行准备,除去贴剂的保护套,将有黏性的一面置于一片铜纺上,铜纺的边比贴剂的边至少大 1 cm。将贴剂的铜纺覆盖面朝下放置于干净的表面,涂抹适宜的胶黏剂于多余的铜纺边。如需要,可将胶黏剂涂抹于贴剂背面。干燥 1 min,仔细将贴剂涂胶黏剂的面安装于转筒外部,使贴剂的长轴通过转筒的圆心。挤压铜纺面除去引入的气泡。将转筒安装在仪器中,试验过程中保持转筒底部距溶出杯内底部(25±2)mm,立即按品种正文规定的转速启动装置,在规定取样时间点,吸取溶出液适量,及时补充相同体积的温度为(32±0.5)℃的溶出介质。其他操作同第一法和第二法项下缓释制剂或控释制剂。

以上 5 种测定法中,当采用原位光纤实时测定时,辅料的干扰应可以忽略,或可以通过设定参比波长等方法消除;原位光纤实时测定主要适用于溶出曲线和缓释制剂溶出度的测定。

三、 结果判定

1. 普通制剂 符合下述条件之一者,可判为符合规定。

（1）6 片（粒、袋）中,每片（粒、袋）的溶出量按标示量计算,均不低于规定限度(Q)。

（2）6 片（粒、袋）中,如有 1～2 片（粒、袋）低于 Q,但不低于 $Q-10\%$,且其平均溶出量不低于(Q)。

（3）6 片（粒、袋）中,有 1～2 片（粒、袋）低于 Q,其中仅 1 片（粒、袋）低于 $Q-10\%$,但不低于 $Q-20\%$,且其平均溶量不低于 Q 时,应另取 6 片（粒、袋）复试;初、复试的 12 片（粒、袋）中有 1～3 片（粒、袋）低于 Q,其中仅有 1 片（粒、袋）低于 $Q-10\%$,但不低于 $Q-20\%$,且其平均溶出量不低于 Q。

以上判断结果中所示的 10%、20% 是指相对于标示量的百分率（%）。

2. **缓释制剂或控释制剂** 除另有规定,符合下述条件之一者,可判为符合规定。

（1）6 片（粒）中,每片（粒）在每个时间点测得的溶出量按标示量计算,均未超出规定范围。

（2）6 片（粒）中,在每个时间点测得的溶出量,如有 1～2 片（粒）超出规定范围,但未超过规定范围的 10%,且在每个时间点测得的平均溶出量未超出规定限度。

（3）6 片（粒）中,在每个时间点测得的溶出量,如有 1～2 片（粒）超出规定范围,其中仅有 1 片（粒）超出规定范围 10%,但未超出规定范围的 20%,且其平均溶出量未超出规定范围,应另取 6 片（粒）复试;初、复试的 12 片（粒）中,在每个时间点测得的溶出量,有 1～3 片（粒）超出规定范围,其中仅有 1 片（粒）超出规定范围 10%,但未超出规定范围的 20%,且其平均溶出量未超出规定范围。

以上判断中所示超过规定范围的 10%、20% 是指相对于标示量的百分率（%）,其中超过规定范围 10% 是指:每个时间点测得的溶出量不低于低限的 -10%,或不超过高限的 $+10\%$;每个时间点测得的溶出量应包括最终时间测得的溶出量。

3. **肠溶制剂** 除另有规定,符合下述条件之一者,可判为符合规定。

（1）酸中溶出量:

1）6 片（粒）中,每片（粒）的溶出量均不大于标示量的 10%。

2）6 片（粒）中,有 1～2 片（粒）大于 10%,但其平均溶出量不大于 10%。

（2）缓冲液中溶出量:

1）6 片（粒）中,每片（粒）的溶出量按标示量计算,均不低于规定限度(Q);除另有规定,Q 应为标示量的 70%。

2）6 片（粒）中,仅有 1～2 片（粒）低于 Q,但不低于 $Q-10\%$,且其平均溶出量不低于(Q)。

3）6 片（粒）中,如有 1～2 片（粒）低于 Q,其中仅 1 片（粒）低于 $Q-10\%$,但不低于 $Q-20\%$,且其平均溶量不低于 Q 时,应另取 6 片（粒）复试;初、复试的 12 片（粒）中有 1～3 片（粒）低于 Q,其中仅有 1 片（粒）低于 $Q-10\%$,但不低于 $Q-20\%$,且其平均溶出量不低于 Q。

以上判断结果中所示的 10%、20% 是指相对于标示量的百分率（%）。

4. **透皮贴剂** 除另有规定,同缓释制剂或控释制剂。

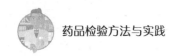

四、 溶出条件和注意事项

（1）溶出仪的适用性和性能确认试验。除仪器的各项机械性能应符合上述规定外，还应用溶出度标准片对仪器进行性能确认试验，按照标准片的说明书操作，试验结果应符合标准片的规定。

（2）溶出介质。应使用各品种项下规定的溶出介质，除另有规定，室温下体积为900 ml，并应新鲜配制和经脱气处理；如果溶出介质为缓冲液，当需要调节 pH 值时，一般调节 pH 值至规定 pH 值±0.05 之内。

（3）取样时间。应按照品种各论中规定的取样时间取样，自 6 杯完成取样的时间应在 1 min 内。

（4）除另有规定，颗粒剂或干混悬剂的投样应在溶出介质表面分散投样，避免集中投样。

（5）如胶囊壳对分析有干扰，应取不少于 6 粒胶囊，除尽内容物后，置一溶出杯中，按该品种项下规定的分析方法测定空胶囊的平均值，作必要的校正。如校正值大于标示量的 25%，试验无效。如校正值不大于标示量的 2%，可忽略不计。

第四节　典型药品的检验

一、 厄贝沙坦片的检验

厄贝沙坦片检验项目包括性状、鉴别、有关物质检查、溶出度检查、片剂其他项下检查、含量等。

1. **性状**　厄贝沙坦片为白色或类白色片或薄膜衣片，除去包衣后显白色或类白色。

2. **鉴别**　在含量测定项下记录的色谱图中，供试品溶液主峰的保留时间应与对照品溶液主峰的保留时间一致。

3. **有关物质检查**　取本品，精密称定，加甲醇溶解并定量稀释制成每 1 ml 中约含厄贝沙坦 1 mg 的溶液，滤过，取续滤液作为供试品溶液；精密量取 1 ml，置 200 ml 量瓶中，用甲醇稀释至刻度，摇匀，作为对照溶液。另精密称取杂质 I 对照品，加甲醇溶解并定量稀释至每 1 ml 中约含 2 μg 的溶液，作为对照品溶液。照厄贝沙坦有关物质项下的方法测定。供试品溶液的图谱中，除相对主峰保留时间小于 0.3 倍的辅料峰外，如有与杂质 I 峰保留时间一致的色谱峰，按外标法以峰面积计算，不得超过厄贝沙坦标示量的 0.2%，其他单个杂质峰面积不得大于对照溶液主峰面积的 0.4 倍（0.2%），杂质总量不得过 0.5%。

4. **溶出度检查**　取本品，照溶出度与释放度测定法（第二法），以 0.1 mol/L 盐酸溶液 900 ml 为溶出介质,转速为 50 r/min,经 30 min,取溶液 10 ml 过滤,精密量取续滤液适量,用溶出介质定量稀释制成每 1 ml 中约含厄贝沙坦 10 μg 的溶液,照紫外-可见分光光度法,在 245 nm 波长处测定吸光度。另取厄贝沙坦对照品适量,精密称定,加溶出介质溶解并定量稀释制成每 1 ml 中含 10 μg 的溶液,同法测定,计算每片的溶出量。限度为标示量的 80%,应符合规定。

5. **其他检查**　应符合片剂项下有关各项规定。

6. **含量测定**　色谱条件与系统适应性试验:十八烷基硅烷键合硅胶为填充剂,以磷酸溶液(85% 磷酸 5.5 ml,加水至 950 ml,用三乙胺调节 pH 值至 3.2)-乙腈(62:38)为流动相,检测波长为 245 nm。分别取厄贝沙坦对照品与杂质 I 对照品各适量,作为系统适应性溶液,取 10 μg 注入液相色谱仪,记录色谱图,出峰顺序依次为杂质 I 峰与厄贝沙坦峰,杂质 I 峰与厄贝沙坦峰的分离度应大于 2,理论塔板数按厄贝沙坦峰计算不低于 2 000。

测定法:取本品 20 片,精密称定,研细,精密称取适量(约相当于厄贝沙坦 10 mg),置 50 ml 量瓶中,加甲醇适量,振摇使厄贝沙坦溶解并稀释至刻度,摇匀,滤过,取续滤液作为供试品,精密量取 10 μg 注入液相色谱仪,记录色谱图;另精密称取厄贝沙坦对照品适量,加甲醇溶解并定量稀释至每 1 ml 中含 0.2 mg 的溶液,同法测定,按外标法以峰面积计算,即得。

7. **检验注意事项**:

(1) 片剂有关物质检查中注意区分辅料峰与厄贝沙坦降解产物峰。

(2) 片剂的含量检验的样品预处理过程中应注意:①片剂应研细后取样;②振荡过程应充分,使厄贝沙坦能够充分溶解。

二、 齐多夫定胶囊的检验

齐多夫定胶囊检验项目包括性状、鉴别、有关物质检查、溶出度检查、胶囊剂其他项下检查、含量等。

1. **性状**　齐多夫定胶囊剂内容物为白色至棕色颗粒或粉末。

2. **鉴别**

(1) 取溶出度项下的供试品溶液,照紫外-可见分光光度法测定,在 265 nm 波长处有最大吸收。

(2) 在含量测定项下记录的色谱图中,供试品溶液主峰的保留时间应与对照品溶液主峰的保留时间一致。

3. **有关物质检查**　取本品胶囊内容物,研细,混匀,精密称取适量(约相当于齐多夫定 100 mg),置 100 ml 量瓶中,加流动相适量使齐多夫定溶解并稀释至刻度,摇匀,滤过,取续滤液为供试品溶液;另取胸腺嘧啶对照品,精密称定,加流动相溶解并定量稀释至每 1 ml 中约含 10 μg 的溶液,作为对照品溶液。按含量测定项下色谱条件,精密量取供试品溶液、对照溶液和对照品溶液各 10 μl,分别注入液相色谱仪,记录供试品溶液色谱图至主成分峰保留时间的 3 倍。供试品溶液色谱图中如显与对照品溶液色谱图中胸腺嘧啶保

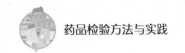

留时间一致的峰,按外标法以峰面积计算,不得过齐多夫定标示量的1.0%;其他单个杂质峰面积不得大于对照溶液主峰面积(1.0%),其他杂质峰面积和不得大于对照溶液主峰面积的2倍(2.0%)。

4. 溶出度检查　取本品,照溶出度与释放度测定法(第一法),以水900 ml为溶出介质,转速为100 r/min,经30 min,取溶液适量过滤,精密量取续滤液适量,用水定量稀释制成每1 ml中约含齐多夫定15 μg的溶液,作为供试品溶液;另取齐多夫定对照品适量,精密称定,加水溶解并定量稀释至每1 ml中约含15 μg的溶液,作为对照品溶液。取上述两种溶液,照紫外-可见分光光度法,在265 nm波长处测定吸光度,计算每粒的溶出量。限度为标示量的80%,应符合规定。

5. 其他检查　应符合胶囊剂项下有关各项规定。

6. 含量测定

(1) 色谱条件与系统适应性试验:十八烷基硅烷键合硅胶为填充剂,以甲醇-水(30∶70)为流动相,检测波长为265 nm。分别取杂质Ⅰ与齐多夫定对照品各10 mg,置同一100 ml量瓶中,加流动相溶解并稀释至刻度,摇匀,取10 μg注入液相色谱仪,记录色谱图,齐多夫定峰与杂质Ⅰ峰的分离度应大于2,理论塔板数按齐多夫定峰计算不低于2 000。

(2) 测定法:取胶囊内容物,研细,混合均匀,精密称取适量(约相当于齐多夫定100 mg),置100 ml量瓶中,加流动相适量,振摇使齐多夫定溶解并用流动相稀释至刻度,摇匀,滤过,精密量取续滤液10 ml,置100 ml量瓶中,用流动相稀释至刻度,摇匀,作为供试品,精密量取10 μg注入液相色谱仪,记录色谱图;另精密称取齐多夫定对照品适量,加流动相溶解并定量稀释至每1 ml中含0.1 mg的溶液,同法测定,按外标法以峰面积计算,即得。

7. 检验注意事项

(1) 胶囊剂有关物质检查中注意区分辅料峰与齐多夫定降解产物峰;注意齐多夫定峰与杂质峰的分离度。

(2) 含量检验的样品取样时应取混合均匀样品,预处理过程中应注意:①胶囊内容物应研细后取样;②振荡过程应充分,使齐多夫定能够充分溶解。

三、 乙酰半胱氨酸颗粒的检验

乙酰半胱氨酸颗粒的检验项目包括性状、鉴别、酸度检查、干燥失重检查、有关物质检查、颗粒剂其他项下检查、含量等。

1. 性状　乙酰半胱氨酸颗粒为可溶性细颗粒,气芳香。

2. 鉴别

(1) 取本品适量(约相当于乙酰半胱氨酸0.2 g),加水20 ml溶解,用1 mol/L氢氧化钠溶液调节pH值至6.5,并用水稀释至40 ml,作为供试品溶液;另取乙酰半胱氨酸对照品0.2 g,同法制备作为对照品溶液。照薄层色谱法试验,吸取上述两种溶液各5 μl,分别点于同一硅胶 G 薄层板上,以正丁醇-冰醋酸-水(4∶1∶5)混合并平衡 10 min 的上层液为展开剂,展开后,取出,在热气流下吹干,再于碘蒸气中显色,供试品溶液所显主斑点的位置和颜色与对照品溶液的主斑点相同。

(2) 在含量测定项下记录的色谱图中,供试品溶液主峰的保留时间应与对照品溶液主峰的保留时间一致。

以上(1)、(2)两项可选做一项。

3. **酸度检查**　取本品,加水溶解并稀释制成 10% 的溶液,依法测定,pH 值应为 2.0～3.0。

4. **干燥失重检查**　取本品,在 70 ℃干燥 4 h,减失重量不得过 2.0%。

5. **有关物质检查**　取本品细粉适量(约相当于乙酰半胱氨酸 25 mg),精密称定,置 25 ml 量瓶中,加流动相适量使溶解并稀释至刻度,摇匀,滤过,取续滤液为供试品溶液;精密量取 1 ml,置 100 ml 量瓶中,用流动相稀释至刻度,摇匀,作为对照溶液。照高效液相色谱法测定,十八烷基硅烷键合硅胶为填充剂,以硫酸铵缓冲液(取硫酸铵 2.25 g,庚烷磺酸钠 1.85 g,用水稀释至 450 ml,用 7 mol/L 的盐酸溶液调节 pH 值至 1.4)-甲醇(90∶10)为流动相,检测波长为 205 nm。理论塔板数按乙酰半胱氨酸峰计算不低于 1 000。精密量取供试品溶液、对照溶液和对照品溶液各 10 μl,分别注入液相色谱仪,记录供试品溶液色谱图至主成分峰保留时间的 3 倍。供试品溶液色谱图中如有杂质峰,单个杂质的峰面积不得大于对照溶液主峰面积(1.0%),各杂质峰面积和不得大于对照溶液主峰面积的 1.5 倍(1.5%)。

6. **其他检查**　除粒度外,应符合颗粒剂项下有关各项规定。

7. **含量测定**　色谱条件与系统适应性试验:十八烷基硅烷键合硅胶为填充剂,以 0.05 mol/L 磷酸氢二钾溶液(用磷酸调节 pH 值为 3.0)为流动相,检测波长为 214 nm。理论塔板数按乙酰半胱氨酸峰计算不低于 1 000。

测定法:取本品 10 袋,将内容物全量转移至 500 ml 量瓶中,加焦亚硫酸钠溶液(1→2 000)适量,振摇使溶解,稀释至刻度,摇匀,精密量取 25 ml,至 100 ml(0.1 g 规格)或 200 ml(0.2 g 规格)量瓶中,用焦亚硫酸钠溶液(1→2 000)稀释至刻度,摇匀,滤过,取续滤液作为供试品溶液,精密量取 20 μg 注入液相色谱仪,记录色谱图;另取乙酰半胱氨酸对照品约 50 mg,精密称定,置 100 ml 量瓶中,加焦亚硫酸钠溶液(1→2 000)溶解并稀释至刻度,摇匀,作为对照品溶液,同法测定,按外标法以峰面积计算,即得。

8. **检验注意事项**

(1) 颗粒剂有关物质检查中注意区分辅料峰与乙酰半胱氨酸降解产物峰;注意乙酰半胱氨酸峰与杂质峰的分离度。

(2) 含量检验的样品取样时应取混合均匀样品,预处理过程中应注意:①颗粒剂应研细后取样;②振荡过程应充分,使乙酰半胱氨酸能够充分溶解。

(3) 含量测定时注意色谱柱的选择。

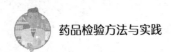
参考文献

［1］ 国家药典委员会.中华人民共和国药典（2015 年版）-二部、四部［M］.北京：化学工业出版社，2015.

［2］ 杭太俊.药物分析［M］.8 版.北京：人民卫生出版社，2016.

第十一章
液体制剂检验

液体制剂是指将药品分散在液体媒介中而制成的供内服、注射和外用的制剂。液体制剂包括溶液剂、注射剂、糖浆剂、口服液、搽剂、滴眼剂滴鼻剂及滴耳剂等。

第一节　注射剂常规检验

注射剂指原料药物或与适宜的辅料制成的供注入体内的无菌制剂，可分为注射液、注射用无菌粉末和注射用浓溶液等。

《中国药典》2015 年版附录制剂通则的注射剂项下规定有装量、装量差异、渗透压摩尔浓度、可见异物、不溶性微粒、中药注射剂有关物质、重金属及有害元素残留量、无菌、细菌内毒素检查等。

药典规定了凡检查含量均匀度的注射用无菌粉末，一般不再进行装量差异的检查。

一、装量检查

注射液及注射用浓溶液按照下述方法检查，应符合规定。标示装量为不大于 2 ml 者，取供试品 5 支(瓶)，2 ml 以上至 50 ml 者，取供试品 3 支(瓶)。开启时注意避免损失，将内容物分别用相应体积的干燥注射器及注射针头抽尽，然后缓慢连续注入经标化的量入式量筒内(量具的大小应使待测体积至少占其额定体积的 40％，不排尽针头中的液体)，在室温下检视。测定油溶液、乳状液或混悬液时，应先加温(如有必要)摇匀，再用干燥注射器及注射针头抽尽后，同前法操作，放冷(加温时)，检视每支(瓶)的装量均不得少于其标示量。

生物制品多剂量供试品：取供试品 1 支(瓶)，按标示剂量数和每剂的装量，分别用注射器抽出，按上述步骤测定单次剂量，应不低于标示量。

标示装量为 50 ml 以上的注射液及注射用浓溶液按照最低装量检查法检查，应符合规定。

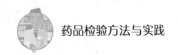

也可采用重量除以相对密度计算装量。准确量取供试品，精密称定，求出每 1 ml 供试品的重量（即供试品的相对密度）；精密称定用干燥注射器及注射针头抽出或直接缓慢倾出供试品内容物的重量，再除以供试品相对密度，得出相应的装量。

预装式注射器和弹筒式装置的供试品：标示装量不大于 2 ml 者，取供试品 5 支（瓶）；2 ml 以上至 50 ml 者，取供试品 3 支（瓶）。供试品与所配注射器、针头或活塞装配后将供试品缓慢连续注入容器（不排尽针头的液体），按单剂量供试品要求进行装量检查，应不低于标示量。

二、 装量差异检查

除另有规定外，注射用无菌粉末按照下述方法检查，应符合规定。

取供试品 5 瓶（支），除去标签、铝盖，容器外壁用乙醇擦净，干燥，开启时注意避免玻璃屑等异物落入容器中，分别迅速精密称定；容器为玻璃瓶的注射用无菌粉末，首先小心开启内塞，使容器内外气压平衡，盖紧后精密称定。然后倾出内容物，容器用水或乙醇洗净，在适宜条件下干燥后，再分别精密称定每一容器的重量，求出每瓶（支）的装量与平均装量。每瓶（支）装量与平均装量相比较，应符合表 11 - 1 的规定，如有 1 瓶（支）不符合规定，应另取 10 瓶（支）复试，应符合规定。

表 11 - 1　装量差异限度

平均装量或标示装量	装量差异限度
0.05 g 及 0.05 g 以下	±15%
0.05 g 以上至 0.15 g	±10%
0.15 g 以上至 0.50 g	±7%
0.50 g 以上	±5%

三、 渗透压摩尔浓度检查

除另有规定外，静脉输液及椎管注射用注射液按各品种项下的规定，照渗透压摩尔浓度测定法测定，应符合规定。

1. 渗透压摩尔浓度测定　通常采用测量溶液的冰点下降来间接测定其渗透压摩尔浓度。

（1）仪器：采用冰点下降原理设计的渗透压摩尔浓度测定仪通常由制冷系统、用来测定电流或电位差的热敏探头和振荡器（或金属探针）组成。测定时将探头浸入供试溶液中心，并降至仪器的冷却槽中。启动制冷系统，当供试溶液的温度降至凝固点以下时，仪器采用振荡器（或金属探针）诱导溶液结冰，自动记录冰点下降的温度。仪器显示的测定值可以是冰点下降的温度，也可以是渗透压摩尔浓度。

（2）渗透压摩尔浓度测定仪校正用标准溶液的制备：取基准氯化钠试剂，于500～650℃干燥40～50 min，置干燥器（硅胶）中放冷至室温。根据需要，按表11-2中所列数据精密称取适量，溶于1 kg水中，摇匀，即得。

表11-2　渗透压摩尔浓度测定仪校正用标准溶液

每1 kg水中氯化钠的重量/g	毫渗透压摩尔浓度/mOsmol·kg^{-1}	冰点下降温度/（ΔT/℃）
3.807	100	0.186
6.260	200	0.372
9.463	300	0.558
12.684	400	0.744
15.916	500	0.930
19.147	600	1.116
22.380	700	1.302

（3）供试品溶液：除另有规定，供试品应结合临床用法，直接测定或按各品种项下固定的具体溶解或稀释方法制备，并使其摩尔浓度处于表中测定范围内。注射用无菌粉末，可采用药品标签或说明书中规定的溶剂溶解并稀释后测定。需特别注意的是，供试品溶液经稀释后，粒子间的相互作用与原溶液有所不同，一般不能简单地将稀释后测定值乘以稀释倍数来计算原溶液的渗透压摩尔浓度。

（4）测定法：按仪器说明书操作，首先取适量新沸放冷的水调节仪器零点，然后由表中选择两种标准溶液（供试品溶液的渗透压摩尔浓度应介于两者之间）校正仪器，再测定供试品溶液的渗透压摩尔浓度或冰点下降值。

2. 渗透压摩尔浓度比的测定　供试品溶液与0.9%（g/ml）氯化钠标准溶液的渗透压摩尔浓度比率称为渗透压摩尔浓度比。用渗透压摩尔浓度测定仪分别测定供试品溶液与0.9%（g/ml）氯化钠标准溶液的渗透压摩尔浓度O_T与O_S，方法同渗透压摩尔浓度测定法，并用下列公式计算渗透压摩尔浓度比：

$$渗透压摩尔浓度比＝O_T/O_S。\tag{11-1}$$

渗透压摩尔浓度测定仪校正用标准溶液的制备：取基准氯化钠试剂，于500～650℃干燥40～50 min，置干燥器（硅胶）中放冷至室温。取0.900 g，精密称定，加水溶解并稀释至100 ml，摇匀，即得。

四、可见异物检查

可见异物是指存在于注射剂、眼用液体制剂和无菌原料药中，在规定条件下目视可以观测到的不溶性物质，其粒径或长度>50 μm。

可见异物检查法有灯检法和光散射法。一般常用灯检法，也可采用光散射法。灯检法不适用的品种（如用有色透明容器包装或液体色泽较深的品种）可选用光散射法；混悬

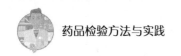

液、乳状液型注射液和滴眼液不能使用光散射法。

实验室检测时应避免引入可见异物。当制备注射用无菌粉末和无菌原料药供试品溶液时，或供试品的容器（如不透明、不规则形状容器等）不适合检测时，需转移至专用玻璃容器中时，均应在 B 级洁净环境（如层流净化台）中进行。

1. 第一法（灯检法） 灯检法应在暗室中进行。

（1）检查装置：包括光源、式样、背景。

（2）光源：为带有遮光板的目光灯，光照度可在 1 000～4 000 lx 的范围内调节。

（3）式样：采用伞棚式装置，两面或单面用。

（4）背景：为不反光黑色。在背部右侧和底部为不反光的白色背景（供检查有色异物）。遮光板内侧为反光的白色背景。

（5）检查人员条件：远距离和近距离视力测验均应 4.9 或 4.9 以上（矫正后视力应为 5.0 或 5.0 以上）；应无色盲。

（6）检查方法：按各类供试品的要求，取规定量供试品，除去容器标签，擦净容器外壁，必要时将药液转移至洁净透明的适宜容器内，将供试品置遮光板边缘处，在明视距离（指供试品至人眼距离，通常为 25 cm），手持容器颈部，轻轻旋转和翻转容器（应避免产生气泡），使药液中可能存在的可见异物悬浮，分别在黑色和白色背景下目视检查，重复观察，总检查时限为 20 s。供试品装量每支（瓶）在 10 ml 及 10 ml 以下的，每次检查可手持 2 支（瓶）。50 ml 或 50 ml 以上的大容量注射液按直、横、倒三步法旋转检视。供试品溶液中有大量气泡产生影响观察时，需静置足够时间至气泡消失后检查。

用无色透明容器包装的无色供试品溶液，检查时被观察供试品所在处的光照度应为 1 000～1 500 lx；用透明塑料容器包装、棕色透明容器包装的供试品或有色供试品溶液，光照度应为 2 000～3 000 lx；混悬型供试品或乳状液，光照度应为 4 000 lx。

1) 注射液：除另有规定外，取供试品 20 支（瓶），按上述方法检查。

2) 注射用无菌制剂：除另有规定外，取供试品 5 支（瓶），用适宜的溶剂及适当的方法使药粉全部溶解后，按上述方法检查。附专用溶剂的注射用无菌粉末，应先将专用溶剂按注射液要求检查并符合注射液的规定后，再用其溶解注射用无菌制剂。如经真空处理的供试品，必要时应用适当的方法破其真空，以便于药物溶解。低温冷藏的品种，应先将其放至室温，再进行溶解和检查。

3) 无菌原料药：除另有规定外，按抽样要求称取各品种制剂项下的最大规格量 5 份，分别置洁净透明的适宜容器内，采用适宜的溶剂及适当的方法使药物全部溶解后，按上述方法检查。

注射用无菌制剂及无菌原料药所选用的适宜溶剂应无可见异物。如为水溶性药物，一般使用不溶性微粒检查用水进行溶解制备；如使用其他溶剂，则应在各品种正文中明确规定。溶剂量应确保药物溶解完全并便于观察。

注射用无菌制剂及无菌原料药溶解所用的适当方法应与其制剂说明书中注明的临床使用前处理的方式相同。除振摇外，如需其他辅助条件，则应在各品种正文中明确规定。

4) 眼用液体制剂:除另有规定外,取供试品 20 支(瓶),按上述方法检查。临用前配制的滴眼液所带的专用溶剂,应先检查合格后,再用其溶解滴眼用制剂。

(7) 结果判定:供试品中不得检出金属屑、玻璃屑、长度超过 2 mm 的纤毛、最大粒径超过 2 mm 的块状物以及静置一段时间后轻旋转时肉眼可见的烟雾状微粒沉积物、无法计数的微粒群或摇不散的沉淀,以及在规定时间内较难计数的蛋白质絮状物等明显可见异物。

供试品中如检出点状物、2 mm 以下的短纤维和块状物等细微可见物,生化药品或生物制品若检出半透明的小于约 1 mm 的细小蛋白质絮状物或蛋白质颗粒等微细可见物,除另有规定外,应分别符合表 11-3、11-4 中的规定。

既可静脉用也可非静脉用的注射液,以及脑池内、硬膜外、椎管内用的注射液应执行静脉用注射液的标准,混悬液与乳状液仅对明显可见异物进行检查。

注射用无菌制剂:5 支(瓶)检查的供试品中如检出微细可见异物,每支(瓶)中检出细微可见异物的数量应符合表 11-5 的规定;如有 1 支(瓶)超出下表限度规定,另取 10 支(瓶)同法复试,均应不超出下表中限度规定。

无菌原料药:5 份检查的供试品中如检出微细可见异物,每份供试品中检出细微可见异物的数量应符合相应注射用无菌制剂的规定;如有 1 份超出限度规定,另取 10 份同法操作,均应不超出限度规定。

表 11-3　生物制品注射液、滴眼液结果判定

类别	微细可见异物限度	
	初试 20 支(瓶)	初、复试 40 支(瓶)
注射液	装量 50 ml 及以下,每支(瓶)中微细可见异物不得超过 3 个 装量 50 ml 以上,每支(瓶)中微细可见异物不得超过 5 个	2 支(瓶)以上超出,不符合规定
滴眼液	如仅有 1 支(瓶)超出,符合规定 如检出 2 支(瓶)超出,复试 如检出 3 支(瓶)及以上超出,不符合规定	3 支(瓶)以上超出,不符合规定

表 11-4　非生物制品注射液、滴眼液结果判定

类别		微细可见异物限度	
		初试 20 支(瓶)	初、复试 40 支(瓶)
注射液	静脉用	如 1 支(瓶)检出,复试 如 2 支(瓶)或以上检出,不符合规定	超出 1 支(瓶)检出,不符合规定
	非静脉用	如 1~2 支(瓶)检出,复试 如 2 支(瓶)以上检出,不符合规定	超出 2 支(瓶)检出,不符合规定
滴眼液		如 1 支(瓶)检出,符合规定 如 2~3 支(瓶)检出,复试 如 3 支(瓶)以上检出,不符合规定	超出 3 支(瓶)检出,不符合规定

表 11-5　注射用无菌制剂结果判定

类别	参数	每支(瓶)中微细可见异物限度
生物制品	复溶体积 50 ml 及以下	≤3 个
	复溶体积 50 ml 以上	≤5 个
非生物制品	冻干	≤3 个
	非冻干	≤5 个

2. 第二法(光散射法)　当一束单色光照射溶液时,溶液中存在的不溶性物质使入射光发生散射,散射的能量与不溶性物质的大小有关。本方法通过对溶液中不溶性物质引起的光散射能量的测量,并与规定的阈值比较,以检查可见异物。

(1)仪器装置和检测原理:仪器由旋瓶装置、激光光源、图像采集器、数据处理系统和终端显示系统组成。

供试品被放至检测装置后,旋瓶装置使供试品沿垂直中轴线高速旋转一定时间后迅速停止,同时激光光源发出的均匀激光束照射在供试品上;当药液涡流基本消失,瓶内药液因惯性继续旋转,图像采集器在特定角度对旋转药液中悬浮的不溶性物质引起的散射光能量进行连续摄像,采集图像不少于 75 幅;数据处理系统对采集的系列图像进行处理,然后根据预先设定的阈值自动判定超过一定大小的不溶性物质的有无,或在终端显示器上显示图像供人工判定,同时记录检测结果。

(2)仪器校准:仪器应具备自动校准能力,在检测供试品前可采用标准粒子进行校准。

除另有规定外,分别用粒径为 40 μm 和 60 μm 的标准粒子溶液对仪器进行标定,根据标定结果得到曲线方程并计算出与粒径 50 μm 相对应的检测像素值。

当把检测像素参数设定为与粒径 50 μm 相对应的数值时,对 60 μm 的标准粒子溶液测定 3 次,应均能检出。

(3)检查法:

1) 溶液型供试液:除另有规定外,取供试品 20 支(瓶),除去不透明标签,擦净容器外壁,置仪器检测装置上,从仪器提供的菜单中选择与供试品规格相应的测定参数,并根据供试品瓶体大小对参数进行适当调整后,启动仪器,将供试品检测 3 次并记录检测结果。凡仪器判定有 1 次不合格者,可用灯检法确认。用深色透明容器包装或液体色泽较深等灯检法检查困难的品种不用灯检法确认。

2) 注射用无菌粉末:除另有规定外,取供试品 5 支(瓶),用适宜的溶剂及适当的方法使药粉全部溶解后,按上述方法检查。

3) 无菌原料粉末:除另有规定外,取各品种制剂项下的最大规格量 5 份,分别置洁净的专用玻璃容器内,用适宜的溶剂及适当的方法使药粉全部溶解后,按上述方法检查。

设置检测参数时,一般情况下,取样视窗的左右边线和底线应与瓶体重合,上边线与液面的弯月面成切线;旋转时间应能使液面漩涡到底,以能带动固体物质悬浮并消除气泡;旋瓶停止至摄像启动的时间应尽可能短,但应避免液面漩涡及气泡的干扰,同时保证摄像启动时固体物质仍在转动。

4)结果判定:同灯检法。

五、 不溶性微粒检查

用以检查静脉用注射剂(溶液型注射液、注射用无菌粉末、注射用浓溶液)及供静脉注射用无菌原料药中不溶性微粒的大小及数量。

试验环境及检测:试验操作环境应不得引入外来微粒,测定前操作应在洁净工作台进行。玻璃仪器和其他所需用品均应洁净、无微粒。本法所用微粒检查用水(或其他适宜溶剂),使用前须经不大于 $1.0\,\mu m$ 的微孔滤膜滤过。

取微粒检查用水(或其他适宜溶剂)应符合下列要求:光阻法取 50 ml 测定,要求每 10 ml 含 $10\,\mu m$ 及 $10\,\mu m$ 以上的不溶性微粒数应在 10 粒以下,含 $25\,\mu m$ 及 $25\,\mu m$ 以上的微粒数应在 2 粒以下。显微镜计数法取 50 ml 测定,要求含 $10\,\mu m$ 及 $10\,\mu m$ 以上的不溶性微粒数应在 20 粒以下,含 $25\,\mu m$ 及 $25\,\mu m$ 以上的不溶性微粒应在 5 粒以下。

1. **第一法(光阻法)**　对仪器的一般要求:仪器通常包括取样器、传感器和数据处理器 3 部分。测量粒径范围为 $2\sim100\,\mu m$,检测微粒浓度为 $0\sim10\,000$ 个/ml。

(1)仪器校准:所用仪器应至少每 6 个月校准一次。

(2)取样体积:待仪器稳定后,取多于取样体积的微粒检查用水置于取样杯中,称定重量,通过取样器由取样杯中量取一定体积的微粒检查用水后,再次称定重量。以两次称定的重量之差计算取样体积、连续测定 3 次,每次测得体积与取样体积的示值之差应在 $\pm5\%$ 以内。测定体积的平均值与量取体积的示值之差应在 $\pm3\%$ 以内。也可采用其他适宜的方法校准,结果应符合上述规定。

(3)微粒计数:取相对标准偏差不大于 5%,平均粒径为 $10\,\mu m$ 的标准粒子,制成每 1 ml 中含 $1\,000\sim1\,500$ 微粒数的悬浮液,静置 $2\,min$ 脱气泡,开启搅拌器,缓慢搅拌使其均匀(避免气泡产生),依法测定 3 次,记录 $5\,\mu m$ 通道的累计计数,弃第一次测定数据,后两次测定数据的平均值与已知粒子数之差应在 $\pm20\%$ 以内。

(4)传感器分辨率:取相对标准偏差不大于 5%,平均粒径为 $10\,\mu m$ 的标准粒子(均值粒径的标准差不大于 $1\,\mu m$),制成每 1 ml 中含 $1\,000\sim1\,500$ 微粒数的悬浮液,静置 $2\,min$ 脱气泡,开启搅拌器,缓慢搅拌使其均匀(避免气泡产生),依法测定 $8\,\mu m$、$10\,\mu m$ 和 $12\,\mu m$ 3 个通道的粒子数,计算 $8\,\mu m$ 与 $10\,\mu m$ 2 个通道的差值计数与 $10\,\mu m$ 通道的累计计数之比都不得 $<68\%$。若测定结果不符合规定,应重新调试仪器后再次校准,符合规定后方可使用。

如所使仪器附有自检功能,可进行自检。

(5)检查法:

1)标示装量为 25 ml 或 25 ml 以上的静脉用注射液或注射用浓溶液:除另有规定,取供试品至少 4 个,分别按下法测定:用水将容器外壁洗净,小心翻转 20 次,使溶液混合均

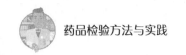

匀,立即小心开启容器,先倒出部分供试品溶液冲洗开启口及取样杯,再将供试品溶液倒入取样杯中,静置2 min或适当时间脱气泡,置于取样器上(或将供试品容器直接置于取样器上)。开启搅拌,使溶液混匀(避免气泡产生),每个供试品依法测定至少3次,每次取样应不少于5 ml,记录数据,弃第一次测定数据,取后续测定数据的平均值作为测定结果。

2) 标示装量为25 ml以下的静脉用注射液或注射用浓溶液:除另有规定外,取供试品至少4个,分别按下法测定:用水将容器外壁洗净,小心翻转20次,使溶液混合均匀,小心开启容器,直接将供试品容器置于取样器上。开启搅拌或以手缓缓转动,使溶液混匀(避免气泡产生),由仪器直接抽取适量溶液(以不吸入气泡为限),测定并记录数据,弃第1次测定数据,取后续测定数据的平均值作为测定结果。注射用浓溶液如黏度太大,不便直接测定时,可经适当稀释,依法测定。

也可采用适宜的方法,在洁净工作台小心合并至少4个供试品的内容物(使总体积不少于25 ml),置于取样杯中,静置2 min或适当时间脱气泡,置于取样器上。开启搅拌,使溶液混匀(避免气泡产生),依法测定至少4次,每次取样应不少于5 ml。弃第1次测定数据,取后续3次测定数据的平均值作为测定结果,根据取样体积和每个容器的标示装置体积,计算每个容器所含的微粒数。

3) 静脉注射用无菌粉末:除另有规定,取供试品至少4个,分别按下法测定:用水将容器外壁洗净,小心开启瓶盖,精密加入适量微粒检查用水(或适宜的溶剂),小心盖上瓶盖,缓慢振摇使内容物溶解,静置2 min或适当时间脱气泡,小心开启容器,直接将供试品容器置于取样器上,开启搅拌或以手缓缓转动,使溶液混匀(避免气泡产生),由仪器直接抽取适量溶液(以不吸入气泡为限),测定并记录数据,弃第1次测定数据,取后续测定数据的平均值作为测定结果。

也可采用适宜的方法,取至少4个供试品,在洁净工作台上用水将容器外壁洗净,小心开启瓶盖,分别精密加入适量微粒检查用水(或适宜的溶剂),缓慢振摇使内容物溶解,小心合并容器中的溶液(使总体积不少于25 ml),置于取样器上。开启搅拌,使溶液混匀(避免气泡产生),依法测定至少4次,每次取样应不少于5 ml。弃第1次测定数据,取后续测定数据的平均值作为测定结果。

4) 注射用无菌原料药:按各品种项下规定,取供试品适量(相当于单个制剂的最大规格量)4份,分别置取样杯或适宜的容器中,照上述3)法,自"精密加入适量微粒检查用水(或适宜的溶剂),缓慢振摇使内容物溶解"起,依法操作,测定并记录数据,弃第1次测定数据,取后续测定数据的平均值作为测定结果。

(6) 结果判定:

1) 标示装量为100 ml或100 ml以上的静脉用注射液,除另有规定外,每1 ml中含10 μm及10 μm以上的微粒数不得超过25粒,含25 μm及25 μm以上的微粒数不得过3粒。

2) 标示装量为100 ml以下的静脉用注射液、静脉注射液用无菌粉末、注射用浓溶液及供注射用无菌原料药,除另有规定外,每个供试品容器(份)中含10 μm及10 μm以上的微粒数不得超过 6 000 粒,含 25 μm 及 25 μm 以上的微粒数不得过 600 粒。

2. 第二法(显微镜法) 对仪器的一般要求:仪器通常包括洁净工作台、显微镜、微孔滤膜及其滤器、平皿等。

(1) 检查前准备:在洁净工作台上将滤器用微粒检查用水(或其他适宜溶剂)冲洗至洁净,用平头无齿镊子夹取测定用滤膜,用微粒检查用水(或其他适宜溶剂)冲洗后,置滤器托架上;固定滤器,倒置,反复用微粒检查用水(或其他适宜溶剂)冲洗滤器内壁,控干后安装在抽滤瓶上,备用。

(2) 检查法:

1) 标示装量为 25 ml 或 25 ml 以上的静脉用注射液或注射用浓溶液:除另有规定,取供试品至少 4 个,分别按下法测定。用水将容器外壁洗净,在洁净工作台上小心翻转 20 次,使溶液混合均匀,立即小心开启容器,用适宜的方法抽取或量取供试品溶液 25 ml,沿滤器内壁缓慢注入经预处理的滤器(滤膜直径 25 mm)中。静置 1 min,缓慢抽滤至滤膜近干,再用微粒检查用水 25 ml,沿滤器内壁缓慢注入,洗涤并抽滤至滤膜近干,然后用平头镊子将滤膜移置平皿上(必要时可涂抹极薄层的甘油使滤膜平整),微启盖子使滤膜适当干燥后,将平皿闭合,置显微镜载物台上。调好入射光,放大 100 倍进行显微测量,调节显微镜至滤膜格栅清晰,移动坐标轴,分别测定有效过滤面积上最长粒径大于 10 μm 和 25 μm 的微粒数。计算 3 个供试品测定结果的平均值。

2) 标示装量为 25 ml 以下的静脉用注射液或注射用浓溶液:除另有规定外,取供试品至少 4 个,用水将容器外壁洗净,在洁净工作台上小心翻转 20 次,使溶液混合均匀,立即小心开启容器,用适宜的方法直接抽取每个容器中的全部溶液,沿滤器内壁缓慢注入经预处理的滤器(滤膜直径 13 mm)中,照上述 1) 操作测定。

(3) 结果判定:

1) 标示装量为 100 ml 或 100 ml 以上的静脉用注射液,除另有规定外,每 1 ml 中含 10 μm 及 10 μm 以上的微粒数不得超过 12 粒,含 25 μm 及 25 μm 以上的微粒数不得过 2 粒。

2) 标示装量为 100 ml 以下的静脉用注射液、静脉注射液用无菌粉末、注射用浓溶液及供注射用无菌原料药,除另有规定外,每个供试品容器(份)中含 10 μm 及 10 μm 以上的微粒数不得超过 3 000 粒,含 25 μm 及 25 μm 以上的微粒数不得过 300 粒。

六、 中药注射剂有关物质检查

注射剂有关物质系指中药材经提取、纯化制成注射剂后,残留在注射剂中可能含有需要控制的物质。除另有规定外,一般应检查蛋白质、鞣质及树脂等,静脉注射液还应检查草酸盐、钾离子等。

(1) 蛋白质:除另有规定外,取注射液 1 ml,加新配制的 30% 磺基水杨酸溶液 1 ml,混匀,放置 5 min,不得出现浑浊。注射液中如含有遇酸能产生沉淀的成分,可改加鞣酸试液 1～3 滴,不得出现浑浊。

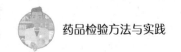

（2）鞣质：除另有规定外，取注射液 1 ml，加新配置的含 1‰鸡蛋清的生理氯化钠溶液 5 ml［必要时用微孔滤膜(0.45 μm)滤过］，放置 10 min，不得出现浑浊或沉淀。如出现浑浊或沉淀，取注射液 1 ml，加稀醋酸 1 滴，再加氯化钠明胶试液 4～5 滴，不得出现浑浊或沉淀。含有聚乙二醇、聚山梨酯等聚氧乙烯基物质，虽有鞣质也不产生沉淀。对这类注射液应取未加附加剂前的半成品检查。

（3）树脂：除另有规定外，取注射液 5 ml，加盐酸 1 滴，放置 30 min，不得出现沉淀。如出现沉淀，另取注射液 5 ml，加三氯甲烷 10 ml 振摇提取，分取三氯甲烷液，置水浴上蒸干，残渣加冰醋酸 2 ml 使溶解，置具塞试管中，加水 3 ml，混匀，放置 30 min，不得出现沉淀。

（4）草酸盐：除另有规定外，取溶液型静脉注射液适量，用稀盐酸调节 pH 值至 1～2，滤过，取滤液 2 ml，滤液调节 pH 值至 5～6，加 3%氯化钙溶液 2～3 滴，放置 10 min，不得出现浑浊或沉淀。

（5）钾离子：除另有规定外，取静脉注射液 2 ml，蒸干，先用小火炽灼至炭化，再在 500～600 ℃炽灼至完全灰化，加稀醋酸 2 ml 使溶解，置 25 ml 量瓶中，加水稀释至刻度，混匀，作为供试品溶液。取 10 ml 纳氏比色管 2 支，甲管中精密加入标准钾离子溶液 0.8 ml，加碱性甲醛溶液(取甲醛溶液，用 0.1 mol/L 氢氧化钠调节 pH 值至 8.0～9.0) 0.6 ml、3%乙二胺四醋酸二钠溶液 2 滴、3%四苯硼钠溶液 0.5 ml，加水稀释成 10 ml，乙管中精密加入供试品溶液 1 ml，与甲管同时依法操作，摇匀，甲、乙两管同置黑纸上，自上向下透视，乙管中显出的浊度与甲管比较，不得更浓。

七、 重金属及有害元素残留量检查

除另有规定外，中药注射剂照铅、镉、砷、汞及铜测定法测定，按各品种项下最大使用量计算，铅不得超过 12 μg，镉不得超过 3 μg，砷不得超过 6 μg，汞不得超过 2 μg，铜不得超过 150 μg。

八、 无菌检查

照无菌检查法检查，应符合规定。

九、 细菌内毒素或热源

除另有规定外，静脉用注射剂按各品种项下规定，照细菌内毒素检查法或热源检查法检查，应符合规定。

第二节 眼用制剂常规检验

眼用制剂指直接用于眼部发挥治疗作用的无菌制剂。眼用制剂可分为眼用液体制剂(滴眼液、洗眼液及眼内注射溶液等)、眼用半固体制剂(眼膏剂、眼用乳膏剂及眼用凝胶剂等)、眼用固体制剂(眼膜剂、眼丸剂及眼内植入剂等)。眼用液体制剂也可以固态形式包装,另备溶液,在临用前配成溶液或混悬液。

《中国药典》2015 年版附录制剂通则的眼用制剂项下规定有可见异物、粒度、沉降体积比、金属异物、装量差异、渗透压摩尔浓度及无菌检查等。

药典规定了凡检查含量均匀度的眼用制剂,一般不再进行装量差异的检查。

一、 可见异物检查

除另有规定外,滴眼剂照可见异物检查法中滴眼剂项下的方法检查,应符合规定;眼内注射溶液照可见异物检查法中注射液项下的方法检查,应符合规定。

二、 粒度检查

除另有规定外,含饮片原粉的眼用制剂和混悬型眼用制剂按下述方法检查,粒度应符合规定。

检查法:取液体型供试品强烈振摇,立即量取适量(或相当于主药 10 μg)置于载玻片上,共涂 3 片;或取 3 个容器的半固体型供试品,将内容物全部挤于适宜的容器中,搅拌均匀,取适量(或相当于主药 10 μg)置于载玻片上,涂成薄层,薄层面积相当于盖玻片面积,共涂 3 片;照粒度和粒度分布测定法测定,每个涂片中大于 50 μm 的粒子不超过 2 个(含饮片原粉的除外),且不得检出大于 90 μm 的粒子。

三、 沉降体积比检查

混悬型滴眼液(含饮片细粉的滴眼液除外)照下述方法检查,沉降体积比应不低于 0.90。

检查法:除另有规定外,用具塞量筒量取供试品 50 ml,密塞,用力振摇 1 min,记下混悬物的开始高度 H_0,静置 3 h,记下混悬物的最终高度 H,按沉降体积比 $= H/H_0$ 计算。

四、 金属性异物检查

除另有规定外,眼用半固体制剂照下述方法检查,应符合规定。

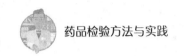

检查法:取供试品 10 个,分别将全部内容物置于底部平整光滑、无可见异物和气泡、直径为 6 cm 的平底培养皿中,加盖,除另有规定外,在 85 ℃保温 2 h,使供试品摊布均匀,室温放冷至凝固后,倒置于适宜的显微镜台上,聚光灯从上方 45°的入射光照射皿底,放大 30 倍,检视不小于 50 μm 且具有光泽的金属性异物数。10 个容器中每个含金属性异物超过 8 粒者,不超过 1 个,且其总数不得过 50 粒;如不符合上述规定,应另取 20 个复试;初、复试结果合并计算,30 个中每个容器中含金属性异物超过 8 粒者,不得过 3 个,且总数不得过 150 粒。

五、 装量差异检查

除另有规定外,单剂量包装的眼用固体制剂或半固体制剂照下述方法检查,应符合规定。

检查法:取供试品 20 个,分别称定内容物重量,计算平均装量,每个装量与平均装量相比较(有标示装量的应与标示装量相比较)超过平均装量±10％者,不得过 2 个,并不得有超过平均装量±20％者。

六、 装量检查

除另有规定外,单剂量包装的眼用液体制剂照下述方法检查,应符合规定。

检查法:取供试品 10 个,将内容物分别倒入经标化的量入式量筒(或适宜容器)内,检视,每个装量与标示装量相比较,均不得少于其标示量。多剂量包装的眼用液体制剂,照最低装量检查法检查,应符合规定。

七、 渗透压摩尔浓度

除另有规定外,水溶液型滴眼液、洗眼液和眼内注射液按各品种项下规定,照渗透压摩尔浓度测定法测定,应符合规定。

八、 无菌检查

除另有规定外,照无菌检查法检查,应符合规定。

第三节　糖浆剂常规检验

糖浆指含有原料药物的浓蔗糖水溶液。

《中国药典》2015 年版附录制剂通则的糖浆剂项下规定有装量、微生物限度检查等。

一、装量检查

单剂量灌装的糖浆剂,照下述方法检查应符合规定。

检查法:取供试品 5 支,将内容物分别倒入经标化的量入式量筒中,尽量倾净。在室温下检视,每支装量与标示装量相比较,少于标示装量的不得多于 1 支,并不得少于标示装量的 95%。多剂量灌装的糖浆剂,照最低装量检查法检查,应符合规定。

二、微生物限度

除另有规定外,照非无菌产品微生物限度检查:微生物计数法和控制菌检查法及非无菌药品微生物限度标准检查,应符合规定。

第四节　液体制剂含量测定方法

液体制剂在制剂过程中常会加入溶剂和附加剂。溶剂主要包括水、油、乙醇、丙二醇、甘油及聚乙二醇等,附加剂主要包括矫味剂、pH 调节剂、渗透压调节剂、增溶剂、乳化剂、助悬剂、抗氧剂及抑菌剂等。在测定药物含量时,溶剂和附加剂不产生干扰,可采用原料药含量测定方法,否则,需通过预处理排除干扰后,再测定。总的来说,注射液处方比较简单,易均匀取样,故其含量的测定也较简便快速;口服液处方相对而言比较复杂,有时需要进行预处理。常用的含量测定方法有滴定法、紫外-可见分光光度法、高效液相色谱法及气相色谱法等,下面对常用方法进行简要介绍。

一、依地酸钙钠注射液含量测定

精密量取本品 10 ml,置 200 ml 量瓶中,加水稀释至刻度。精密量取 5 ml,置锥形瓶中,加水 95 ml 和二甲酚橙指示液 3 滴,用硝酸铋滴定液(0.01 mol/L)滴定至溶液由黄色变为红色。每 1 ml 硝酸铋滴定液(0.01 mol/L)相当于 3.743 mg 的 $C_{10}H_{12}CaN_2Na_2O_8$,含依地酸钙钠应为标示量的 90.0%~110.0%。

二、枸橼酸哌嗪糖浆含量测定

用内容量移液管精密量取本品 5 ml,置 50 ml 量瓶中,用少量水洗出移液管内壁的附着液,洗液并入量瓶中,用水稀释至刻度,摇匀,精密量取 10 ml,置 150 ml 烧杯中,加三硝基苯酚试液 70 ml,搅拌,加热,至上层溶液澄清,放冷,1 h 后,用 105 号恒重的垂熔玻璃坩埚滤过,沉淀用哌嗪的三硝基苯酚衍生物($C_4H_{10}N_2 \cdot 2C_6H_3N_3O_7$)的饱和溶液洗涤数次

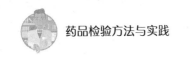

后,在 105 ℃ 干燥至恒重,精密称定,沉淀的重量与 0.448 7 相乘,即得供试量中含有 $(C_4H_{10}N_2)_3 \cdot 2C_6H_8O_7 \cdot 5H_2O$ 的重量。本品含枸橼酸哌嗪应为 14.4%～17.6%（g/ml）。

三、 盐酸丁丙诺啡注射液含量测定

色谱条件与系统适用性试验,用十八烷基硅烷键合硅胶为填充剂;以甲醇-乙腈- 2% 醋酸铵溶液-冰醋酸(60：10：40：5)为流动相;检测波长为 286 nm。理论板数按丁丙诺啡峰计算不低于 1 000。精密量取本品,用水定量稀释制成每 1 ml 中约含 0.15 mg 的溶液,作为供试品溶液;精密量取 20 μl 注入液相色谱仪,记录色谱图;另取盐酸丁丙诺啡对照品,同法测定,按外标法以峰面积计算,含丁丙诺啡应为标示量的 90.0%～110.0%。

四、 盐酸奈福泮注射液含量测定

精密量取本品适量(约相当于盐酸奈福泮 20 mg),置 100 ml 量瓶中,用无水乙醇稀释至刻度,摇匀,照紫外-可见分光光度法,在 267 mn 的波长处测定吸光度;另精密称取盐酸奈福泮对照品,同法操作。计算,含盐酸奈福泮应为标示量的 90.0%～110.0%。

五、 托吡卡胺滴眼液

色谱条件与系统适用性试验,用辛烷基硅烷键合硅胶为填充剂;以甲醇－0.01 mol/L 辛烷磺酸钠溶液(55：45,用磷酸调节 pH 值至 3.0)为流动相;检测波长为 254 nm。分别取羟苯甲酯、羟苯乙酯及托吡卡胺对照品,加流动相溶解并稀释制成每 1 ml 中约含羟苯甲酯、羟苯乙酯各 15 μg,托吡卡胺 150 μg 的溶液,精密量取 10 μl 注入液相色谱仪,记录色谱图,理论板数按托吡卡胺峰计算不低于 3 000,托吡卡胺峰与羟苯甲酯峰、羟苯乙酯峰的分离度均应符合要求。精密量取本品适量(约相当于托吡卡胺 15 mg),用流动相定量稀释制成每 1 ml 中约含托吡卡胺 0.15 mg 的溶液,作为供试品溶液,精密量取 10 μl 注入液相色谱仪,记录色谱图;另取托吡卡胺对照品,同法测定,按外标法以峰面积计算,本品含托吡卡胺应为标示量的 90.0%～110.0%。

第五节　典型药品的检验

一、 注射用氨苄西林钠舒巴坦钠的检验

注射用氨苄西林钠舒巴坦钠的检验项目包括性状、鉴别、碱度、溶液澄清度与颜色、

有关物质检查、水分、细菌内毒素、不溶性微粒、无菌及注射剂其他项下检查、含量等。

1. **性状**　本品为白色或类白色的粉末或结晶性粉末。

2. **鉴别**

(1) 在含量测定项下记录的色谱图中,供试品溶液两个主峰的保留时间应分别与对照品溶液的相应两个主峰的保留时间一致。

(2) 本品显钠盐鉴别的反应。

3. **碱度**　取本品,加水制成每 1 ml 中含氨苄西林(按 $C_{16}H_{19}N_3O_4S$ 计)10 mg 和舒巴坦 5 mg 的溶液,依法测定,pH 值应为 8.0～10.0。

4. **溶液的澄清度与颜色**　取本品 5 瓶,按标示量分别加水制成每 1 ml 中含 0.15 g 的溶液,溶液应澄清无色;如显浑浊,与 1 号浊度标准液比较,均不得更浓;如显色,与黄色或黄绿色 5 号标准比色液比较,均不得更深。

5. **有关物质检查**　取本品适量,加流动相 A 溶解并稀释制成每 1 ml 中约含氨苄西林(按 $C_{16}H_{19}N_3O_4S$ 计)3 mg 的溶液,作为供试品溶液,精密量取 1 ml,置 100 ml 量瓶中,用流动相 A 稀释至刻度,摇匀,作为对照溶液。照高效液相色谱法测定,用十八烷基硅烷键合硅胶为填充剂,流动相 A 为 0.02 mol/L 磷酸二氢钠溶液[用 1 mol/L 磷酸溶液调节 pH 值至(4.0±0.1)],流动相 B 为乙腈,按表 11-6 进行线性梯度洗脱,检测波长为 230 nm。取供试品溶液适量,置 60 ℃水浴中加热 1 h,取出,放冷,取 10 μl 注入色谱仪,记录色谱图,舒巴坦峰与氨苄西林峰之间应能检出 2～3 个杂质峰;主峰与相邻杂质峰之间的分离度均应符合要求;与氨苄西林峰相对保留时间约 1.7 倍处的较大杂质峰为氨苄西林二聚物峰;另取含量测定项下系统适应性溶液 10 μl,注入液相色谱仪,记录色谱图,出峰顺序依次为舒巴坦的碱性降解产物、舒巴坦及氨苄西林的碱性降解产物、氨苄西林,各峰间的分离度均应符合要求。精密量取供试品溶液(从溶液配制到进样应控制在 2 h 内)与对照溶液各 10 μl,分别注入液相色谱仪,记录色谱图,供试品溶液色谱图中如有杂质峰,氨苄西林二聚物峰面积不得大于对照溶液中氨苄西林峰面积的 4.5 倍(4.5%);其他单个杂质峰面积不得大于对照溶液中两个主峰面积之和(1.0%),其他杂质峰面积的和不得大于对照溶液中两个主峰面积之和的 3 倍(3.0%),供试品溶液色谱图中小于对照溶液两个主峰面积之和 0.05 倍的峰忽略不计。

表 11-6　梯度洗脱程序

时间/min	流动相 A/%	流动相 B/%
0	93	7
10	93	7
40	60	40
50	60	40
51	93	7
60	93	7

6. **水分**　取本品适量,照水分测定法测定,含水分不得过 2.0%。

7. 细菌内毒素　取本品,依法检查,每 1 mg 本品中含内毒素的量应小于 0.10 EU。

8. 不溶性微粒　取本品,按标示量加微粒检查用水制成每 1 ml 含 45 mg 的溶液,依法检查,标示量为 1.0 g 以下的折算为每 1.0 g 样品中含 10 μm 及 10 μm 以上的微粒不得超过 6 000 粒,含 25 μm 及 25 μm 以上的微粒不得超过 600 粒,;标示量为 1.0 g 以上(包括 1.0 g)每个供试品容器中含 10 μm 及 10 μm 以上的微粒不得超过 6 000 粒,含 25 μm 及 25 μm 以上的微粒不得超过 600 粒。

9. 无菌　取本品,用适宜溶剂溶解并稀释后,经薄膜过滤法处理,依法检查,应符合规定。

10. 其他检查　应符合注射剂项下有关的各项规定。

11. 含量测定　色谱条件与系统适应性试验:十八烷基硅烷键合硅胶为填充剂,以 0.02 mol/L 磷酸二氢钠溶液[用 1 mol/L 磷酸溶液调节 pH 值至(4.0±0.1)]－乙腈 (92:8)为流动相,检测波长为 230 nm。氨苄西林的保留时间应在 6 min 以上。取系统适应性溶液(取氨苄西林对照品 6 mg 和舒巴坦对照品 3 mg,分别加 0.01 mol/L 氢氧化钠溶液 10 ml 溶解后,室温放置 30 min,用 1 mol/L 磷酸溶液调节 pH 值至(4.0±0.1); 取上述两种溶液各 5 ml,置内含氨苄西林 5 mg 和舒巴坦 2.5 mg 的 25 ml 量瓶中,振摇使溶解,再用流动相稀释至刻度,摇匀)10 μl,注入液相色谱仪,记录色谱图,出峰顺序依次为舒巴坦的碱性降解产物、舒巴坦、氨苄西林的碱性降解产物、氨苄西林。舒巴坦的碱性降解产物峰与舒巴坦峰、氨苄西林的碱性降解产物峰与氨苄西林峰的分离度均应符合要求。

(1) 测定法:取装量差异项下的内容物适量,精密称定,加流动相溶解并定量稀释制成每 1 ml 中约含氨苄西林(按 $C_{16}H_{19}N_3O_4S$ 计)0.6 mg 和舒巴坦 0.3 mg 的溶液,作为供试品溶液,精密量取 10 μl 注入液相色谱仪,记录色谱图;取氨苄西林对照品与舒巴坦对照品各适量,精密称定,加流动相溶解并定量稀释制成每 1 ml 中约含氨苄西林(按 $C_{16}H_{19}N_3O_4S$ 计)0.6 mg 和舒巴坦 0.3 mg 的溶液,同法测定,按外标法以峰面积计算供试品中 $C_{16}H_{19}N_3O_4S$ 和 $C_8H_{11}NO_5S$ 的含量。

(2) 检验注意事项:

1) 注射剂有关物质检查中注意各降解产物峰与主成分的分离度。

2) 含量检验的样品取样时应取混合均匀样品,有关物质检查时从溶液配制到进样应控制在 2 h 内。

二、 硝酸毛果芸香碱滴眼液

硝酸毛果芸香碱滴眼液的检验项目包括性状、鉴别、pH 值、有关物质、渗透压摩尔浓度、眼用制剂其他项下检查、含量等。

1. 性状　本品为无色的澄明液体。

2. 鉴别

(1) 取本品,依次加入重铬酸钾试液 2 滴、过氧化氢试液 1 ml 与三氯甲烷 2 ml,振摇,三氯甲烷层即显紫色。

（2）在含量测定项下记录的色谱图中,供试品溶液主峰的保留时间应与对照品溶液主峰的保留时间一致。

3. pH 值　应为 4.0～6.0。

4. 有关物质　取含量测定项下的供试品溶液,作为供试品溶液;精密量取 1 ml,置 100 ml 量瓶中,用水稀释至刻度,摇匀,作为对照溶液。照含量测定项下的色谱条件,精密量取供试品溶液与对照溶液各 20 μl,分别注入液相色谱仪,记录色谱图至主成分保留时间的 2 倍。供试品溶液的色谱图中如显毛果芸香酸峰,其峰面积不得过对照溶液主峰面积的 4 倍(4.0%),其他杂质峰的和不得过对照溶液主峰面积的 1.5 倍(1.5%)。

5. 渗透压摩尔浓度　取本品,依法检查,渗透压摩尔浓度应为 280～330 mOsmol/kg。

6. 其他　应符合眼用制剂项下有关的各项规定。

7. 含量测定　色谱条件与系统适应性试验:十八烷基硅烷键合硅胶为填充剂;以甲醇-乙腈－0.002 mol/L 氢氧化四丁基铵溶液(55∶60∶885)(用 20%磷酸溶液调节 pH 值至 7.7)为流动相;检测波长 220 nm。取对照品溶液 5 ml,加浓氨溶液 0.1 ml,水浴上加热 30 min,放冷,用水稀释至 25 ml,摇匀,取 3 ml,用水稀释至 25 ml,摇匀,作为毛果芸香酸定位用溶液,取 20 μl 注入液相色谱仪,记录色谱图,毛果芸香酸峰与毛果芸香碱峰的分离度应符合要求。

（1）测定法:精密量取本品适量,用水定量稀释制成每 1 ml 中含硝酸毛果芸香碱 1.0 mg 的溶液,作为供试品溶液,精密量取 20 μl 注入液相色谱仪,记录色谱图;另取硝酸毛果芸香碱对照品适量,精密称定,加水溶解并定量稀释制成每 1 ml 中含 1.0 mg 的溶液,作为对照品溶液,同法测定。按外标法以峰面积计算,即得。

（2）检验注意事项:注射剂有关物质检查中注意毛果芸香酸峰与毛果芸香碱峰的分离度。

三、 葡萄糖酸亚铁糖浆

葡萄糖酸亚铁糖浆的检验项目包括性状、鉴别、pH 值、溶液澄清度、相对密度、高铁盐、糖浆剂其他项下检查及含量等。

1. 性状　本品为淡黄棕色澄清的浓厚液体;带调味剂的芳香。

2. 鉴别　取本品 0.5 ml,加水 5 ml,摇匀,溶液显亚铁盐的鉴别反应。

3. 溶液的澄清度　取本品 10 ml,加水 50 ml,摇匀,溶液应澄清。

4. 相对密度　本品的相对密度不小于 1.25。

5. 高铁盐　精密量取本品 50 ml,置 250 ml 碘瓶中,加水 100 ml 与盐酸 10 ml 后,加碘化钾 3 g,密塞,摇匀,在暗处放置 5 min,用硫代硫酸钠滴定液(0.1 mol/L)滴定,至近终点时,加淀粉指示液 0.5 ml,继续滴定至蓝色消失,并将滴定的结果用空白试验校正。每 1 ml 硫代硫酸钠滴定液(0.1 mol/L)相当于 5.585 mg 的 Fe,本品含高铁盐不得过葡萄糖

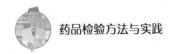

酸亚铁标示量的 1.0%。

6. **其他** 应符合糖浆剂项下有关的各项规定。

7. 含量测定

（1）方法：取本品 25 ml,置具塞锥形瓶中,精密称定,加水 75 ml 与稀硫酸 15 ml,摇匀,加锌粉 0.38 g,放置 20 min,用铺有锌粉的 4 号垂熔漏斗滤过,用水 20 ml 洗涤锥形瓶与滤器,合并洗液与滤液,加邻二氮菲指示液 4 滴,用硫酸铈滴定液(0.1 mol/L)滴定至溶液由橘黄色变为绿色,并将滴定的结果用空白试验校正。每 1 ml 硫酸铈滴定液(0.1 mol/L)相当于 48.22 mg 的 $C_{12}H_{22}FeO_{12} \cdot 2H_2O$。

（2）检验注意事项：

1）糖浆剂检查中注意相对密度值要符合要求。

2）高铁盐检查时,淀粉指示液应在近终点时加入。

参考文献

［1］ 国家药典委员会. 中华人民共和国药典.（2015 年版）-二部、四部［M］. 北京：化学工业出版社，2015.

［2］ 杭太俊. 药物分析［M］. 8 版. 北京：人民卫生出版社，2016.

第十二章
半固体制剂检验

第一节　软膏剂、乳膏剂、糊剂和凝胶剂常规检验

半固体制剂是指由适宜的基质制成的具有一定的黏稠度，易于涂布于皮肤、黏膜或创面的不融化流失的一类制剂，如软膏剂、乳膏剂糊剂及凝胶剂等。

一、软膏剂、乳膏剂的一般检验

《中国药典》2015 年版附录制剂通则的软膏剂、乳膏剂项下规定有粒度、装量、无菌、微生物限度等检查。

1. 粒度　除另有规定外，混悬型软膏剂、含饮片细粉的软膏剂照下述方法检查，应符合规定。

检查法：取供试品适量，置于载玻片上涂成薄层，薄层面积相当于盖玻片面积，共涂 3 片，照粒度和粒度分布测定法测定，均不得检出大于 180 μm 的粒子。

2. 装量　按照最低装量检查法检查，应符合规定。

3. 无菌　用于烧伤［除程度较轻的烧伤（Ⅰ°或者Ⅱ°）外］或严重创伤的软膏剂与乳膏剂，照无菌检查法检查，应符合规定。

4. 微生物限度　除另有规定外，照非无菌产品微生物限度检查：微生物计数法和控制菌检查法及非无菌药品微生物限度标准检查，应符合规定。

二、糊剂的一般检查

《中国药典》2015 年版附录制剂通则的糊剂项下规定有装量、微生物限度等检查。

1. 装量　按照最低装量检查法检查，应符合规定。

2. 微生物限度　除另有规定外，照非无菌产品微生物限度检查：微生物计数法和控

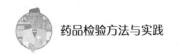

制菌检查法及非无菌药品微生物限度标准检查,应符合规定。

三、 凝胶剂

《中国药典》2015 年版附录制剂通则凝胶剂项下规定有粒度、装量、无菌、微生物限度等检查。

1. 粒度　除另有规定外,混悬型凝胶剂照下述方法检查,应符合规定。

检查法:取供试品适量,置于载玻片上涂成薄层,薄层面积相当于盖玻片面积,共涂 3 片,照粒度和粒度分布测定法测定,均不得检出大于 $180\,\mu m$ 的粒子。

2. 装量　按照最低装量检查法检查,应符合规定。

3. 无菌　用于烧伤[除程度较轻的烧伤(Ⅰ°或者Ⅱ°)外]或严重创伤的凝胶剂,照无菌检查法检查,应符合规定。

4. 微生物限度　除另有规定外,照非无菌产品微生物限度检查:微生物计数法和控制菌检查法及非无菌药品微生物限度标准检查,应符合规定。

第二节　软膏剂、乳膏剂、糊剂和凝胶剂含量测定

软膏剂、乳膏剂等半固体制剂处方中含有基质,如凡士林、羊毛脂、蜂蜡等,另外还加有溶剂和保湿剂、pH 调节剂、防腐剂等附加剂。在含量测定时需要通过预处理排除干扰后再测定。常用的含量测定方法有滴定法、紫外-可见分光光度法、高效液相色谱法及气相色谱法等,下面对常用方法进行简要介绍。

一、 吲哚美辛乳膏的含量测定

取本品适量(约相当于吲哚美辛 50 mg),精密称定,置分液漏斗中,加环己烷 50 ml 与甲醇 25 ml,振摇使溶解,放置,分取下层溶液至另一加有 2%氯化钠溶液 100 ml 的分液漏斗中,上层用甲醇制氯化钠溶液(取 10%氯化钠溶液 20 ml,加甲醇稀释至 100 ml,摇匀,即得)15 ml、10 ml 分次提取,将下层溶液并入上述分液漏斗中,用三氯甲烷提取 3 次(25 ml、20 ml、10 ml),每次三氯甲烷提取液均通过同一加有无水硫酸钠 10 g 的漏斗过滤至烧杯中,置约 70 ℃水浴中蒸干,加甲醇 20 ml 微温使吲哚美辛溶解,放冷,过滤,滤液置 100 ml 量瓶中,用甲醇洗涤滤器,洗液与滤液合并,用甲醇稀释至刻度,摇匀,精密量取 5 ml 置 100 ml 量瓶中,用磷酸盐缓冲液(pH7.0)-甲醇(1∶1)稀释至刻度,摇匀,过滤,按照紫外-可见分光光度法,在 320 m 的波长处分别测定吸光度;另取吲哚美辛对照品 50 mg,精密称定,置 100 ml 量瓶中,用甲醇稀释至刻度,摇匀,精密量取 5 ml,置 100 ml 量瓶中,用磷酸盐缓冲液(pH7.0)-甲醇(1∶1)稀释至刻度,同法测定,计算,含吲哚美辛应为标示量的 90.0%～110.0%。

二、 丙酸倍氯米松乳膏的含量测定

1. **色谱条件与系统适用性试验**　用十八烷基硅烷键合硅胶为填充剂；甲醇-水(74：26)为流动相；检测波长为 240 nm。理论板数按丙酸倍氯米松峰计算应不低于 2 500，丙酸倍氯米松峰和内标物质峰的分离度应大于 4.0。

2. **内标溶液的制备**　取甲睾酮，加流动相制成 0.12 mg/ml 的溶液，即得。

取本品适量(约相当于丙酸倍氯米松 1.25 mg)，精密称定，置 50 ml 量瓶中，加甲醇约 30 ml，置 80 ℃ 水浴中加热 2 min，振摇使丙酸倍氯米松溶解，放冷至室温，精密加内标溶液 5 ml，用甲醇稀释至刻度，摇匀，置冰浴中冷却 2 h 以上，取出后迅速过滤，放至室温，取续滤液 20 μl 入液相色谱仪，记录色谱图；另取丙酸倍氯米松对照品约 12.5 mg，精密称定，置 100 ml 量瓶中，加甲醇 74 ml 使溶解，用水稀释至刻度，摇匀，精密量取该溶液 10 ml 与内标溶液 5 ml，置 50 ml 量瓶中，加流动相稀释至刻度，摇匀，同法测定，按内标法以峰面积计算，含丙酸倍氯米松应为标示量的 85.0%～115.0%。

三、 过氧苯甲酰凝胶含量测定

精密称取本品适量(约相当于过氧苯甲酰 200 mg)，置 100 ml 碘瓶中，放置片刻，使供试品平铺于碘瓶底层，加丙酮 30 ml 用玻棒挤压使过氧苯甲酰溶解完全，用少量丙酮冲洗玻棒，洗液并入溶液中，加碘化钾试液 5 ml，密塞，摇匀，于暗处放置 10 min，用硫代硫酸钠滴定液(0.1 mol/L)滴定至无色，用力振摇 30 s，放置 2 min，如仍为无色，即为终点。每 1 ml 硫代硫酸钠滴定液(0.1 mol/L)相当于 12.11 mg 的 $C_{14}H_{10}O_4$。含过氧苯甲酰应为标示量的 90.0%～110.0%。

四、 氧化锌软膏的含量测定

取本品约 0.5 g，精密称定，加三氯甲烷 10 ml，微温，使凡士林融化，加 0.5 mol/L 硫酸溶液 10 ml，搅拌使氧化锌溶解，加 0.025% 甲基红的乙醇溶液 1 滴，滴加氨试液至溶液显微黄色，加水 25 ml、氨-氯化铵缓冲液(pH10.0)10 ml 与铬黑 T 指示剂少许，用乙二胺四醋酸二钠滴定液(0.05 mol/L)滴定至溶液由紫色转变为纯蓝色。每 1 ml 乙二胺四醋酸二钠滴定液(0.05 mol/L)相当于 4.069 mg 的 ZnO。含氧化锌应为 14.0%～16.0%。

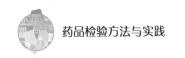

第三节　典型药品的检验

一、盐酸利多卡因凝胶

盐酸利多卡因凝胶的检验项目包括性状、鉴别、pH 值、有关物质检查、凝胶剂其他项下检查及含量等。

1. **性状**　本品为无色或几乎无色的黏稠液体。

2. **鉴别**

（1）取本品约 10 ml，加水 20 ml 稀释后，取溶液 2 ml，加硫酸铜试液 0.2 ml 与碳酸钠试液 1 ml，即显蓝紫色，再加三氯甲烷 2 ml，振摇后放置，三氯甲烷层显黄色。

（2）在含量测定项下记录的色谱图中，供试品溶液主峰的保留时间应与对照品溶液主峰的保留时间一致。

（3）取鉴别（1）项下的水溶液，显氯化物鉴别（1）的反应。

3. **pH 值**　应为 5.0～7.0。

4. **有关物质**　2,6-二甲基苯胺临用新制。取本品适量（约相当于盐酸利多卡因 100 mg），精密称定，置 20 ml 量瓶中，加流动相溶解并稀释至刻度，摇匀，作为供试品溶液；另取 2,6-二甲基苯胺对照品适量，精密称定，加流动相溶解并稀释制成每 1 ml 中各约含 5 mg 与 2 μg 的溶液，作为系统适用性溶液。照盐酸利多卡因 2,6-二甲基苯胺项下的方法测定，供试品溶液色谱图中如有 2,6-二甲基苯胺峰，按外标法以峰面积计算，含 2,6-二甲基苯胺不得过盐酸利多卡因标示量的 0.04%。

5. **其他**　应符合凝胶剂项下有关的各项规定。

6. **含量**　色谱条件与系统适应性试验：十八烷基硅烷键合硅胶为填充剂，以磷酸盐缓冲液（取 1 mol/L 磷酸二氢钠溶液 1.3 ml 与 0.5 mol/L 磷酸氢二钠溶液 32.5 ml，用水稀释至 1 000 ml，摇匀）-乙腈（50∶50）（用磷酸调节 pH 值至 8.0）为流动相，检测波长为 254 nm。理论塔板数按利多卡因峰计算不低于 2 000。

（1）测定法：取本品适量（约相当于盐酸利多卡因 40 mg），精密称定，置 20 ml 量瓶中，加流动相溶解并稀释至刻度，摇匀，离心，取上清液作为供试品溶液，精密量取 20 μl，注入液相色谱仪，记录色谱图；另取利多卡因对照品适量，精密称定，加流动相溶解并定量稀释成每 1 ml 中约含盐酸利多卡因 2 mg 的溶液，同法测定。按外标法以峰面积计算，即得。

（2）检验注意事项：凝胶剂 pH 值检查时注意电极要擦拭干净；含量测定时注意色谱柱的选择。

二、 联苯苄唑乳膏

联苯苄唑乳膏的检验项目包括性状、鉴别、乳膏剂其他项下检查、含量等。

1. **性状** 本品为乳白色至微黄色乳膏。

2. **鉴别** 在含量测定项下记录的色谱图中,供试品溶液主峰的保留时间应与对照品溶液主峰的保留时间一致。

3. **检查** 应符合乳膏剂项下有关的各项规定。

4. **含量测定** 色谱条件与系统适应性试验:十八烷基硅烷键合硅胶为填充剂,以甲醇-水-四氢呋喃(84∶15∶1)为流动相;检测波长为 254 nm。理论塔板数按联苯苄唑峰计算不低于 700。

(1)测定法:取本品适量(约相当于联苯苄唑 5 mg),精密称定,置 100 ml 量瓶中,加甲醇适量,猛烈振摇,使乳膏充分分散,使联苯苄唑溶解,用甲醇稀释至刻度,摇匀,置冰浴中冷却 2 h 以上,取出后迅速滤过,取续滤液放至室温,作为供试品溶液,精密量取 10 μl 注入液相色谱仪,记录色谱图;另取联苯苄唑对照品,精密称定,加甲醇溶解并定量稀释制成每 1 ml 约含 50 μg 的溶液,同法测定。按外标法以峰面积计算,即得。

(2)检验注意事项:含量测定加甲醇溶解药物时应猛烈振摇,使乳膏分散,药物溶解;置冰浴冷却后应迅速过滤,滤液放至室温。

参考文献

[1] 国家药典委员会.中华人民共和国药典(2015 年版)-二部、四部 [M].北京:化学工业出版社,2015.

[2] 杭太俊.药物分析 [M].8 版.北京:人民卫生出版社,2016.

第十三章
药物制剂的稳定性考察

第一节　概述

　　药物制剂的稳定性是指制剂保持其体外理化特性、体内疗效及安全性的能力。在各种因素影响下，药物制剂在生产、储存和使用过程中都可能发生变质。如果药物制剂不稳定，不仅外观性状发生变化，有效成分含量也会发生改变，甚至会直接影响其有效性与安全性。治疗窗较小的药物更需要严格控制血药浓度，稳定的药物含量是保证安全性的前提。有时药物变质后的产物毒性更强，如四环素遇热差向异构化的产物差向四环素毒性大大增加，氯喹的光化学降解产物毒性明显，又如乙酰水杨酸易水解生成水杨酸，解热镇痛疗效降低，胃刺激性增加。因此，必须重视药物制剂的稳定性。

　　我国药典自 2000 年版开始就收录了药物稳定性试验指导原则，规范了稳定性研究方法，对各类制剂的物理、化学及微生物稳定性以及包装和储存的条件提出了具体要求。《美国药典》也有专门章节论述药物制剂稳定性的定义、标准和评价方法，明确了对各种制剂稳定性的要求。有关药物稳定性试验的国际性原则包括 WHO 药物制剂标准专家委员会（WHO Expert Committee on Specifications for Pharmaceutical Preparations）于 1996 年确定的 WHO 指导原则和 ICH 于 1993 年达成的指导原则。

第二节　药物稳定性试验方法

　　稳定性试验的目的是考察原料药或药物制剂在温度、相对湿度及光线影响下随时间而变化的规律，为药品的生产、包装、储存和运输条件提供科学依据，并通过试验建立药品的有效期。应遵照最新版本《中国药典》关于药物及其制剂稳定性的考察内容与实验方法的规定进行。

一、稳定性试验的基本要求

（1）稳定性试验包括影响因素试验、加速试验和长期试验。影响因素试验用一批原料药进行；加速试验与长期试验用 3 批供试品（原料药或制剂）进行，包装应与上市产品一致。

（2）供试品应是一定规模生产的产品，路线、方法和步骤应与大生产一致。

（3）供试品的质量标准应与临床前研究及临床试验所用供试品的质量标准一致。

（4）要采用专属性强、准确、精密和灵敏的药物分析方法，分析方法应事先通过验证，要特别重视有关物质（降解产物及其他变化所得产物）的检查与分析。

（5）从放大试验转入规模生产时，最初通过生产验证的 3 批规模生产的产品应进行加速试验与长期稳定性试验。

二、药物稳定性试验指导原则规定的试验内容

原料药和制剂均需要开展药物稳定性试验。原料药的稳定性试验应包括影响因素试验、加速试验和长期试验。制剂的稳定性研究应在查阅原料药稳定性有关资料并了解温度、相对湿度及光线对原料药稳定性影响的基础上，根据主药与辅料性质，结合具体的处方筛选与工艺设计过程，参考原料药的试验方法，进行必要的稳定性影响因素试验，同时考察包装条件下的加速试验和长期试验。

1. 影响因素试验　影响因素试验的目的是考察药物的固有稳定性，了解可能影响其稳定性的因素，探讨降解途径与降解产物，为制剂处方筛选、生产工艺、包装方式、储存条件和降解产物分析方法建立提供科学依据。

以一批原料药为供试品，将供试品置于适宜的开口容器中，摊成≤5 mm 厚的薄层，疏松原料药摊成≤10 mm 厚的薄层，进行以下试验。

（1）高温试验：供试品开口放置于药物稳定性试验箱或适宜洁净容器中，于 60 ℃温度下放置 10 天，于第 5 天和第 10 天取样，按稳定性重点考察项目进行检测。若供试品含量低于规定限度，则在 40 ℃条件下同法进行试验。若 60 ℃时无明显变化，不再进行40 ℃试验。

（2）高湿度试验：供试品开口放置于药物稳定性试验箱或恒温密闭容器中，在 25 ℃分别于相对湿度（90±5）%条件下放置 10 天，于第 5 天和第 10 天取样，按稳定性重点考察项目要求检测。在试验前后需称量供试品的重量以考察供试品的吸湿潮解性能。若吸湿增重≥5%，则在相对湿度（75±5）%条件下，同法进行试验；若吸湿增重＜5%，其他考察项目符合要求，则不再进行此项目试验。

（3）强光照射试验：供试品开口放置于药物稳定性试验箱或装有日光灯的光照装置内，于照度为（4 500±500）lx 的条件下放置 10 天，于第 5 天和第 10 天取样，按稳定性重点考察项目进行检测，要特别注意供试品的外观变化。

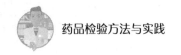

此外,可根据药物的性质设计试验,以探讨其他条件对药物稳定性的影响,优选对分解产物的分析方法。

2. 加速试验 加速试验的目的是通过在加速条件下加速药物(或药物制剂)的化学或物理变化,探讨药物(或药物制剂)的稳定性,为制剂处方设计、工艺改进、质量研究、包装、运输和储存提供必要资料。

加速试验的供试品是按市售包装的 3 批产品,在温度(40 ± 2)℃、相对湿度(75 ± 5)%的条件下放置 6 个月,在试验期间的第 1 个月、2 个月、3 个月和 6 个月末分别取样一次,按稳定性重点考察项目检测。相对湿度(75 ± 5)%的实现可采用氯化钠饱和溶液$(15\sim60$℃$)$。

在上述条件下,若 6 个月内供试品经检测不符合质量标准,则应在中间条件[温度(30 ± 2)℃、相对湿度(65 ± 5)%]下进行加速试验。相对湿度(65 ± 5)%的实现可采用重铬酸钠饱和溶液$(30$℃,相对湿度 64.8%$)$。

如果条件允许,建议采用药物稳定性试验箱(能控制温度±2℃,相对湿度±5%,实时监测并记录真实温度与湿度)或隔水式电热恒温培养箱。

溶液剂、混悬剂、乳剂和注射剂等含有水性介质的制剂不要求相对湿度。乳剂、混悬剂、软膏剂、乳膏剂、糊剂、眼膏剂、栓剂、气雾剂、泡腾片和泡腾颗粒可直接采用温度(30 ± 2)℃、相对湿度(65 ± 5)%的试验条件。

包装在半透明性容器中的药物制剂应在温度(40 ± 2)℃、相对湿度(20 ± 2)%(可用醋酸钾饱和溶液实现)的条件下进行试验。

对温度特别敏感、预计需冷藏$(4\sim8$℃$)$保存的药物(或药物制剂)可在温度(25 ± 2)℃、相对湿度(60 ± 10)%的条件下进行加速试验。

以加速试验预测化学稳定性的方法包括恒温法和变温法等,具体方法可根据工作需要查阅相关专著。

3. 长期试验 长期试验是在接近药物(或制剂)实际储存条件下进行的,目的是为制定药物(或药物制剂)的有效期提供依据。长期试验要求取 3 批供试品,按市售包装,在温度(25 ± 2)℃、相对湿度(60 ± 10)%的条件下放置 36 个月,在试验期间的 0 个月、3 个、6 个月、9 个月和 12 个月取样,按稳定性重点考察项目进行检测;12 个月以后继续考察,于 18 个月、24 个月和 36 个月取样进行检测,将结果与 0 个月比较,按 95%可信限进行统计分析,得出合理有效期。若 3 批样品的数据变异较大,则取其最短的为有效期;若数据变异很小,说明性质稳定,则不作统计分析。

对温度特别敏感的药物(或药物制剂)可在温度(6 ± 2)℃的条件放置,按上述时间要求进行检测,确定在低温贮存条件下的有效期。

三、 稳定性重点考察项目

原料药及主要药物制剂稳定性重点考察项目见表 13 - 1。未列入该表的考察项目及剂型,可根据剂型及品种的特点制订。

表 13-1　原料药及主要药物制剂稳定性重点考察项目

剂型	稳定性重点考察项目
原料药	性状、熔点，含量、有关物质、吸湿性以及根据品种性质选定的考察
散剂	性状、含量、粒度、有关物质、外观均匀度
颗粒剂	性状、含量、粒度、有关物质、溶化性或溶出度或释放度
胶囊剂	性状、内容物色泽、含量、有关物质、崩解时限或溶出度或释放度、水分，软胶囊要检查内容物有无沉淀
片剂	性状、含量、有关物质、崩解时限或溶出度或释放度
口服溶液剂	性状、含量、色泽、澄清度、有关物质
冲洗剂，洗剂、灌肠剂	性状、含量、有关物质、分层现象（乳状型）、分散性（混悬型），冲洗剂应考察无菌
口服混悬剂	性状、含量、沉降体积比、有关物质、再分散性
口服乳剂	性状、含量、分层现象、有关物质
注射剂	性状、含量、pH 值、可见异物、有关物质、无菌
眼用制剂	如溶液，应考察性状、澄明度、含量、pH 值、有关物质；如混悬剂，还应考察粒度、再分散性；洗眼剂还应考察无菌度
软膏剂	性状、均匀性、含量、粒度、有关物质
乳膏剂	性状、均匀性、含量、粒度、有关物质、分层现象
涂膜剂	性状、含量、有关物质、分层现象（乳状型、混悬型），涂膜剂还应考察成膜性
凝胶剂	性状、均匀性、含量、粒度、有关物质、乳胶剂应检查分层现象
栓剂	性状、含量、融变时限、有关物质
气雾剂	泄漏率、每瓶主药含量、有关物质、每瓶总揿次、每揿主药含量、雾滴分布
喷雾剂	每瓶总吸次、每吸喷量、每吸主药含量、有关物质、雾滴分布
粉雾剂	排空率、每瓶总吸次、每吸主药含量、有关物质、雾粒分布
丸剂	性状、含量、有关物质、溶散时限

注：有关物质（含降解产物及其他变化所生成的产物）应说明其生成产物的数目及量的变化。如有可能，应说明有关物质中何为原料中的中间体和何为降解产物，降解产物是稳定性试验考察的重点。

参考文献

[1] 国家药典委员会. 中华人民共和国药典（2015 年版）-四部 [M]. 北京：化学工业出版社，2015.

图书在版编目（CIP）数据

药品检验方法与实践/刘哲鹏,聂丽蓉编著. —上海：复旦大学出版社，2022.11
ISBN 978-7-309-15944-8

Ⅰ.①药…　Ⅱ.①刘…②聂…　Ⅲ.①药品检定　Ⅳ.①R927.1

中国版本图书馆 CIP 数据核字（2021）第 183582 号

药品检验方法与实践
刘哲鹏　聂丽蓉　编著
责任编辑/张　怡

复旦大学出版社有限公司出版发行
上海市国权路 579 号　邮编：200433
网址：fupnet@ fudanpress.com　http://www.fudanpress.com
门市零售：86-21-65102580　　团体订购：86-21-65104505
出版部电话：86-21-65642845
上海崇明裕安印刷厂

开本 787×1092　1/16　印张 15　字数 329 千
2022 年 11 月第 1 版
2022 年 11 月第 1 版第 1 次印刷

ISBN 978-7-309-15944-8/R·1906
定价：88.00 元